心臓外科の
刺激伝導系

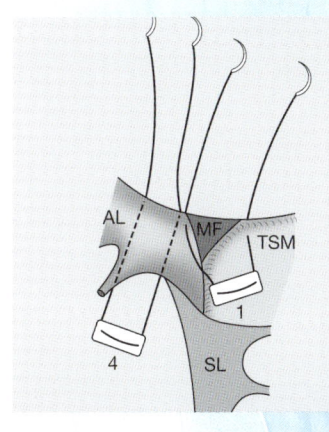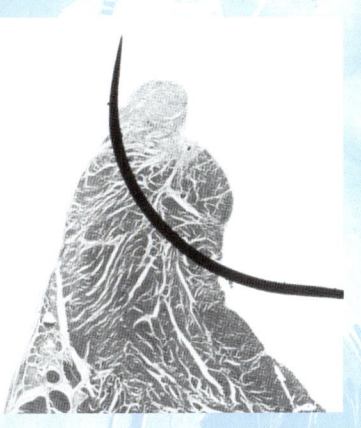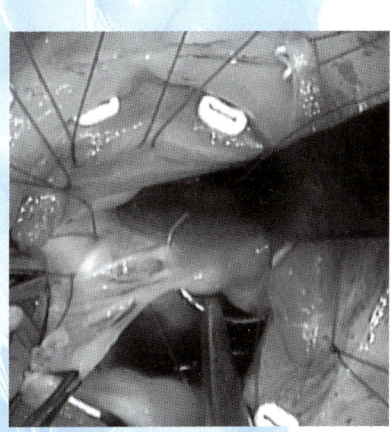

黒澤博身

医学書院

著者略歴

東北大学医学部医学科卒業(1969)

東京女子医科大学日本心臓血圧研究所(心研)外科入局(1970)

フロリダ大学,アムステルダム大学,王立ロンドン小児病院留学(1979-1980)

東京女子医科大学心研循環器外科,循環器小児外科講師(1982-1987)

東京女子医科大学心研循環器小児外科助教授(1987-1991)

東京慈恵会医科大学心臓外科主任教授(1991-2001)

東京女子医科大学心臓血管外科主任教授(2001-2009)

榊原サピアタワークリニック院長(2009-2013 現在)

社会福祉法人恵仁福祉協会理事長(2001-2013 現在)

1st Vice-president of World Society of Pediatric and Congenital Heart Surgery(2011-2013 現在)

心臓外科の刺激伝導系

発　行　2013年2月15日　第1版第1刷Ⓒ

著　者　黒澤博身
　　　　くろさわひろみ

発行者　株式会社　医学書院
　　　　代表取締役　金原　優
　　　　〒113-8719　東京都文京区本郷 1-28-23
　　　　電話 03-3817-5600(社内案内)

印刷・製本　横山印刷

本書の複製権・翻訳権・上映権・譲渡権・公衆送信権(送信可能化権を含む)は(株)医学書院が保有します.

ISBN978-4-260-01504-2

本書を無断で複製する行為(複写,スキャン,デジタルデータ化など)は,「私的使用のための複製」など著作権法上の限られた例外を除き禁じられています.大学,病院,診療所,企業などにおいて,業務上使用する目的(診療,研究活動を含む)で上記の行為を行うことは,その使用範囲が内部的であっても,私的使用には該当せず,違法です.また私的使用に該当する場合であっても,代行業者等の第三者に依頼して上記の行為を行うことは違法となります.

JCOPY 〈(社)出版者著作権管理機構 委託出版物〉

本書の無断複写は著作権法上での例外を除き禁じられています.複写される場合は,そのつど事前に,(社)出版者著作権管理機構(電話 03-3513-6969,FAX 03-3513-6979,info@jcopy.or.jp)の許諾を得てください.

FOREWORD

Cardiac surgeons today should be well aware of the fact that there is a conduction system in the heart which allows spread of electrical activation from the atrial pacemaker site to the ventricles. It would be rather shocking if this was not the case.

However, if one comes to think about it our knowledge of the cardiac conduction system does not date back that long. It is of historical interest that Japanese researchers have played an important role in unraveling some of the mysteries of the underlying anatomy. The most prominent in this context has been Sunao Tawara (1873-1952), whose epic work in 1906 unequivocally showed the location of the atrioventricular (AV) node - node of Tawara - in the normal human heart and with the bundle of His connecting the node to the ventricles. However, the precise location of node and bundle in hearts with congenital malformations, such as ventricular septal defects, tetralogy of Fallot and atrioventricular septal defects, remained uncertain and had as yet to be determined. For a long time though the need to do so was not very pressing because it took a while before surgeons were able to operate inside the heart. And, indeed, it was because of technical achievements and, in particular, the advents in operative techniques for congenital heart malformations that the need to understand better where precisely the AV node and His bundle were positioned became urgent.

It was in the sixties of the last century that such icons as Maurice Lev and Jesse Edwards, with their co-workers, started to study the anatomic relationship between the AV conduction system and defects in the ventricular septum, prompted by the high degree of postoperative conduction interferences. Those early studies clearly revealed that complete heart block, right bundle branch block and postoperative ventricular pump failure were almost invariably due to surgical trauma to the AV conduction system. It also appeared from those initial studies that the precise relationship between the anatomic location of the AV conduction axis and the ventricular septal defect varied according to the exact position of the defect. In other words, the early studies made it crystal clear that in depth knowledge of the intricate anatomy of congenitally malformed hearts was a necessity to operate safely inside those hearts without causing damage to AV conduction.

It is in the context of this historical background that Hiromi Kurosawa - together with his wife Satoko - visited me in Amsterdam, The Netherlands. Just like my senior colleagues in the USA, we also had gathered a collection of congenital heart specimens which we preserved for scientific purposes and Hiromi was welcome to take advantage of that. He spent two years with us and performed a meticulous anatomic study of the AV conduction system in normal hearts and in hearts with congenital malformations. Specimens were extensively documented photographically, where after the area of the anticipated AV conduction tissue was removed en bloc and subsequently serially sectioned for microscopic evaluation. The data so obtained allowed a precise reconstruction of the AV conduction axis in relation to the defects in the same specimen. By superimposing the AV node and bundle on the gross photographs and by performing sham operations on the same specimens he made it perfectly clear to any young surgeon where to put stitches and where not. His observations were of direct value in the operating theater and certainly contributed to diminish postoperative conduction defects. After Hiromi had left Amsterdam for Tokyo he continued his work in the field of AV conduction, organized seminars, produced teaching videos and became a much respected expert internationally.

This volume reflects his vast experience in the field and should be on the shelf of each surgeon operating on hearts. As a colleague and personal friend I feel honored and privileged to have been asked to write a foreword.

Anton E. Becker, MD, PhD

Emeritus professor of Cardiovascular Pathology,
Academic Medical Center, University of Amsterdam,
The Netherlands.

はじめに

　今野草二教授が執刀した VSD 閉鎖手術の助手をしているとき,「右脚はどこにあるんですか?」と聞いたところ「あとで教える」といわれ,手術後「実は僕もよく分からないんだ」といわれた. 40 年ほど前のこの一言が刺激伝導系研究のきっかけになった.

　先天性心疾患を持つ子どもたちが社会的自立を果たし,家族・社会や国・人類の発展に寄与できるようになることには大きな意義がある.完全房室ブロックなどの重篤な不整脈は手術死亡の一因になるばかりでなく,手術を乗り越えた患児の QOL を生涯にわたって制限し,このハンディキャップは術後 20〜40 年経過すると生活上の負担としてより鮮明になる.的確な手術により完全房室ブロックや他の刺激伝導障害を防止することは患児が良質の QOL を維持して当たり前の人生を全うするための必須条件である.

　的確な手術を行うために心臓外科医が必要とする資質と能力は以下の順番と考えている.

1. 豊富な知識:profound knowledge
2. 冷静:calm, quiet:正確な判断と良好なチームワークの維持のために
3. 確信:conviction:最良の選択肢に対する確信
4. 精密な運針:precise stitch:患児の QOL のために
5. 勇気:courageous:未知に踏み込む勇気と踏みとどまる勇気
6. 迅速:quick:無駄のない手術

"豊富な知識"は 2〜6 のバックグラウンドになる最も大切な要件である.

　本書では東京-フロリダ-アムステルダム-ロンドン-東京の 40 年間の基礎的・臨床的研究と 3,000 例以上の手術経験をもとに,Fallot 四徴症における膜性フラップ membranous flap の的確な使用法に代表される,先天性心疾患や小児の心臓手術における,完全房室ブロックや他の刺激伝導障害を防止するための基礎的・臨床的知見を整理して解説する.

　「病気を診ずして病人を診よ」(東京慈恵会医科大学学祖・高木兼寛先生)の教えに沿い for the patients に徹して本書をまとめたが,刺激伝導系の幅広い多様性を論理的に理解する上で,心臓外科医ばかりでなく小児科医,麻酔医,その他の心臓病医療にかかわる specialist の profound knowledge の一端になれば幸甚である.

　本書は盟友 Becker 教授との共著"Atrioventricular conduction in congenital heart disease. Surgical anatomy"(Springer-Verlarg. Tokyo, Berlin, New York 1987)をもとに,その後の 25 年におよぶ臨床経験の知見を加えた構成になっている.今でも未解決の課題が多々あり,genuine な textbook をめざしてさらなる研究が必要であり,今後の心臓発生学,心臓病理学,小児循環器学,先天性心臓外科学の発展に期待したい.

謝辞

　本書の執筆にあたり共同研究者であるアムステルダム大学 Anton E. Becker 教授とそのスタッフの長年にわたる厚き友情に深甚なる謝意を表する．フロリダ大学 Lodewyk H.S. Van Mierop 教授，ロンドン大学・王立ロンドン小児病院 Robert H. Anderson 教授，ミシガン大学 Edward L. Bove 教授の心温まる指導と激励に心から感謝する．

　心研創始者である榊原仟教授をはじめ今野草二，高尾篤良，林久恵，安藤正彦，橋本明政，小柳仁歴代教授の諸先輩，中でも長きにわたり貴重な臨床経験の機会を作ってくれた今井康晴教授に深甚なる謝意を表する．心研の大先輩でもある初代新井達太教授をはじめとする東京慈恵会医科大学心臓外科，小児科，麻酔科，写真部，そして京都府立医科大学小児心臓外科の諸氏に感謝の意を奉げる．多大な協力を頂いた東京女子医科大学日本心臓血圧研究所（心研・心臓病センター）心臓血管外科，循環器小児科，循環器内科，麻酔科，研究所写真部，研究部標本室の諸氏に感謝する．

　「この地球上に生まれてくる心臓病の子どもたちの半分以上は当たり前の心臓手術やペースメーカー治療さえ受けられない」と世界的視野で助言と見識を与えてくれた Christo I. Tchervenkov 教授や Jeff P. Jacobs 教授ら International Society of Pediatric and Congenital Heart Diseases（ISPCHD）ならびに World Society for Pediatric and Congenital Heart Surgery（WSPCHS）の仲間に感謝する．

　長年にわたりビデオ撮影・編集に協力いただいたメディカルビジョン水野宏也氏に感謝する．

　緻密な編集作業を根気よく続けてくれた医学書院伊東隼一，栩兼拓磨両氏の労は大であった

　40 余年にわたる妻サト子と家族の支えは最大の貢献である．

　以上，すべての人々に改めて衷心からの謝意を表したい．

　　2013 年早春

　　　　　　　　　　　　　　　　　　　　　　　　　　　　　　　　　　　　　黒澤博身

目次

FOREWORD　III
はじめに　V
略語一覧　IX

I 総論　1

1. 刺激伝導系の発生 —— 2
2. VSD 分類 —— 9
3. Trabecula septomarginalis —— 16
4. 右脚の外科解剖 —— 28
5. 先天性心疾患の心機能 —— 34
6. Nomenclature とデータベース —— 46

II 各論　49

1. 正常心 —— 50
2. 心室中隔欠損 —— 55
3. 房室中隔欠損 —— 73
4. Down 症候群：Trisomy 21 —— 79
5. Ebstein 奇形 —— 81
6. Fallot 四徴症 —— 86
7. 両大血管右室起始症 —— 101

8	完全大血管転位症 — 121
9	解剖学的修正大血管位置異常症 — 135
10	修正大血管転位症 — 142
11	単心室 — 154
12	Ventricular septation 手術 — 162
13	Isomerism — 171
14	大動脈基部手術 — 174

- A　Nikaidoh 手術 — 175
- B　Ross 手術 — 179
- C　Konno 手術 — 185
- D　Manouguian 手術 — 189

索引 — 201

略語一覧

AAE：annulo aortic ectasia
ACMGA：anatomically corrected malposition of the great arteries：解剖学的修正大血管位置異常症
AcPM：accessory papillary muscle：副乳頭筋
AIVS：aortic intercalated valve swelling：大動脈介在弁隆起
AL：anterior leaflet：三尖弁前尖
ARV：atrialized right ventricle：右房化右室
ASD：atrial septal defect：心房中隔欠損（症）
AV：atrioventricular：房室
AV groove patch plasty：atrioventricular groove patch plasty 法
AVMS：atrioventricular membranous septum：房室間膜性中隔
AVN：atrioventricular node：房室結節
AVSD：atrioventricular septal defect：房室中隔欠損（症）
AWG：Archiving Working Group
BB：branching bundle：分枝束
Bif B：bifurcating bundle：分岐束
BV：bulboventricular：球室
CAVC：common atrioventricular canal：共通房室管
CCC：conotruncal criss cross
CC-TGA：congenitally corrected transposition of the great arteries：修正大血管転位症
CFB：central fibrous body：中心線維体
CHD：congenital heart disease：先天性心疾患
CN：compact node：房室結節の別名
CRBBB：complete right bundle branch block：完全右脚ブロック
CS：coronary sinus：冠静脈洞
CVP：central venous pressure：中心静脈圧
DDCS：dextrodorsal conus swelling：右背側円錐隆起
DET：dead end tract：盲端路
DILV：double inlet left ventricle：両房室弁左室挿入
DIRV：double inlet right ventricle：両房室弁右室挿入
DITS：dextroinferior truncus swelling：右下方動脈幹隆起
DORV：double outlet right ventricle：両大血管右室起始症

DSTS：dextrosuperior truncus swelling：右上方動脈幹隆起
DWG：Definitions Working Group
ECD：endocardial cushion defect：心内膜床欠損症（AVSD の旧名称）
EF：ejection fraction：駆出率
EW：external work：外部仕事量
EWI：external work index：外部仕事量係数
FTT：fibrous tissue tag：線維組織塊
HLHS：hypoplastic left heart syndrome：左心低形成症候群
ICD：International Classification of Diseases：国際疾病分類（WHO）
IDD：situs inversus, d-loop, d-transposition
IPCCC：International Pediatric and Congenital Cardiac Code
IS：infundibular septum：漏斗部中隔
ISPCHD：International Society of Pediatric and Congenital Heat Diseases
IVMS：interventricular membranous septum：心室間膜性中隔
JCCVSD：Japanese Congenital Cardiovascular Surgery Database
LA：left atrium：左房
LBB：left bundle branch：左脚
LV：left ventricle：左室
LVEDV：left ventricular end-diastolic volume：左室拡張終期容積
LVOT：left ventricular outflow tract：左室流出路
LVOTO：left ventricular outflow tract obstruction：左室流出路狭窄
NWG：Nomenclature Working Group
MA：mitral atresia：僧帽弁閉鎖症
MF：membranous flap：膜性フラップ
MPC：medial papillary complex
MPM：medial papillary muscle
MPMC：medial papillary muscle complex
MS：membranous septum：膜性中隔
MSA：membranous septal aneurysm：膜性中隔瘤
MV：mitral valve：僧帽弁
NCC：noncoronary cusp：大動脈弁無冠尖

NGA：normal great arteries：正常大血管関係
NPNBB：non-penetrating non-branching bundle：非貫通非分枝束
OFT：outflow tract：流出路
OS：outlet septum：流出路中隔
PB：penetrating bundle：貫通束
PDA：patent ductus arteriosus：動脈管開存
PIVS：pulmonary intercalated valve swelling：肺動脈介在弁隆起
PL：posterior leaflet：三尖弁後尖
PSS：persistent truncus arteriosus：総動脈幹遺残症
PVA：pressure volume area：圧容積面積
PVAI：pressure volume area index：圧容積面積係数
PV loop：pressure volume loop：圧容積曲線（心機能曲線）
QOL：quality of life：生活（人生）の質
RA：right atrium：右房
RBB：right bundle branch：右脚
RBBB：right bundle branch block：右脚ブロック
RV：right ventricle：右室
RVOT：right ventricular outflow tract：右室流出路
RVOTO：right ventricular outflow tract obstruction：右室流出路狭窄
SA：sinoatrial：洞房
SAN：sinoatrial node：洞房結節
SDD：situs solitus, d-loop, d-transposition
SDL：situs solitus, d-loop, l-transposition

SDN：situs solitus, d-loop, normal great arteries
SITS：sinistroinferior truncus swelling：左下方動脈幹隆起
SL：septal leaflet：三尖弁中隔尖
SLD：situs solitus, l-loop, d-transposition
SLL：situs solitus, l-loop, l-transposition
SN：sinus node：洞結節
SRBB：superior right bundle branch：上方右脚
SSTS：sinistrosuperior truncus swelling：左上方動脈幹隆起
SVCS：sinistroventral conus swelling：左腹側円錐隆起
TA：tricuspid atresia：三尖弁閉鎖症
TAC：truncus arteriosus communis：総動脈幹遺残症
TB：truncobulbar：幹球
TGA：transposition of the great arteries：大血管転位症
TOF：tetralogy of Fallot：ファロー四徴症
TSM：trabecula septomarginalis（ラテン語）
TT：tendon of Todaro
TV：tricuspid valve：三尖弁
TZ：transitional cell zone：移行細胞帯
VA：ventriculoarterial：心室-大血管
VIF：ventriculoinfundibular fold
VSD：ventricular septal defect：心室中隔欠損（症）
WSPCHS：World Society for Pediatric and Congenital Heart Surgery

I

総論

1 刺激伝導系の発生

1 心房，心室，大血管の発生

近年，心臓の発生に関する考え方が変わってきた．当初，発生原基の straight (linear) heart tube にはすべての segments の原基が含まれていると考えられていたが[1,2]，最近では胎生発達に伴い新たな要素が絶え間なく加わると考えられるようになってきた[3~5]．

Straight (linear) heart tube が右側に屈曲して loop を描く d-loop (d：dextro；右側) では，図 1-1C1～C3 のように，右側に寄った右室 (right ventricle：RV) から流出路 (outflow tract：OFT) としての総動脈幹が起始し，左側に残った左室 (left ventricle：LV) には共通心房 (A) が連なる．次に，共通心房が総動脈幹の後方で右側に突出して右房が形成され (図 1-1C2)，最終的に右側右房が右側右室に連なり，左側左房が左側左室に連なって房室正位〔concordant atrioventricular (AV) connections，SDN 型〕になる (図 1-1C3)．正常心ではこの時期に総動脈幹が前方肺動脈，後方大動脈に 2 分割して房室正位，心室大血管正位〔concordant ventriculo-arterial (VA) connections〕になるが，心室大血管関係錯位 (discordant VA connections) になる

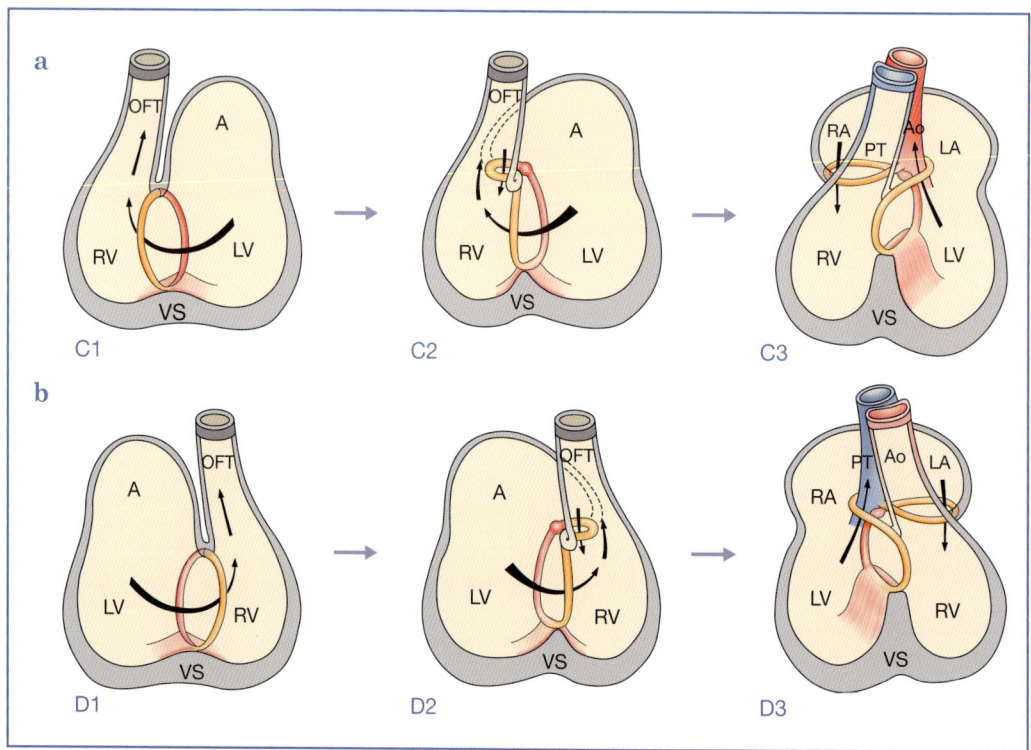

図 1-1　Looping と刺激伝導系の発生〔From Gray Anatomy〕
concordant AV connections (d-loop，a) と discordant AV connections (l-loop，b) の発生．A：心房，RA：右心房，LA：左心房，LV：左室，RV：右室，OFT：流出路，PT：肺動脈幹，Ao：大動脈，VS：心室中隔

と右室−大動脈，左室−肺動脈の連結になり完全大血管転位症(SDD型)になる．この際，conotruncal criss cross(CCC)(II章−7, 9参照)が起こると，解剖学的修正大血管位置異常症(SDL型)になると考えられる．

一方，straight heart tubeが左側に屈曲するl-loop(l＝levo：左側)では右室が左前方に形成されるが右房は右側に残るため，右房−左室，左房−右室という房室錯位(discordant AV connections)になる(図1-1D1〜D3)．その代表的疾患である修正大血管転位症(congenitally corrected transposition of the great arteries：CC-TGA)では，右房が連なる右側左室の後方から肺動脈が起始し，左房が連なる左側右室の前方から大動脈が起始する完全大血管転位症と同じ心室大血管錯位(discordant VA connections)の状態になるため，房室錯位＋心室大血管錯位(SLL型)となり，血行動態的には正常心と同様の交差循環となってチアノーゼが出現しない非チアノーゼ型心疾患になる．内臓逆位に伴う鏡像型(IDD型)では，左側右房が連なる左側左室の後方から肺動脈が起始し，右側左房が連なる右側右室の前方から大動脈が起始する．なお左側前方の右室から肺動脈が起始し，右側後方の左室から大動脈が起始する房室錯位＋心室大血管正位(SLD型)の組み合わせはisolated ventricular inversionと呼ばれるきわめて稀なチアノーゼ性複雑心疾患である[6]．

2 刺激伝導系の発生

Andersonら[7]によれば，cholinesterase-positiveのspecialized tissueが胎児心の三尖弁輪に輪状にあり，僧帽弁輪の後方にもあり，右室の室上稜(supraventricular crest)に沿って前方に拡大している．これが，刺激伝導系の原基である房室弁輪特殊組織(atrioventricular ring specialized tissue)である．Weninkら[1]は，primary heart tubeに生じる4つのくびれ，sinoatrial(SA) transition, atrioventricular(AV) transition, bulboventricular(BV) transition, truncobulbar(TB) transitionに沿って刺激伝導系の原基があると考え，SA ring, AV ring, BV ring, TB ringと呼んだ．現時点では4つのリングすべてが組織学的に原基であると確認されているわけではないが，便宜上この名称を用いる．

A 洞(房)結節の発生

右房−上大静脈接合部にある洞(房)結節〔sinus(sinoatrial) node：SN，SAN〕が心拍動を起始する特殊心筋細胞を含んでいることは昔から知られているが，straight heart tubeの原始心筋から心腔心筋が膨らむ時期に洞房室結節や心室内刺激伝導系の組織を心筋の中に見いだすことはできていない．ただしこの時期に既に電気生理学的にはslow conductionが記録されており，その後，原始心筋はゆっくり動き，心腔心筋は速く動くようになる[8]．

分子生物学的手法で遺伝子特性を解析した近年の研究によれば，Pitx2c欠損が左右の洞房接合部での洞房結節の形成に関与することから，Pitx2cが何らかの形で右側だけの洞房結節の形成に関与していると考えられている[9]．

I. 総論

B 心房間刺激伝導路(結節間路)の発生

　電気的活性を有するSN以外のSA ringはterminal crestや冠静脈洞の周辺組織になると考えられるが，臨床研究から推察されたJames索[10]は組織学的には存在しない[11]．現時点では，心房間伝導を説明できる心室内伝導のような明確な特殊心筋線維は存在せず，心房筋のすべてが伝導路になっていると考えられている．近年，ヒトの心臓ではTbx3 geneがAV canalの周囲にあり，Gln 1抗体により同定されるringの位置を示すことが明らかになっている．そして心房前庭，冠静脈洞口，terminal crestも初期の段階ではTbx3陽性であるが，最終的には房室結節(AV node)とSNだけがTbx3陽性として残ると言われている．このことは心房性不整脈の発生と関係があると考えられている[12]．なおterminal crestはsinus venosusとprimary heart tubeの境界である．

　通常の後方房室結節(posterior regular AV node)への心房間伝導はterminal crestが中心になると考えられるが，前方房室結節(anterior AV node)への伝導も同様なのか，あるいは異なる伝導形態なのかは未解明である．

C 房室間刺激伝導路の発生

　Weninkら[1]によれば，図1-1C1の段階で右室と左室の間の心室間孔の心内膜面に残った刺激伝導系の原基であるBV ringが心室間孔リング(interventricular ring)になる．共通心房が総動脈幹の後方で右側に突出して右房が形成されるのに伴い心室間孔リングの後上端も右側にリング状に突出し始め(図1-1C2)，この突出したリングが右房-右室間の三尖弁輪となる．すなわち心室間孔リングの一部が右側房室間リングになる(図1-1C3)．この際，concordant AV connections(図1-1C1～C3)では心房中隔と心室中隔が整列(alignment)するため心室間孔リングと房室間リングの後方屈曲部分が心房中隔右側にある房室結節に連なることが可能となり，通常の後方房室間刺激伝導路が形成される．この刺激伝導系中枢部の形成にはneural crest cellsが心室流入部と流出部を介して関与することがわかっている[13]．心室間孔リングの前脚が総動脈幹後方をまわって右側房室間リングの前脚につながる部分は通常では消滅するが，この前脚部分が残ったのが大動脈弁直下に時にみられるdead end tract(DET)と呼ばれる遺残刺激伝導系である[14]．臨床研究で示唆されていた通り[15,16]この左右AV ringの遺残がKent索として残りWPW症候群の原因となり[17,18]，また右方に拡大したright AV ringのmoderator bang側の遺残はatriofascicular accessory pathwaysとなりMahaim型上室性頻脈の原因になる[19]．

　一方，修正大血管転位症に代表されるdiscordant AV connections(図1-1D1～D3)では心房中隔と心室中隔が整列しない(malalignment)ため後方房室間刺激伝導路が形成されず，代わりに心室間孔リングの前脚が総動脈幹後方をまわって右側房室間リングの前脚になる部分が残存して心房中隔右側にある房室結節に連なり，前方房室間刺激伝導路が形成される．これが修正大血管転位症に代表される前方刺激伝導系である[20]．

　正常心での房室弁輪は房室接合部のsulcus tissueから発生し，心内膜床の関与は少ない．Sulcus tissueから房室弁輪が派生する際に房室間伝導路が形成されないと先天性房室ブロックになると考えられている[21,22]．

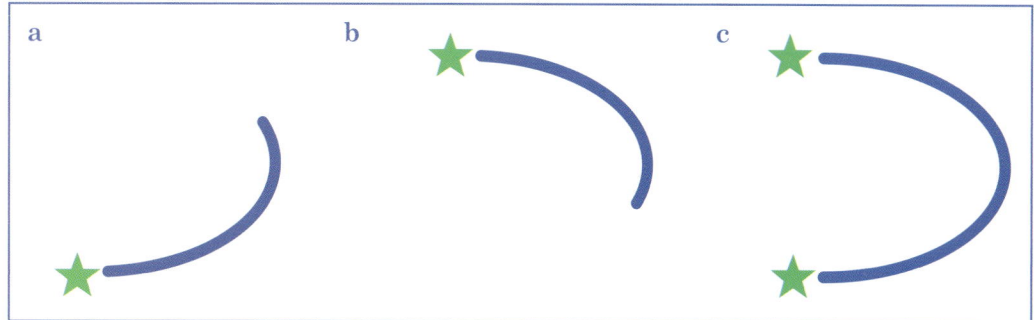

図 1-2 Twin AV node と sling（右室側からみた図）
a：concordant AV connections に代表される posterior AV node & bundle.
b：修正大血管転位症に代表される anterior AV node & bundle.
c：isomerism に代表される twin AV node & sling.

D Sling の形成

　心室間孔リングと右側房室間リングの屈曲点に発生する前後房室結節のうち，後方結節だけが残れば concordant AV connections にみられる後方房室間刺激伝導路（posterior AV node & bundle）となり，前方結節だけが残れば discordant AV connections の代表である修正大血管転位症にみられる前方房室間刺激伝導路（anterior AV node & bundle）になるが，前後房室結節が残ると isomerism heart にみられる twin AV node-sling になる（図 1-2）．AV node が前後で残っても sling を形成しないこともある．

E 房室連結と刺激伝導系

　房室連結と刺激伝導系の関係は looping と心房-心室中隔の整列程度により様々である（図 1-3）．赤丸（●）は僧帽弁-左室，紫丸（●）は三尖弁-右室，斜め青線（▬）は心室中隔，緑星（★）は房室結節-房室間刺激伝導路を表す．

a 房室正位〔concordant AV connections〕（図 1-3a）

　D-loop とも呼ばれる本型では，右心房が右側の三尖弁-右心室に連なり，左心房が左側の僧帽弁-左心室に連なる．心室中隔が大幅に左側に寄った ventricular imbalance で両房室弁右室挿入（double inlet right ventricle：DIRV），左心低形成症候群（hypoplastic left heart syndrome：HLHS），僧帽弁閉鎖症（mitral atresia：MA），心室中隔がわずかに左側に寄った僧帽弁騎乗-跨乗（overriding/straddling mitral valve：MV），右室優位（dominant RV），心室中隔がわずかに右側に寄った三尖弁騎乗-跨乗（overriding/straddling tricuspid valve：TV），左室優位，心室中隔が大幅に右側に寄った両房室弁左室挿入（double inlet left ventricle：DILV），Holmes heart，三尖弁閉鎖症（tricuspid atresia：TA）のいずれの形も心房中隔-心室中隔後部が整列（alignment）し，基本的には正常心と同様の後方房室結節-後方房室伝導路ができあがる．

I. 総論

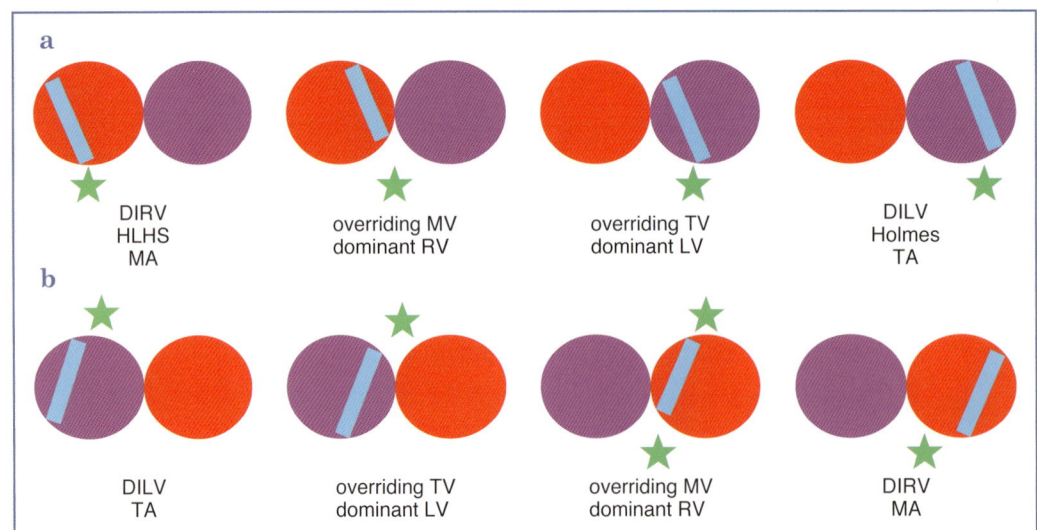

図 1-3　AV connections と刺激伝導系

concordant AV connections (a) では心房−心室中隔が alignment するのですべての形で後方房室結節 (★)−後方房室伝導路となる．discordant AV connections (b) では DILV から overriding TV（修正大血管転位症）までは心房−心室中隔が alignment しないので前方房室結節(★)−前方房室伝導路が残るが，overriding MV になると心房−心室中隔が alignment してくるので前後房室伝導路が残り sling を形成する．DIRV になると心房−心室中隔が十分に alignment するので後方房室伝導路のみ残る．
● : 僧帽弁−左室，● : 三尖弁−右室，▬ : 心室中隔，★ : 房室結節，DIRV : double inlet right ventricle，HLHS : hypoplastic left heart syndrome，MA : mitral atresia，overriding MV : 僧帽弁騎乗，dominant RV : 右室優位，overriding TV : 三尖弁騎乗，dominant LV : 左室優位，DILV : double inlet left ventricle，Holmes : Holmes heart，TA : tricuspid atresia

b　房室錯(逆)位 (discordant AV connections)（図 1-3b）

　右心房が右側の僧帽弁−左心室に連なり，左心房が左側の三尖弁−右心室に連なる．L-loop とも呼ばれる本型では，心室中隔が大幅に左側に寄った ventricular imbalance で DILV，三尖弁閉鎖症 (tricuspid atresia : TA)，心室中隔がわずかに左側に寄った overriding TV，左室優位 (dominant LV)，心室中隔がわずかに右側に寄った overriding MV，右室優位 (dominant RV)，心室中隔が大幅に右側に寄った DIRV，MA が一連のスペクトラムをなす．discordant AV connections の代表である修正大血管転位症では心室中隔が左側に寄り，左室−左房 (LV-LA) 間膜性中隔が形成され，心房中隔右房側に常在する後方房室結節が心室中隔後方頂上部から離れてしまい後方房室間伝導路 (posterior AV bundle) が形成されず，代わりに前方房室間伝導路 (anterior AV bundle) が残る[20]．

c　房室中隔整列と房室間刺激伝導路の関係

　正常心を含む concordant AV connections（図 1-4a）では右房 (RA)−右室 (RV)，左房 (LA)−左室 (LV) 連結のため心房中隔 (AS : ▬) が心室中隔 (VS : 赤紡錘) より左に寄り，左室−右房間に房室間膜性中隔 (▬) が形成される．これは右側三尖弁 (TV : ▬) が心室中隔にわずかに騎乗していることを意味する．このため房室中隔はほぼ整列 (alignment) し，発生学的に必ず心房中隔の右房側にある通常の後方房室結節 (★) が心室中隔の真上に位置するようになり後方房室間刺激伝導路〔posterior AV conduction axis (node & bundle)〕が形成され，前方房室結節は消滅する（図

1. 刺激伝導系の発生

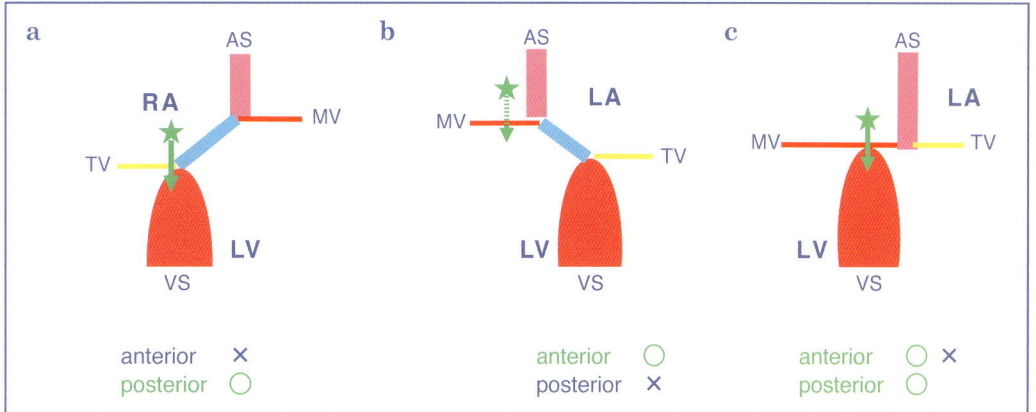

図 1-4　AV connections と房室伝導路の発生
concordant AV connections（a）では右房側にある後方房室結節（★）が心室中隔の真上にくるので後方房室伝導路（anterior×，posterior○）が形成される．discordant AV connections（b）の代表である修正大血管転位症では後方房室結節が心室中隔から離れるため，代わりに前方房室結節が心室中隔に連なり前方房室伝導路（anterior○，posterior×）が形成される．この際，僧帽弁跨乗/騎乗を伴うと（c）前後の房室結節（twin AV node）が sling を形成し（anterior○，posterior○），DIRV になると後方房室伝導路のみ（anterior×，posterior○）になる．

1-4a ➡，anterior ×，posterior ○）．

　修正大血管転位症に代表される discordant AV connections（図 1-4b）では左側三尖弁（■）が騎乗して心房中隔（■）が心室中隔（赤紡錘）より右側に寄り，房室中隔が不整列（malalignment）になり，右側左室（LV）－左側左房（LA）間に房室間膜性中隔（■）が形成される．このため右房側にある後方房室結節（★）が心室中隔頂上部に到達できず（緑の点線），後方房室間刺激伝導路は形成されず（図 1-4b posterior ×），代わりに前方房室間刺激伝導路が残存する（図 1-4b anterior ○）．これが修正大血管転位症にみられる前方房室間刺激伝導路の成り立ちである．

　Discordant AV connections であっても右側房室弁である僧帽弁（■）が心室中隔に騎乗すると（図 1-4c），心房中隔の右側にある通常の後方房室結節が心室中隔頂上部に近づき後方房室間伝導路が形成され（図 1-4c posterior ○），前方伝導路（図 1-4c anterior ○）とともに twin AV node-sling になることがある（図 1-3b overriding MV）．さらに，前方伝導路が消滅し後方伝導路だけ残ると discordant AV connections でありながら後方房室伝導路だけという珍しい形になる（図 1-4c anterior ×，posterior ○）[23]．右側僧帽弁の騎乗/跨乗が進んで両房室弁右室挿入（DIRV with right posterior small left ventricle）になると discordant AV connections でありながら後方房室間伝導路のみが形成される可能性が高くなる（図 1-3b DIRV，図 1-4c anterior ×，posterior ○）．

文献

1. Wenink ACG : Development of the human cardiac conduction system. J Anat 1976 ; 121 : 617-631.
2. Anderson RH, Becker AE, Wenink ACG, Janse MJ : The development of the cardiac specialized tissue. The conduction system of the heart. Structure, function and clinical implications. Edited by Wellens HJJ, Lie KI and Janse MJ. Stenfert Kroese 1976 ; p3-28.

3. Kelly RG, Brown NA, Buckingham ME : The arterial pole of the mouse heart forms from Fgf10-expressing cells in pharyngeal mesoderm. Dev Cell 2001 ; 1 : 435-440.
4. Mjaatvedt CH, Nakaoka T, Moreno-Rodriguez R, et al : The outflow tract of the heart is recruited from a novel heart-forming field. Dev Biol 2001 ; 238 : 97-109.
5. Waldo KL, Kumiski DH, Wallis KT, et al : Conotruncal myocardium arises from a secondary heart field. Development 2001 ; 128 : 3179-3188.
6. Morita K, Kurosawa H, Miyamoto H : Surgical correction of a patient with discordant atrio-ventricular and concordant ventriculo-arterial connections. Cardiol Young 1997 ; 7 : 442-5.
7. Anderson RH, Davies MJ, Becker AE : Atrioventricular ring specialized tissue in the normal heart. Eur J Cardiol 1974 ; 2/2 : 219-230.
8. Moorman AFM, Christoff els VM, Anderson RH : Anatomic substrates for cardiac conduction. Heart Rhythm 2005 ; 2 : 875-886.
9. Mommersteeg MT, Brown NA, Prall OW, de Gier-de Vries C, Harvey RP, Moorman AF, Christoffels VM : Pitx2c and Nkx2-5 are required for the formation and identify of the pulmonary myocardium. Circ Res 2007 ; 101 : 902-909.
10. James TN : The connecting pathways between the sinus node and A-V node and between the right and the left atrium in the human heart. Am Heart J 1963 ; 66 : 498-508
11. Janse MJ, Anderson RH : Specialized internodal pathways-fact or fiction? European J Cardiol 1974 ; 2 : 117-136
12. Mommersteeg MT, Hoogaars WM, Prall OW, de Gier-de Vries C, Wiese C, Clout DE, Papaioannou VE, Brown NA, Harvey RP, Moorman AF, Christoffels VM : Molecular pathway for the localized formation of the sinoatrial node. Circ Res 2007 ; 100 : 354-362.
13. Gittenberger-de Groot AC, Blom NM, Aoyama N, Sucov H, Wenink AC, Poelmann RE : The role of neural crest and epicardium-derived cells in conduction system formation. Novartis Found Symp 2003 ; 250 : 125-34 ; discussion 134-141, 276-279.
14. Kurosawa H, Becker AE : Dead-end tract of the conduction axis. Int J Cardiol 1985 ; 7 : 13-20.
15. Durrer D, Schoo L, Schuilenburg RM, Wellens HJJ : The Role of Premature Beats in the Initiation and the Termination of Supraventricular Tachycardia in the Wolff-Parkinson-White Syndrome. Circulation 1967 ; 36 : 644-662
16. Cobb FR, Blumenschein SD, Sealy WC, Boineau JP, Wagner GS, Wallace AG : Successful Surgical Interruption of the Bundle of Kent in a Patient with Wolff-Parkinson-White Syndrome. Circulation 1968 ; 38 : 1018-1029
17. Becker AE, Anderson RH, Durrer D, Wellens HJ : The anatomical substrates of Wolff-Parkinson-White syndrome. A clinicopathologic correlation in seven patients. Circulation 1978 ; 57 : 870-879
18. Becker AE, Anderson RH. The Wolff-Parkinson-White syndrome and its anatomical substrates. Anat Rec 1981 ; 201 : 169-177.
19. Jongbloed MR, Gittenberger-de Groot et al : Development of the right ventricular inflow tract and moderator band: a possible morphological and functional explanation for Mahaim tachycardia. Circ Res 2005 ; 96 : 776-783
20. Anderson RH, Becker AE, Arnold R, Wilkinson JL : The conduction tissues in congenitally corrected transposition. Circulation 1974 ; 50 : 911-923
21. Anderson RH, Wenink ACG, Losekoot TG, Becker AE : Congenitally complete heart block. Developmental aspects. Circulation 1977 ; 56 : 90-101
22. Wenink ACG : Congenitally complete heart block with an interrupted Monckeberg sling. Europe J Cardiol 1979 ; 9 : 89-99.
23. Kurosawa H, Imai Y, Becker AE : Congenitally corrected transposition with normally positioned atria, straddling mitral valve, and isolated posterior atrioventricular node bundle. J Thorac Cardiovasc Surg 1990 ; 99 : 312-313.

2 VSD 分類

1 VSD 分類の歴史

　心室中隔欠損症(ventricular septal defect：VSD)の分類の歴史は古い[1](表 1-1)．1970 年代まで世界中で広く使われた Kirklin 分類[2]は Becu 分類[3]をもとにしたものであり，Becu-Kirklin 分類とも呼べるものである．Becu 分類は刺激伝導系の研究がまだ十分には進んでいなかった時代のものであり，VSD の位置に重点を置いたため右室流出部と流入部に分け，前者を室上稜上部型と室上稜下部型，後者を三尖弁中隔尖直下型と筋性中隔心尖部型に分類した．Kirklin 分類は VSD 閉鎖に際して注意すべき周辺構築物の 1 つである大動脈弁との関係を重視し，VSD が大動脈弁に接するものを high defect，接しないものを low defect とした．そして Becu 分類[3]の 4 つの型を 1～4 型と簡明化したので，これが Kirklin 分類[2]と呼ばれるようになった．このうち 1～3 が high defect，4 が low defect である．

　Kirklin 分類の注目すべき 2 つの点は，第 1 に膜性部欠損(membranous defect)は多くの場合筋性部中隔の欠損も伴っているので"membranous"と呼ぶのは適切でないと指摘したこと．第 2 に，大動脈弁に接していて(high defect)，室上稜の下方にある VSD，つまり室上稜下膜性中隔欠損を流出部に位置するもの(2 型)と流入部に位置するもの(3 型)に分けたことである．これら 2 点はいずれも刺激伝導系の多様性に深くかかわってくる．

　Kirklin 分類と同時期に発表された Warden-Cohen 分類[4]は Rokitansky の心室中隔成分を基準

表 1-1　VSD 分類の歴史：その相互関係

Rokitansky (Warden)	Becu	Kirklin	Goor	Konno	Soto
C-3	supracristal (outflow)	1 (high)	inf. III	1	subarterial
—	—	—	inf. II	2	muscular outlet
C-2	infracristal (outflow)	2 (high)	inf. I	3	perimembranous outlet, trabecular
C-1-a	—	—	inf. IV	TCD *	—
B	beneath septal leaflet (inflow)	3 (high)	smooth I smooth II	4	perimembranous inlet
D	near apex of muscular septum	4 (low)	smooth III smooth IV	5	muscular inlet
—	—	—	inf. V smooth V	—	muscular trabecular

* TCD：total conus defect=total absence of outlet(infundibular) septum

I. 総論

とした形態学的位置分類とSpitzerの正常心室中隔成分を対比し，Pattecutnの正常膜性中隔の発生学的考察も加味した分類で，基本的には心室中隔を前・後部に分けVSDの位置を示した"位置分類"である．中隔成分を基準にしているので円錐（漏斗部）中隔全欠損型[5]も表現し得る（Rokitansky C-1型）のが，Kirklin分類にない点である．

Goor分類[6]は心室中隔成分を室上稜，心室間膜性中隔，房室間膜性中隔，後平滑中隔，後肉柱中隔の5成分に分け，その想像融合線上にVSDができるという想定の下にVSDの位置分類をしたものである．正常心室中隔の発生を基礎として想像融合線を設定しているため，形態学的分類としての基準が曖昧で外科医にとっては実用的な分類とはいえない．ただし，正常心室中隔を inlet, trabecular, outlet の3成分に分けている点がSoto分類[7]に大きな影響を与えた．この分類も詳細な分類なので漏斗部（円錐）中隔全欠損型[5]が表現できる（infundibular VSD type IV）．東京女子医科大学心研で用いている今野分類[8]はGoorと同時期のものであり，Warden分類の発生学的背景をもとにVSDの近位，遠位の両端に注目し，Kirklin分類にはないmidcristal VSDを2型として加えた点が特徴である．

Soto分類は先述したように，Goorが提唱した心室中隔3成分 inlet, trabecular, outlet を基準にVSDの"位置"で分類したもので，Becu, Kirklinが不適当と指摘した"membranous"を用いず，"perimembranous"という表現を用いている．また，遠位部にも注目してsubarterial型を導入したが近位部には注目しなかったため円錐（漏斗部）中隔全欠損型は表現できない．しかし，perimembranousだけでなくmuscular typeも従来の分類と同様にoutlet, inletに分け，さらにGoorの心室中隔3成分に基づくtrabecular型も加えたため"位置"の表現が詳細になった．このSoto分類の特徴はなんと言っても中心線維体領域（central fibrous body area）の記述が極めて詳細である点にあり，これは刺激伝導系との関係において最も重要となる．

2 現行の VSD 分類

心室中隔上の場所，周囲構築物との関係を重視してsubarterial, perimembranous, muscularを3基本形とし，漏斗部中隔の偏位を加味して前方偏位型，後方偏位型に分ける (図1-5)．この図は1987年出版の自著（Fig.2.1-6）[9]のものであるが，この本をMarc de Levalに贈呈したところ特徴をよく捉えているということでSurgery for Congenital Heart Defects（Stark & de Leval；Second Edition, Saunders, 1994, 図23, 25）に転載された．

Perimembranous VSDはoutlet, trabecular, inlet型により，またmuscular outlet VSDはmuscle barが大きいか小さいかによりTSM後方伸展と刺激伝導系との関係が異なってくる（18ページ図1-9）．

3 VSD 分類と刺激伝導系

Warden, Goor分類は刺激伝導系についてまったく触れていない．Kirklin分類は刺激伝導系の研究が十分に行われる以前のものであり，正常心の刺激伝導系走行から予想した考察がなされているが，外科医の期待に応えるには不十分である．この点，今野分類も不十分である．ただし，

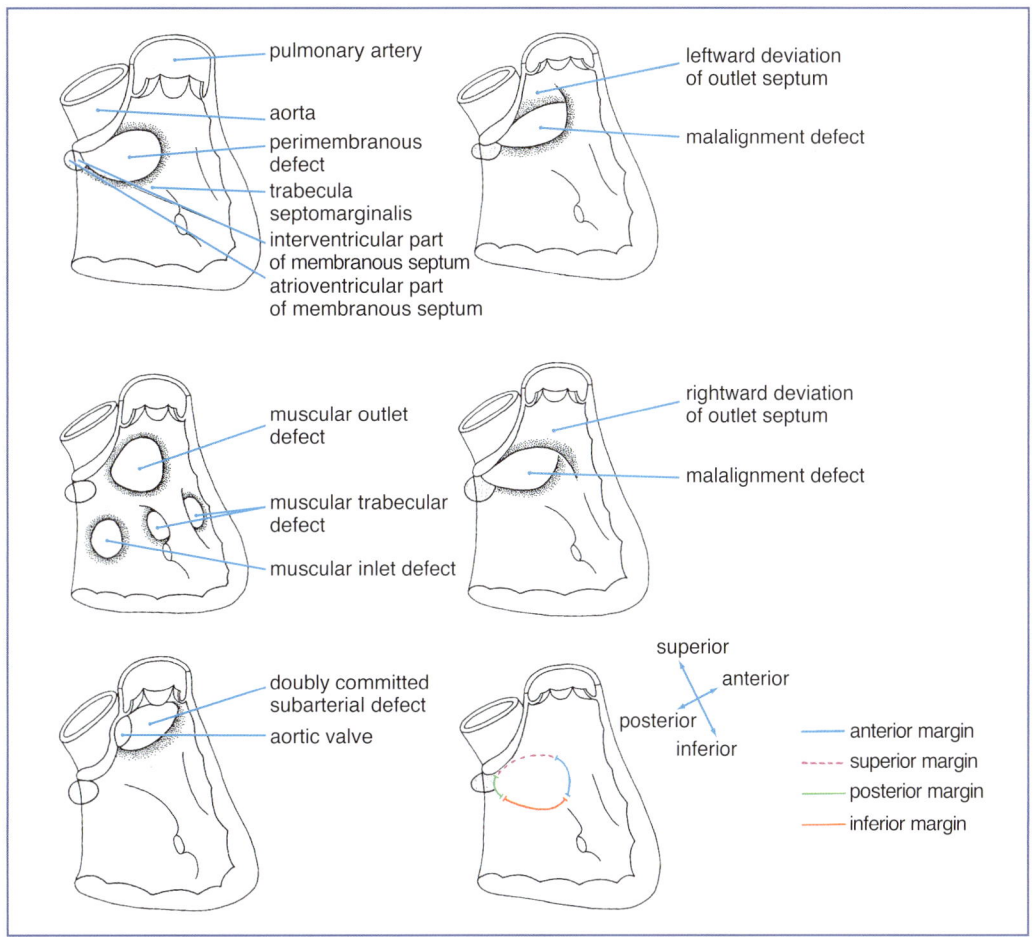

図 1-5　VSD の基本形

　これらの分類で用いられた medial papillary complex (MPC)[10] の名称・定義は理解しておくと役立つ. Kirklin ら[1] は三尖弁前尖左半分と中隔尖前方半分からの腱索の束が心室中隔壁に付着するものを papillary muscle of conus とし, Goor[6] は前尖-中隔尖の融合部からの腱索で inlet と outlet の間にあるものを papillary muscle of conus とし, Soto, Anderson[7] は trabecula septomarginalis (TSM) の後脚（後方伸展）から起始して前尖-中隔尖交連部を支持する小乳頭筋を medial papillary muscle (MPM) とした. MPM は medial papillary muscle complex (MPMC) あるいは medial papillary complex (MPC) とも呼ばれ, その位置と形は正常心でも多様であり[10], 単純に右脚走行の指標とすることはできない[7,11,12].

　Soto, Anderson 分類[7] は当時までに解明された刺激伝導系走行異常を考慮した分類なので他の分類よりは外科医にとって参考になる. しかしながらせっかく perimembranous defect を 3 タイプに分けて VSD 後縁に接する中心線維体 (central fibrous body, CFB) 領域を詳細に記述しながら, 刺激伝導系に関しては単に"欠損孔の後下方 1/4 周に関与している"と述べるだけにとどまっている[13~15]. 一方, muscular inlet/trabecular 型では bifurcating bundle は離れているが左脚または右脚の bundle branch は関係するかも知れず, muscular infundibular または subarterial 型では両者ともまったく関係しないという報告は参考になる[15,16].

I. 総論

　Soto 分類を用いて VSD の型と刺激伝導系の関係を外科医向けに解説した Milo[11] の報告は CFB の変形との関係に触れていないのが物足りない．これは分類法がよくないというのではなく，その利用法が十分確立されていなかったということであり，その後の研究で利用法の実際が少しずつ明らかになってきたので，次にこの点について解説する．

4 VSD と刺激伝導系の実践的外科解剖

　Perimembranous inlet 型は三尖弁中隔尖の裏にあり，MPC は欠損孔上縁に付着し，後縁は幅広い大動脈-僧帽弁-三尖弁線維連絡で形成されるため membranous flap（MF）は小さいか欠損し，分枝束（branching bundle, BB）が後縁に露出してくる[17]．房室中隔欠損のように心室中隔の scooping があれば長い非貫通非分枝束（non-penetrating, non-branching bundle, NPNBB）が欠損孔下縁に露出してくる．したがって安全な縫合線は弁輪から 2 mm 離して三尖弁中隔尖にプレジェット糸をかける（図 1-6 矢印 3，図 1-7c）．この際，貫通束（penetrating bundle：PB）を跨ぐ 2〜3 針の運針幅はプレジェット幅にきっちり合わせ，結紮により PB 周辺に張力がかからないよう気をつける．この型では MPC は右脚の指標にはならない[12]．Perimembranous trabecular 型は心尖部方向に延び，後縁は三尖弁中隔尖の裏側にあるが，大動脈弁-僧帽弁-三尖弁の線維性連絡が小さくなる．その分 MF が inlet 型より大きくなり，MPC が後下縁中間から前上縁のどこかにつくため右脚との関係は一定でない（図 1-7b）．Perimembranous outlet 型は多くの場合，流出路中隔（漏斗部中隔）の malalignment を伴い，三尖弁-僧帽弁連絡が後上縁を形成するが MF が大きくなり，特に Fallot 四徴症のように右室圧負荷が加わると TSM 後方伸展が厚くなり BB が左方偏位するので[17]，MF と TSM 後方伸展を安全な縫合線として利用できる[18]（図 1-6 矢印 2，図 1-7a）．これは三尖弁中隔尖を使わないので術後の右室容量負荷を最も避けなければならない Fallot 四徴症で特に有用である．Muscular defect は Soto 分類[7]ではいずれの場合も膜性中隔は正常であるとしているが，実はそうではなく TSM 後方伸展により大きく変形，欠損させられている[17]．これは subarterial または muscular infundibular（outlet）や muscular trabecular 型にみられる VSD と CFB を隔てる muscle bar（rim）が ventriculo infundibular fold（VIF）と TSM 後方伸展の融合したものであることが関係する．TSM 後方伸展が血行動態の影響を強く受けるので，Goor 分類[6]のように心室中隔成分の想像融合線上に VSD があるという考えは発生初期の段階ではありうるかもしれないが，できあがった心奇形での VSD 分類としては適当でない大きな理由になる．これはまた，できあがった心奇形の形態分類に発生学的思考を入れないという考え[19]に同意する理由の 1 つでもある．このような心室中隔融合不全以外の因子が強く関与したと考えられる例が VSD と CFB を隔てる muscle bar がありながら刺激伝導系がこの muscle bar を乗り越えてくる形である．すなわち，muscle bar が刺激伝導系の近位部にある形である[12,17,18]．したがってこの muscle bar を proximal conus と呼ぶことは不適切であり，縫合線が右脚起始部の損傷を避け得ない症例もある（図 1-6 矢印 1）．これは欠損孔下縁が muscular trabecular 型[15]の後下縁に似てくるためである．

　以上のごとく Soto 分類は刺激伝導系の詳細，特に外科医に必要な minor variation については十分には記述されてない．これは当時はまだ minor variation の詳細が十分には解明されていなかったためである．

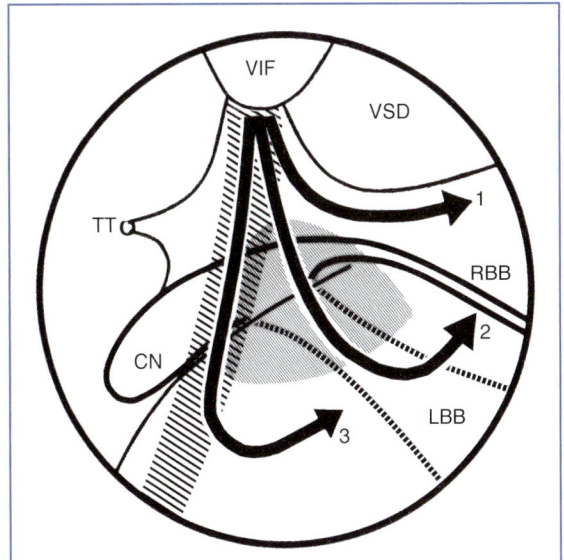

図 1-6　VSD 下縁の基本縫合線
1. subarterial defect と muscular outlet defect. VSD と中心線維体を隔てる muscle bar を安全に使用できる．ただし bifurcating bundle が前下縁の心内膜下に近づくか露出することがあるので注意が必要．
2. perimembranous outlet defect. Fallot 四徴症に定型的にみられる形で，membranous flap と TSM (trabecula septomarginalis) の後方伸展を縫合線として利用できる．
3. perimembranous inlet/trabecular defect. 弁輪から 2mm 離れた三尖弁中隔尖の弁尖を渡るように使う．

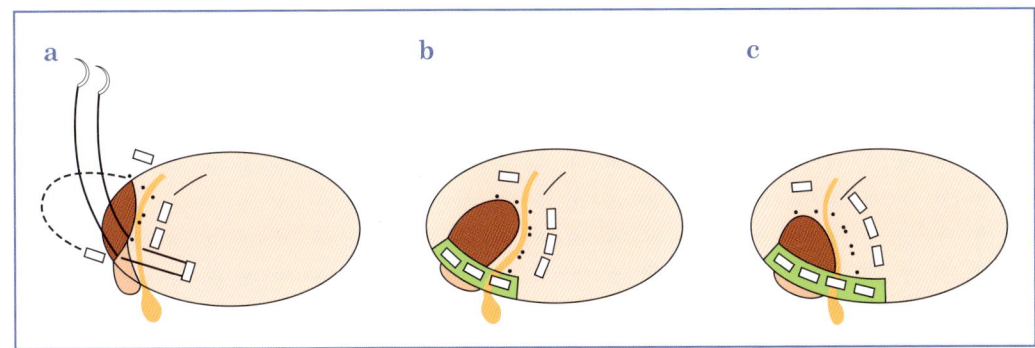

図 1-7　perimembranous VSD 閉鎖法
a：outlet． b：trabecular． c：inlet．
outlet 型は membranous flap を利用する．trabecular 型は membranous flap が小さいか痕跡程度なので inlet 型と同様に三尖弁中隔尖を利用する．TSM 後方伸展が厚い場合は刺出点を下縁に接近できる．inlet 型は三尖弁中隔尖をしっかり使い，VSD 下縁では刺出点を 2〜3 mm 離す．

5 複雑心奇形における VSD と刺激伝導系

　Fallot 四徴症では VSD が血行動態的に必要な存在であるため，その位置と大きさがほぼ一定で，後下縁の形状も MF を伴う perimembranous outlet 型を基本形とし，muscular outlet 型や subarterial 型にみられる小さな muscle bar の有無にその多様性がしぼられる．一方，完全大血管転位症(concordant AV connections, discordant VA connections)では血行動態からみて VSD が必ずしも必要不可欠ではないため，単純(simple or isolated) VSD に匹敵する幅広い多様性がある．

両大血管右室起始症(double outlet right ventricle：DORV)はVA connectionsの様式によりTGA型，Fallot型などがあり[20]，刺激伝導系はそれぞれの基本型と同じである．ただしDORVのVSDはprimary interventricular foramen(P-IVF)をVSDとみなすが，下縁は通常のVSD(secondary interventricular foramen：S-IVF)と共通であることを理解しておかないと混乱する[21]．DORVでは長く伸びたS-IVFをpatch閉鎖することをintraventricular reroutingと呼ぶ(102ページ図2-97参照)．

単心室(univentricular AV connections or single ventricle)ではtrabecular septumがcruxまで到達するか否かでそのmajor variation(刺激伝導系原基と考えられる4つのringの組み合わせ異常)[22]が決まり，minor variationはisolated VSDの多様性と基本的に同じである．

修正大血管転位症[23]に代表されるdiscordant AV connectionsのmajor variationは房室中隔の不整列(malalignment)による前方房室結節-前方刺激伝導路(anterior node-bundle)であるが，右側房室弁である僧帽弁の跨乗・騎乗や両大血管右室起始の存在により，房室中隔の整列(alignment)がおきると後方結節-後方刺激伝導路(posterior node-bundle)が形成され，twin AV node, slingさらには後方結節-後方刺激伝導路のみになることがある[24]．

●●●● 文献

1. 黒澤博身：刺激伝導系とVSD分類法．臨床胸部外科 1983；3：46-51.
2. Donald DE, Edwards JE, Harshbarger HG, Kirklin JW：Surgical correction of ventricular septal defect: anatomic and technical considerations. J Thoracic Surg. 1957；33：45-59.
3. Becu LM, Burchell HB, DuShane JW：Edwards JE, Fontana RS, Kirklin JW. Anatomic and pathologic studies in ventricular septal defect. Circulation 1956；14：349-364.
4. Cohen M, DeWall RA, Lillehei CW, Varco RL, Warden HE：A surgical-pathologic classification for isolated ventricular septal Fallot's based on observations made on 120 patients during repair under direct vision. J Thoracic Surg 1957；33：21-44.
5. 黒澤博身，今井康晴，今野草二，安藤正彦，高尾篤良，他：円錐中隔全欠損型Fallot四徴症．形態学的および外科治療上の問題点．胸部外科 1976；29：229-238.
6. Goor DA, Lillehei CW, Rees R, Edwards JE：Isolated ventricular septal defect. Development basis for types and presentation of classification. Chest 1970；58：468-482.
7. Soto B, Becker AE, Moulaert AJ, Lie JT, Anderson RH：Classification of ventricular septal defects. Br Heart J 1980；43：332-343
8. 今野草二，龍野勝彦：心室中隔欠損症の手術．胸部外科 1970；23：27-31.
9. Kurosawa H, Becker AE：Atrioventricular conduction in congenital heart disease. Surgical anatomy. Springer-Verlag.Tokyo, Berlin, New York. 1987；P15-18.
10. Wenink ACG. The medial papillary complex. Br Heart J 1977；39：1012-1218.
11. Milo S, Ho SY, Wilkinson JL, Anderson RH：Surgical anatomy and atrioventricular conduction tissues of hearts with isolated ventricular septal defects. J Thorac Cardiovasc Surg 1980；79：244-255
12. 黒澤博身，Becker AE：右脚の外科解剖．胸部外科 1982；35：179-187.
13. Truex RC, Bishof JK：Conduction system in human hearts with interventricular septal defects. J Thorac Surg 1958；35：421-439.
14. Lev M：The architecture of the conduction system in congenital heart disease. III. Ventricular septal defect. Arch Pathol 1960；70：529-549.
15. Latham RA, Anderson RH：Anatomical variations in atrioventricular conduction system with reference to ventricular septal defects. Br Heart J 1972；34：185-190.
16. Wenink AC, Oppenheimer-Dekker A, Moulaert AJ：Muscular ventricular septal defects : a reappraisal of the anatomy. Am J Cardiol 1979；43：259-264.

17. Kurosawa H, Becker AE : Modification of the precise relationship of the atrioventricular conduction bundle to the margins of the ventricular septal defects by the trabecula septomarginalis. J Thorac Cardiovasc Surg 1984 ; 87 : 605-615.
18. Kurosawa H, Imai Y, Becker AE : Surgical anatomy of the atrioventricular conduction bundle in tetralogy of Fallot: New findings relevant to the position of the sutures. J Thorac Cardiovasc Surg 1988 ; 95 : 586-591.
19. Anderson RH, Becker AE, Van Mierop LH : What should we call the crista? Br Heart J 1977 ; 39 : 856-859.
20. Jacobs JP, Mavroudis C, Jacobs ML, Maruszewski B, Tchervenkov CI, Lacour-Gayet FG, Clarke DR, Gaynor JW, Spray TL, Kurosawa H, Stellin G, Ebels T, Bacha EA, Walters HL 3rd, Elliott MJ : Nomenclature and databases - the past, the present, and the future : a primer for the congenital heart surgeon. Pediatr Cardiol 2007 ; 28 : 105-115.
21. 黒澤博身：新外科学大系 19c 心臓の外科（木本誠二名誉監修，和田達雄監修）．両大血管右室起始症，両大血管左室起始症．中山書店，p322-336．1991．
22. Wenink AC : Development of the human cardiac conducting system. J Anat 1976 ; 121 : 617-631.
23. 黒澤博身：修正大血管転位症に対する VSD 閉鎖法．胸部外科 1988 ; 41, 461-467.
24. Kurosawa H, Imai Y, Becker AE : Congenitally corrected transposition with normally positioned atria, straddling mitral valve, and isolated posterior atrioventricular node bundle. J Thorac Cardiovasc Surg 1990 ; 99 : 312-313.

3 Trabecula septomarginalis

　Trabecula septomarginalis (TSM) の刺激伝導系走行への影響は正常心では少ないが，Fallot四徴症などでは重要な役割を果たす[1~4]．ここでは TSM と周辺構築物との関係について述べる．

1 TSM の発生

　TSM は胎生期 Stage XV に右側房室弁の右下方への拡大に伴い bulboventricular (BV) septum の前方部分 (trabecular septum) から遊離し，right BV ridge 由来の moderator band と三尖弁前乳頭筋へと連なり，残りの BV septum 後方部分は postero-medial muscle bundle と融合して inlet septum になる[5]．この inlet septum の表面を前方に向かう三尖弁中隔尖の undermining の結果が accessory papillary muscle (AcPM) となり，TSM から moderator band にかけて連なって右脚に接近する．また，左右 bulbar ridge，房室心内膜床，心筋の四者から発生すると考えられる medial papillary complex (MPC)[6] も三尖弁中隔尖の undermining-liberation の最遠位に位置し，かつ三尖弁最上部を支える乳頭筋腱索群であることから，TSM とは密接な発生形態学的関係[7]にあり，当然この複雑な関係に巻き込まれることになる．

2 MPC の発生

　Medial papillary complex (MPC) の発生については三尖弁中隔尖の undermining の経路により2つの考え方がある．
　第1の考え方は，正常心では right bulbar ridge (dextro dorsal conus swelling) より発生した undermining が円錐隆起より発生した漏斗部中隔を渡って Lancisi として TSM の前方脚に到達するが，Fallot四徴症や総動脈幹症などの異常心では漏斗部中隔が偏位，低形成または欠損するため，これを渡って TSM に到達できなくなり，正常心の Lancisi と同一の乳頭筋にはならないというものである[8]．第2の考え方は，MPC は常に TSM 後脚 (後方伸展) の上に起始するというものである[6]．
　第1の考え方に従えば，perimembranous inlet VSD の上縁や perimembranous outlet VSD (Fallot四徴症など) の ventriculo-infundibular fold (VIF) – 漏斗部中隔移行部 (VSD 後上縁) に付着する腱索や房室中隔欠損で VSD 前縁に付着する乳頭筋が正常心の Lancisi 乳頭筋と発生学的に同質のものであり，また，Fallot四徴症の VSD 後縁で membranous flap (MF) と融合する腱索-乳頭筋やその付近にあるほかの腱索-乳頭筋は正常心における Lancisi 以外の AcPM と同質のものであり，右脚 (right bundle branch : RBB) は前者の近位端，後者の遠位端を走行するという研究結果と整合する[1]．

この2つの考え方はunderminingの経路が違うだけでなく，その発生原基も前者がright bulbar ridge（dextro dorsal conus swelling）のみであるのに対して，後者はright bulbar ridge（dextro dorsal conus swelling）とsuperior endocardial cushionが合体したものという違いがある．しかし，できあがった心臓ではいずれの場合も三尖弁前-中隔交連部を支える乳頭筋群になっているので，"MPCは三尖弁最上部を支える小乳頭筋群であり，この中で最遠位端の乳頭筋があればこれをmedial papillary muscle（MPM）とする"という定義にとどめておき，正常心以外ではLancisiという呼称は使用しないでおく．なおMPCはmedial papillary muscle complex（MPMC）とも呼ばれる．

3 心室間膜性中隔の発生

膜性中隔は心室間孔の最終閉鎖部位ではなく，それより先にできているmuscle bar（TSMとVIFが連続してできる）の上を三尖弁前-中隔尖交連部に近い中隔尖がunderminingした結果，胎生終期から出生直後にかけて形成されると考えられており[5,8]，その起源をたどればleft bulbar ridge，atrioventricular sulcus，房室心内膜床，right bulbar ridge由来と考えられ，当然TSMの影響を受けることから，正常心[9]ばかりでなく先天性心疾患[2]においても幅広い多様性を示す．

4 TSMの機能的役割と形態的多様性

機能と形態の両面からみると，TSM後方伸展は前方に屈曲する右室流出路への血流を制御する三尖弁最上部（前-中隔尖交連部）を支えるために必要な右室特有の構築物である．

正常心では漏斗部中隔が心室間孔の閉鎖に最後まで参加し，三尖弁最上部がここに形成され，MPCは十分なunderminingの結果，三尖弁輪から遠く離れTSM前後脚から起始する乳頭筋群（最遠位端がLancisi）として三尖弁前-中隔交連部を支える．したがってTSM後方伸展はMPC基部までは延びるが，そこから膜性中隔（MS）まではTSMがないので右脚は心内膜下に露出する．MPC基部以降の右脚はTSMに覆われながらmoderator band上を前乳頭筋基部に向かうが，この途中でMPCやAcPMと線維性連絡を有する．しかし胎児やintact septumのTGAでは高い右室圧に耐えるMPCを支えるため，ある程度のTSM後方伸展が必要になる．perimembranous VSDもoutlet，inlet型により，またmuscular outlet VSDもmuscle bar（MB）が大きいか小さいかによりTSM後方伸展と刺激伝導系との関係が異なってくる（図1-8）．

Fallot四徴症，TGA，DORVなどのoutlet型VSDでは漏斗部中隔が三尖弁最上部の形成に参加できず，代わりにBV septumがcruxまで延びてできあがるMFがVIFに連なって三尖弁最上部の支えの主役になるという形態的理由と，高い右室圧という血行動態的理由が相まって厚いTSM後方伸展がMFに向かう．この際，刺激伝導系中枢部はMF下縁に沿うためTSMがその右室側を覆い，結果的に刺激伝導系中枢部が左側に偏位することになる（図1-9）．

I. 総論

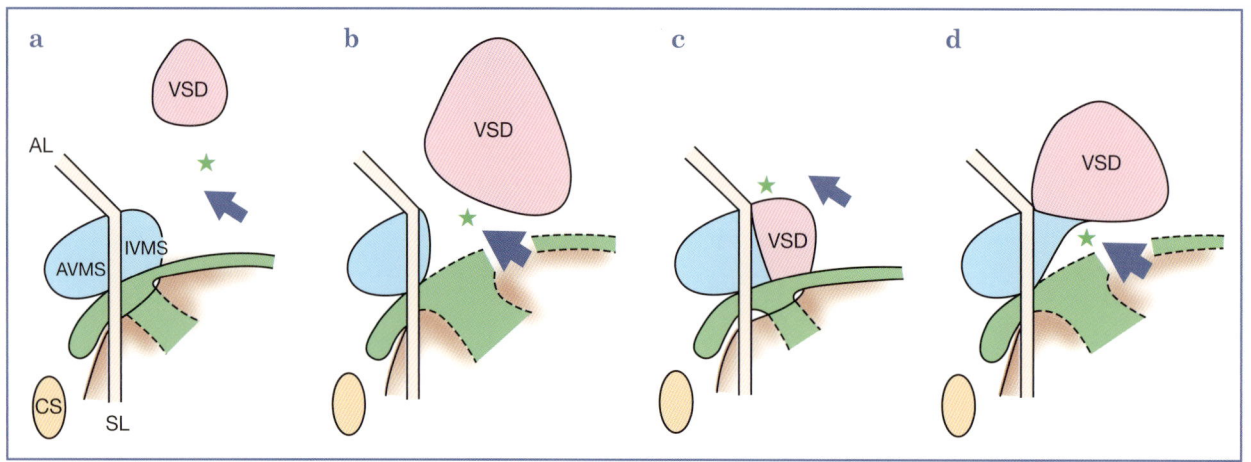

図 1-8　VSD と TSM 後方伸展（矢印）
a：小さい subarterial VSD. muscle bar が大きく，MPC は正常心に似た位置にあるので TSM 後方伸展は薄くなり刺激伝導系からも離れる．
b：大きい subarterial VSD. muscle bar は小さく，MPC は下縁に付着するので厚い TSM 後方伸展が MPC に向かい刺激伝導系を覆う．
c：perimembranous inlet VSD. MPC は上縁に付着し，薄い TSM 後方伸展は上縁に向かうので刺激伝導系から離れる．
d：perimembranous outlet VSD. MPC は下縁に付着し，TSM 後方伸展がここに向かい，刺激伝導系を覆う．
AL：三尖弁前尖弁輪，SL：三尖弁中隔尖弁輪，CS：冠静脈洞，←：TSM 後方伸展，★：MPC．

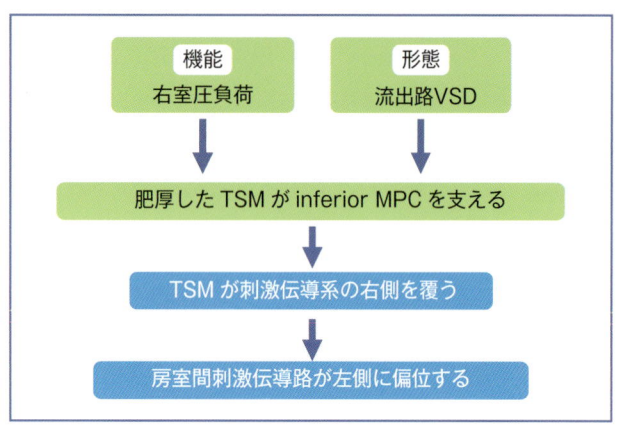

図 1-9　Fallot 四徴症の刺激伝導系の特徴
右室圧負荷により肥厚した TSM が，右室流出路にある perimembranous outlet VSD の下縁に付着する MPC を支えるように後方伸展して刺激伝導系中枢部の右側を覆うため，branching bundle（BB），RBB（右脚）起始部が相対的に左側に偏位する．

このように，三尖弁最上部を支える MPC は，右室の血行動態的負荷増大があると TSM の厚い後方伸展としばしば融合する．年長者の Fallot 四徴症にみられる厚い TSM とこれに付着する MPC はこの機序が長年にわたって蓄積された結果である．この型の VSD では漏斗部中隔が短いか欠如し，左右に偏するので，正常心にみられる Lancisi 筋は欠損し[8]，VSD 下縁で right bulbar ridge 由来の undermining が AcPM と合体して MPC として発育する．そのため正常心では Lancisi 筋の近位側を通る右脚（RBB）が Fallot 四徴症，DORV などでは MPC の遠位側を走行する[1]．

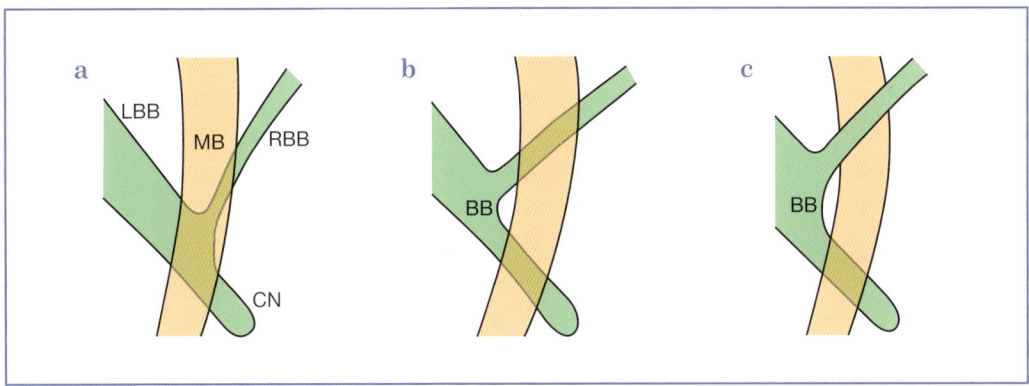

図 1-10　muscle bar
VSD 下縁と中心線維体を隔てる muscle bar（MB）は刺激伝導系との関係で見ると 3 つの形がある．
a：正常心と同様に，刺激伝導系は MB の下にある膜性中隔の下を走行する．
b：Fallot 四徴症にみられる形で，BB が左側に偏位し，RBB が MB を貫いて右室側に出てくる．
c：trabecular 型に近い outlet VSD に時にみられ，BB は左側に偏位するが，RBB は MB を越えて右室側に出てくる．
LBB：左脚，CN：compact node. 他の略語は前出．

5　muscle bar と TSM

　　Subarterial VSD や muscular outlet VSD では TSM 後方伸展は時に VIF と接合して muscle bar（MB）を形成し[10]，branching bundle（BB）がその左側に偏位し，右脚はこの MB 内を貫通するかこれを越えてくる．しかし小さな subarterial VSD では VIF が TSM 前方脚と接合して MB が相対的に大きくなり，三尖弁最上部形成に際して正常心における漏斗部中隔と同様の役割を果たすため TSM 後方伸展が不要になり，刺激伝導系中枢部の偏位もなく正常心に似てくる（図 1-8a）．このように MB があっても刺激伝導系，特に右脚との関係は多様である（図 1-10）[11]．

6　膜性中隔と TSM

　　正常心における胎生期の心室間孔は膜性中隔（MS）が左室側に偏位しながら閉鎖する[12]．そのため MPC は MS から離れて漏斗部中隔下縁に付着し，出生後は右室の圧負荷も少ないことから TSM 後方伸展は厚くならず，MS に届かない．Fallot 四徴症では大動脈騎乗に伴う VIF-漏斗部中隔の右方偏位が MS の遺残である MF より右側に張り出して malaligned outlet VSD になる．このため三尖弁輪最上部は VIF-漏斗部中隔接合部に連なり，VSD 後下縁に付着する MPC が MS の遺残である MF に接近し，時に両者は融合する．そして右室圧負荷増大のため TSM は厚く後方伸展して MPC をしっかり支える．この厚い TSM 後方伸展が VIF に連なって MB を形成する場合は，TSM 後方伸展が MS をも覆うため MS は変形縮小する[1]．

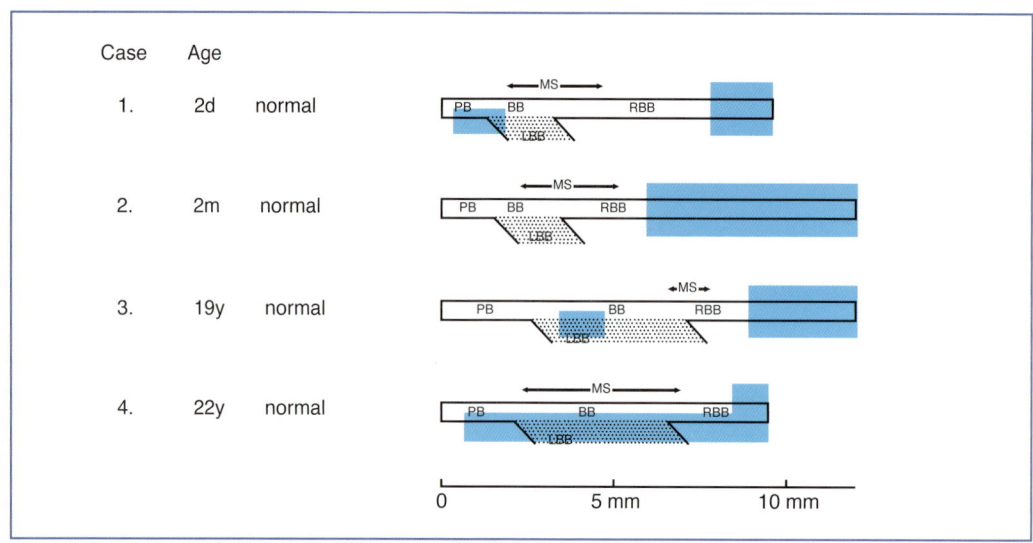

図 1-11　正常心の刺激伝導系と TSM 後方伸展
正常心では TSM 後方伸展（青色の部分）が薄く，刺激伝導系中枢部はあまり覆われない．
PB：貫通束，MS：膜性中隔，他の略語は前出．

7 TSM の疾患別特徴

　以上のごとく TSM 後方伸展は三尖弁最上部を支える MPC に向かうので，MPC の位置や血行動態的変化により幅広い多様性を示す[2]．

　正常心では TSM 後方伸展は MPC 基部まで延びるが，そこから MS までは TSM がないので右脚は心内膜下に露出する．MPC 基部以降の右脚は TSM に覆われながら moderator band 上を前乳頭筋基部に向かうが，この途中で MPC や AcPM と線維性連絡を有する（図 1-11）．

　胎生期より三尖弁閉鎖不全による過大な右室容量負荷がかかる Ebstein 奇形の新生児，乳児例では三尖弁中隔尖の落ち込み・偏位のため房室間膜性中隔（AVMS）が縮小，消失し，器質的肺動脈狭窄がなければ右室容量負荷と相まって TSM 後方伸展が発達せず，AVMS 直下の分岐束（BifB）から発した右脚（RBB）が薄い TSM の心内膜下を走行する様子が肉眼的に容易に観察できる．

　Perimembranous inlet VSD ではほぼ正常に発育した漏斗部中隔の近位端に三尖弁最上部と MPC（腱索だけのことが多い）が形成されるため，TSM は VSD 上縁を上方伸展し，後下縁では中隔尖最上部が正常心の MS 上にみられる裂隙がまったくない幅広い弁尖となり弁輪最上部に連なる．後者は Fallot 四徴症の VSD 後縁にしばしばみられる幅広い僧帽-三尖弁間線維性連絡と同質のものである．このように perimembranous inlet VSD では三尖弁最上部が VSD 上縁にあり，TSM はそこに向かって前上縁を伸展するため右脚は覆われず，後縁に露出する（図 1-8c，図 1-12 Case 9）[2]．これはこの型の VSD が left bulbar ridge が欠損した結果できたとする考え[13]とは原因論的には異なるが，現象的には一致する．この傾向が一層著しくなったのが房室中隔欠損（atrioventricular septal defect：AVSD）であり，inlet septum の scooping の結果 MPC と右脚が離れ，TSM 後方伸展は欠損孔下縁に届かず，長い NPNBB が露出する（図 1-13 Case 8，9）．

　Perimembranous trabecular VSD は perimembranous inlet 型に基本的に似ているが outlet 型の特徴も一部持っている．MPC は VSD 前下縁にあるが，後下縁に小さな MF が痕跡的に残っ

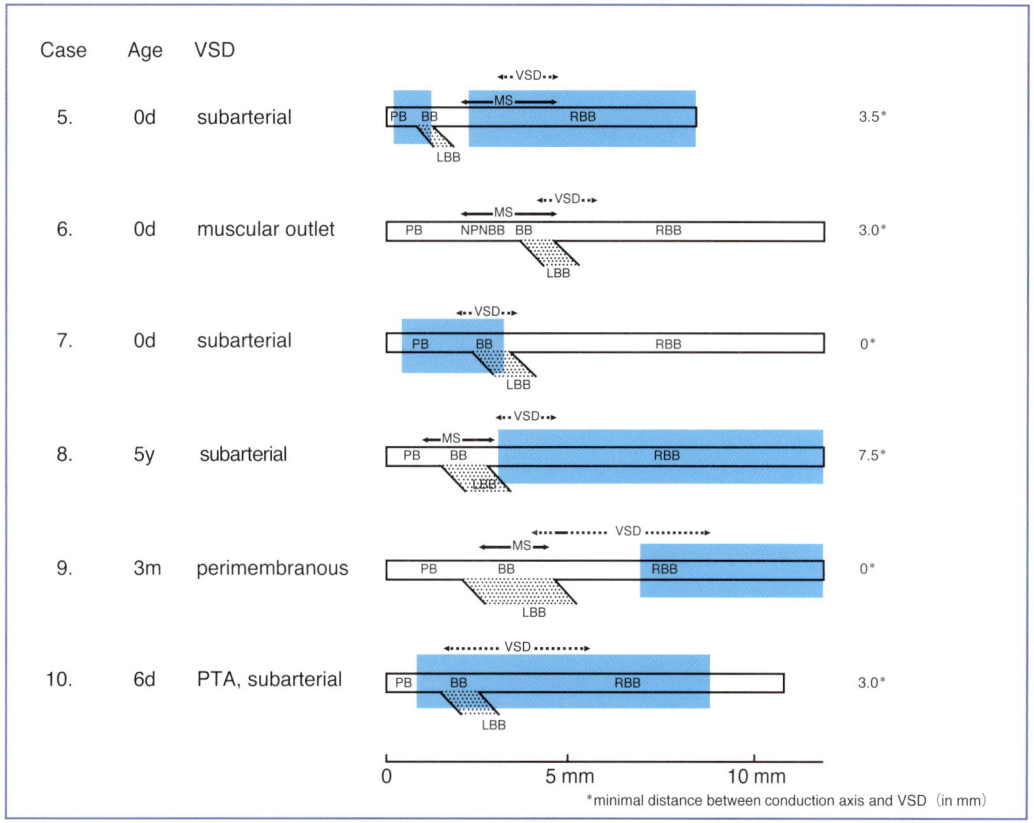

図 1-12　VSD と総動脈幹症の刺激伝導系と TSM 後方伸展

perimembranous inlet VSD（Case 9）では右脚（RBB）末梢だけが TSM 後方伸展（青色の部分）に薄く覆われ，長めの BB を含む刺激伝導系中枢部は遺残 MS 直下で心内膜下に露出する．subarterial VSD や muscular outlet VSD では MB の大きさにより異なる．MB が大きい場合は正常心と同様に MS が形成され TSM 後方伸展がないか（Case 6，25 ページ図 1-18），右脚（RBB）末梢だけが覆われる（Case 9）．乳児例でも MB が小さい場合は右室負荷のため TSM 後方伸展が刺激伝導系中枢部を覆う（Case 5，7）．厚くて幅広い MB がある総動脈幹症（PTA）では新生児であるにもかかわらず刺激伝導系中枢部が厚く覆われて左室側に偏位している（Case10）．
NPNBB：non-penetrating, non-branching bundle．PTA：persistent truncus arteriosus．他の略語は前出．

ており，これが三尖弁中隔尖の最上部をわずかながら支える形となり，MPC の役割を一部担うため，ここに向かって TSM が後方伸展し刺激伝導系中枢部を薄く覆うことになる．しかし，この後方伸展は薄いので VSD 閉鎖の縫合線には使えず，外科的には inlet 型と同様に三尖弁中隔尖を縫合線として使う（13 ページ図 1-7 参照）．

　Fallot 四徴症に代表される perimembranous outlet VSD では欠損孔後下縁に MPC があるため，これに隣接する右脚中枢部と BB が TSM 後方伸展に覆われやすくなる[2]．特に Fallot 四徴症では右室の圧負荷増大と容量負荷減少の組み合わせにより TSM 後方伸展が厚くなり（図 1-9），貫通束（PB），分枝束（BB），右脚起始部を含む刺激伝導系中枢部が厚く覆われ左側に偏位する（図 1-8d，図 1-14 Case 11, 12, 14，図 1-15，16）．MPC が膜性中隔（MS）や膜性フラップ（MF）[4]と融合する場合には TSM 後方伸展がここにも到達してこれらの形を変えてしまう．この際，PB，BB にも TSM 後方伸展が到達することがある（図 1-14 Case 14，図 1-16）．一方 outlet VSD でも後下縁が切れ込み MF が欠損する場合は MPC がやや前方に位置するため TSM 後方伸展はここには到達せず，PB-BB が後下縁に露出する形になる（図 1-14 Case12，図 1-17）．このような例は稀ではあるが報告されている[14〜17]．

Ⅰ. 総論

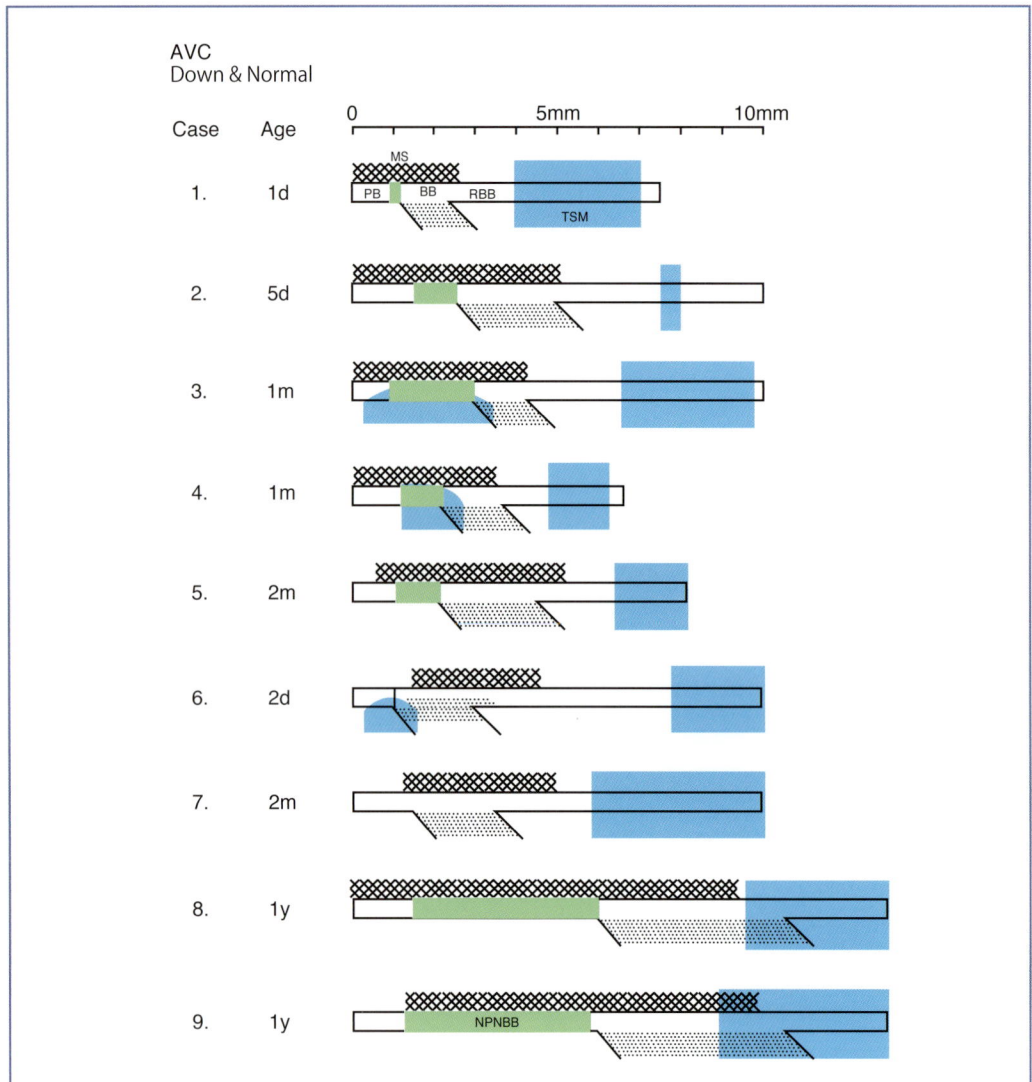

図 1-13 房室中隔欠損，Down 症と正常心の比較
房室中隔欠損（Case 8, 9）では長い NPNBB（緑色の部分）が TSM 後方伸展（青色の部分）に覆われないため，欠損孔下縁に沿って露出している．Down 症（Case 1～5）では VSD がない intact septum にもかかわらず NPNBB が大なり小なり存在する．これは同じ intact septum の正常心（Case 6, 7）にはみられない特徴である．つまり NPNBB が房室中隔欠損と Down 症の共通点になっている．一方，正常心，Down 症，房室中隔欠損の三者の共通点は刺激伝導系中枢部が TSM 後方伸展（青色の部分）に覆われにくいことである．
略語は前出．

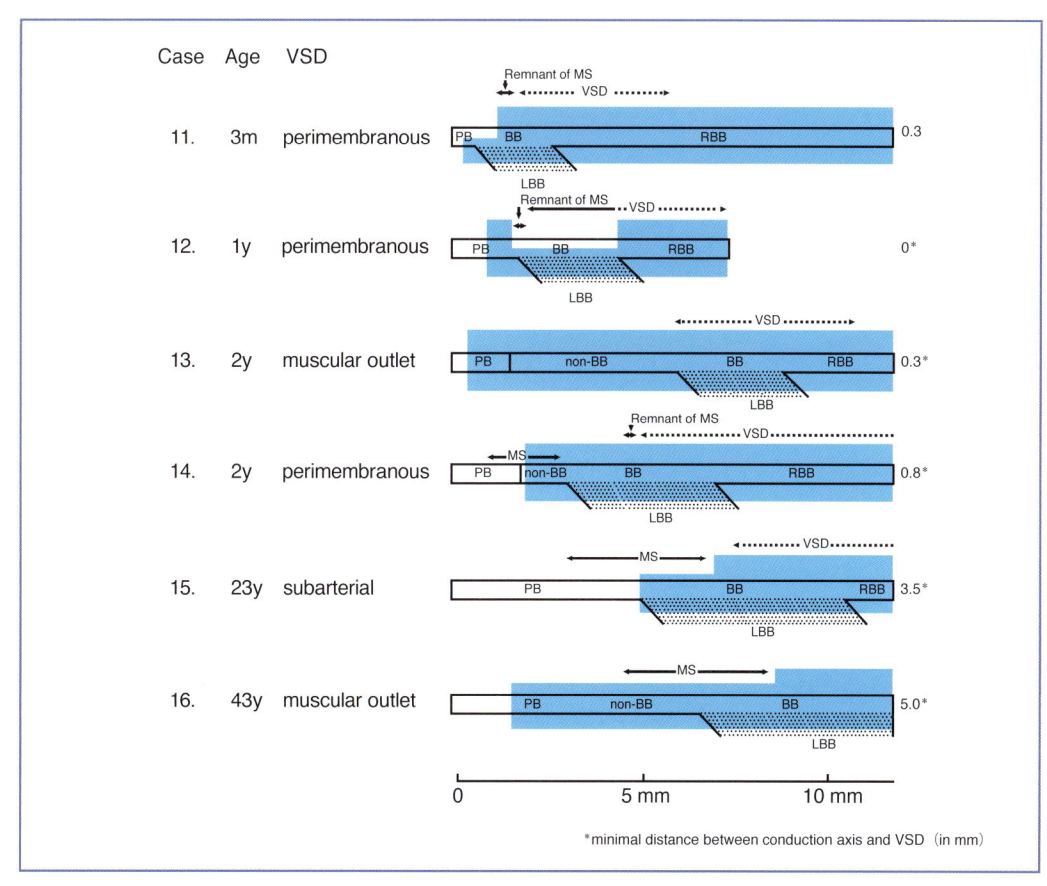

3. Trabecula septomarginalis

図 1-14 Fallot 四徴症の刺激伝導系と TSM 後方伸展

outlet (perimembranous, muscular, subarterial) VSD のため MPC が後下縁に付着することと，右室の圧負荷増大，容量負荷減少による求心性肥大に伴い TSM 後方伸展が厚く発達することの 2 要素のため，本症では例外なく刺激伝導系中枢部が TSM 後方伸展に厚く覆われ，左側に偏位する．略語は前出．

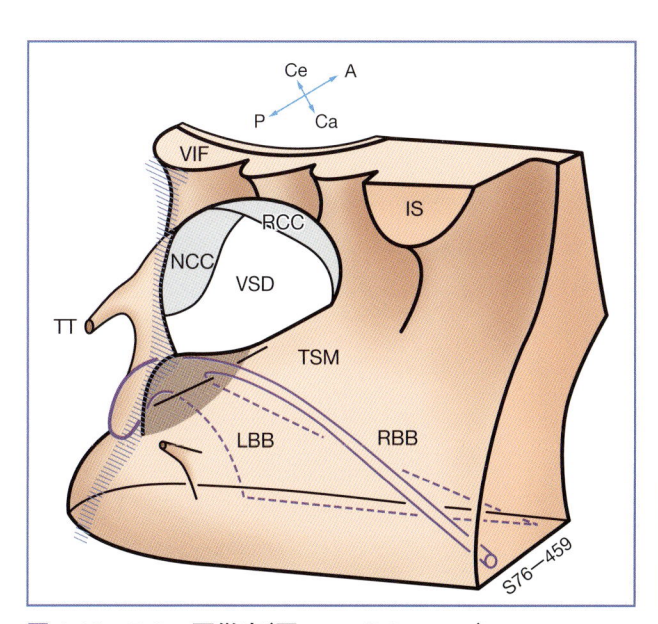

図 1-15 Fallot 四徴症（図 1-14 の Case 11）

本症の典型例で刺激伝導系中枢部がすべて TSM 後方伸展に覆われている．IS：infundibular septum，RCC：大動脈弁右冠尖，NCC：大動脈弁無冠尖，TT：tendo of Todaro，斜線部分：三尖弁輪．他の略語は前出．

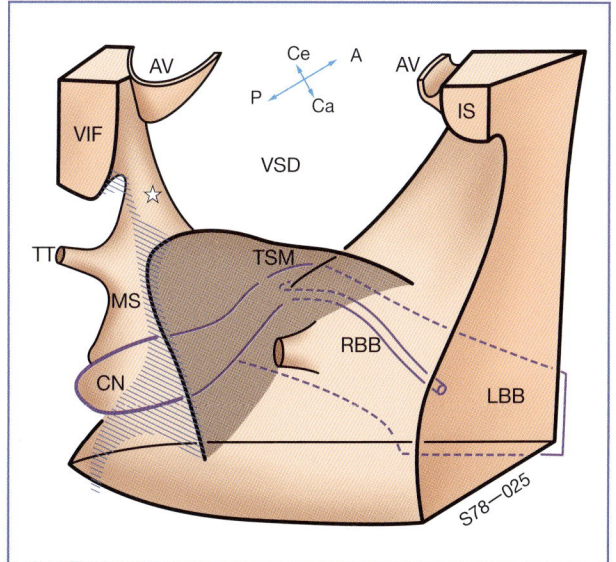

図 1-16 Fallot 四徴症（図 1-14 の Case 14）

本症の典型例で刺激伝導系中枢部がすべて TSM 後方伸展に厚く覆われている．略語は前出．

I. 総論

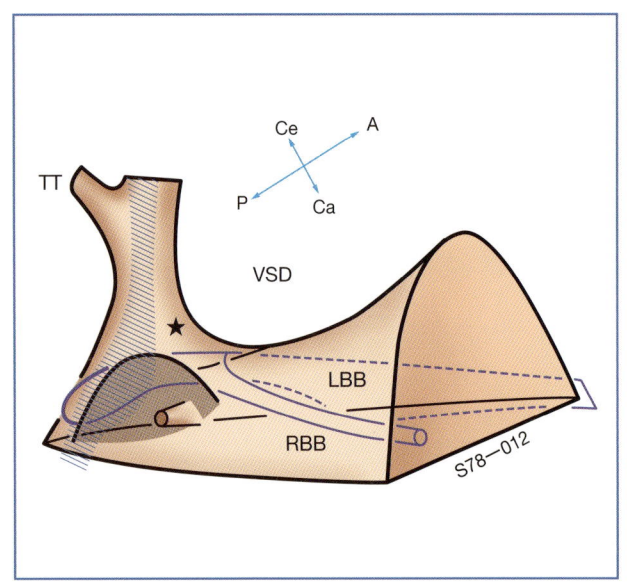

図 1-17 Fallot 四徴症（図 1-14 の Case 12）
BB が完全には覆われず，その一部が VSD 下縁に接している珍しい例．
★：membranous flap（MF）．他の略語は前出．

　VSD 下縁に muscle bar のある muscular outlet VSD や subarterial VSD には 2 つの形がある（図 1-8a, b）．VSD が小さくて中心線維体（CFB）から離れている場合や，大動脈弁の逸脱を生じる小さな subarterial VSD では MPC が形態的に正常心に似た状況にあり，右室の圧負荷も少ないので TSM 後方伸展の刺激伝導系中枢部への影響は正常心と同様に少ない（図 1-12 Case 6，図 1-18）．しかし Fallot 四徴症や総動脈幹症（persistent truncus arteriosus, PTA）では outlet VSD に一定の大きさがあり，相対的に muscle bar はそれほど大きくなく，右室の圧負荷増大のために厚くなった muscle bar が膜性中隔（MS）を変形縮小し，PB と分岐束（bifurcating bundle, Bif B）さらに右脚中枢部が左室側に偏位し，右脚は muscle bar を貫いて右室側に出てくる（図 1-10b，図 1-12 Case10, 1-14 Case 13, 15，図 1-19, 20, 21）．この際，TSM 前後脚の角度が鋭角になって VSD 前下縁が鋭角に切れ込むと，TSM 後方伸展と右脚中枢部が平行になって覆われ方が薄くなり，極端な場合は muscle bar がありながら右脚はこの上を越えて心内膜下を走行し右室側に渡っていく．つまり Bif B と右脚中枢部が muscular outlet VSD の前下縁に露出する．これは"VSD と三尖弁を隔てる muscle bar は安全地帯"という外科医の常識[10,18]をくつがえすものであり注意しないといけない（図 1-10c）．またこの場合，muscle bar が右脚の近位側にあることは muscle bar が発生段階で円錐隆起とは異なる起源であることを示唆しており，proximal conus septum[19〜21]という呼称が適切でない理由になっている．

　完全大血管転位症では多様である．VSD のない intact septum の TGA I 型は CFB，刺激伝導系中枢部，MPC の形態的関係は正常心に似ているが，右室圧負荷が増大するため MPC を支える TSM 後方伸展が発達し，刺激伝導系中枢部の右室側を覆うとともに，心室間膜性中隔が圧迫され変形縮小する（図 1-22 Case 20, 21）．一方，TGA II 型の VSD は Fallot 四徴症のような一定の役割はないので，VSD の形態はさまざまで，TSM との関係を一様に論ずることは難しい．TGA II 型で多くみられる perimembranous trabecular VSD では，右室圧負荷の影響もあり TSM 後方伸展が刺激伝導系中枢部を薄く覆うが，Fallot 四徴症の outlet 型ほど安全に縫合線として使用することはできない（図 1-23）．これが TGA II 型の術後に完全房室ブロックが高率に発生する原因となっている．muscle bar がある場合は TSM 後方伸展も厚いので PB，BB がしっかり覆われ，右脚が muscle bar を貫いて右室側に出てくる（図 1-22 Case 17〜19，図 1-24）．

3. Trabecula septomarginalis

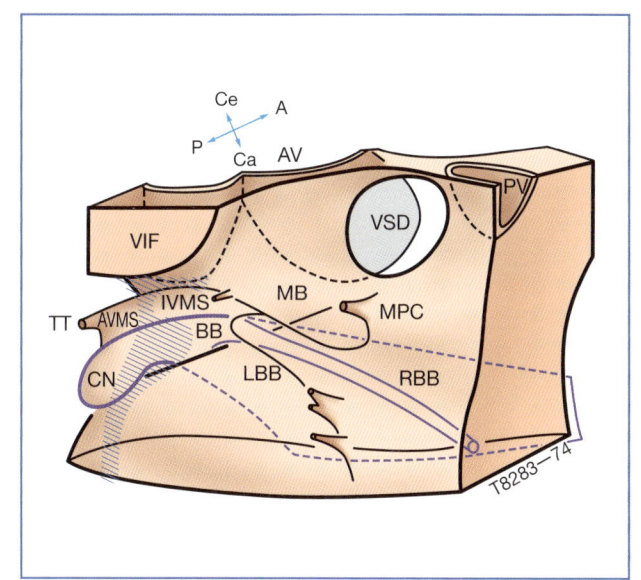

図 1-18 **大きな muscle bar がある subarterial VSD**
（図 1-12 の Case 6）

MPC が正常心に似た位置にあり，房室間膜性中隔（AVMS）と心室間膜性中隔（IVMS）が存在する．右室圧負荷もないことから TSM 後方伸展が全くない．AV：大動脈弁，PV：肺動脈弁，他の略語は前出．

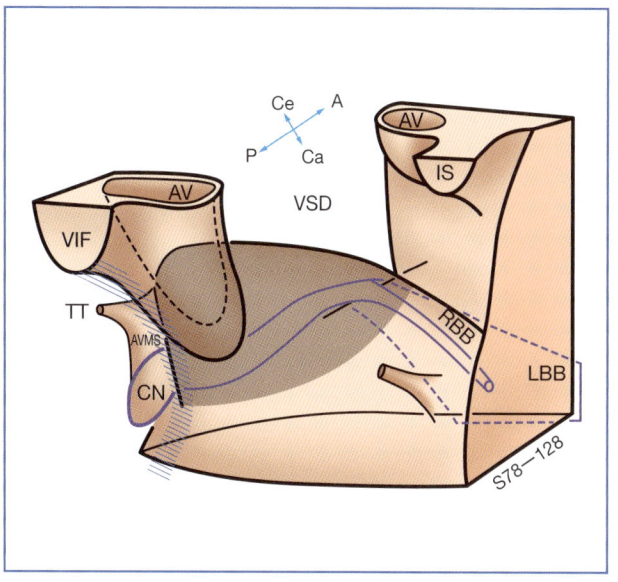

図 1-19 **Fallot 四徴症**（図 1-14 の Case 13）

厚い muscle bar がある muscular outlet VSD．右室圧負荷のため muscle bar が厚く，長い non-branching bundle が左側偏位し，右脚（RBB）が muscle bar を貫いて右室側に出てくる．TSM 後方伸展のため心室間膜性中隔が消失している．略語は前出．

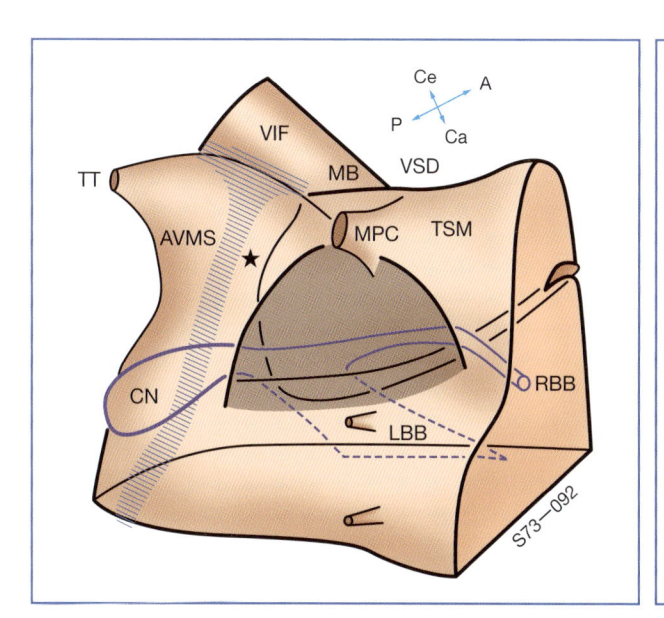

図 1-20 **Fallot 四徴症**（図 1-14 の Case 15）

厚い muscle bar がある subarterial VSD．右室圧負荷のため muscle bar が厚く，BB が左側偏位し，RBB が muscle bar を貫いて右室側に出てくる．TSM と接合した VIF の下に正常心と同様に心室間膜性中隔（★）がある．略語は前出．

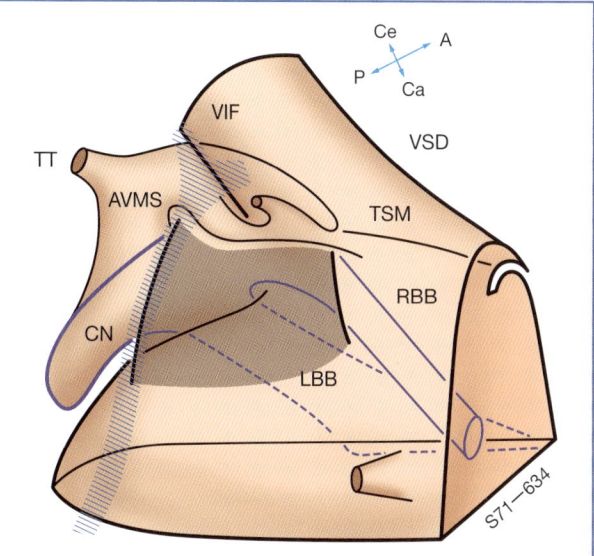

図 1-21 **総動脈幹症**（図 1-12 の Case 10）

図 1-20 に似た厚くて幅広い muscle bar がある subarterial VSD であるが，心室間膜性中隔は図 1-19 と同様に消失している．略語は前出．

25

I. 総論

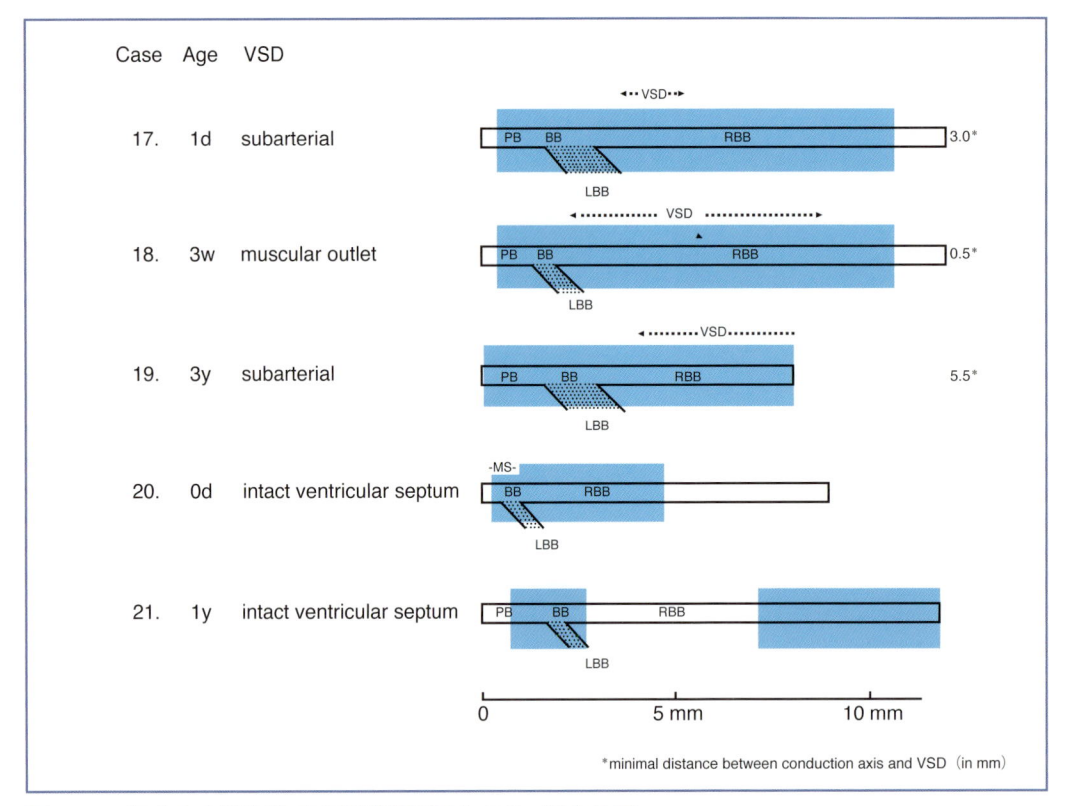

図 1-22 完全大血管転位症の刺激伝導系と TSM 後方伸展
本症は右室圧負荷が必ずあるので TSM 後方伸展（青色の部分）は発達している（Case 17〜19）．VSD のない intact septum でも TSM 後方伸展が刺激伝導系中枢部を厚く覆う．その結果，心室間膜性中隔は圧縮されて変形し（Case 20），時に TSM に完全に覆われて消失する（Case 21）．略語は前出．

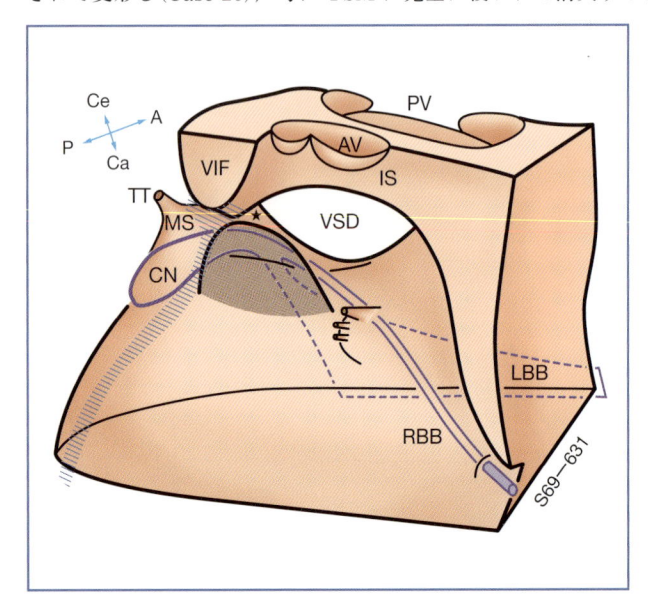

図 1-23 perimembranous VSD を伴う完全大血管転位症
Ⅱ型に定型的な漏斗部中隔（IS）の右方偏位を伴う malalignment 型 perimembranous VSD．Fallot 四徴症と異なり，定型的 outlet 型にはなっていない．MPC は membranous flap（MF；★）から離れており，TSM 後方伸展は MPC を通り越して漏斗部中隔 -VIF 接合部に接する三尖弁中隔尖最上部に向かう．この際，漏斗部中隔と VSD 下縁は malalign しており，TSM は MF よりも右側にある三尖弁中隔尖最上部に向かうため，MF に接近する TSM は厚くはなく，MF を Fallot 四徴症のようには安全に使用できない．略語は前出．

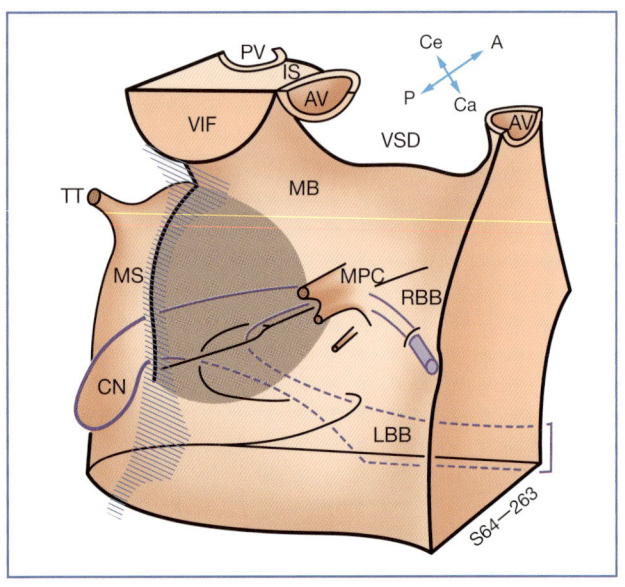

図 1-24 subarterial VSD を伴う完全大血管転位症（図 1-22 の Case 19）
muscle bar（MB）が大きいので BB は左室側心内膜下にあり，RBB は MB を貫いて右室側に出て MPC の基部を通過する．この形態は図 1-21 の総動脈幹症に似ている．略語は前出．

文献

1. 黒澤博身, Becker AE：右脚の外科解剖. 胸部外科 1982 ; 35 : 179-187.
2. Kurosawa H, Becker AE : Modification of the precise relationship of the atrioventricular conduction bundle to the margins of the ventricular septal defects by the trabecula septomarginalis. J Thorac Cardiovasc Surg 1984 ; 87 : 605-615.
3. Kurosawa H, Becker AE : Atrioventricular conduction in congenital heart disease. Surgical anatomy. Springer-Verlag.Tokyo, Berlin, New York. 1987.
4. Kurosawa H, Imai Y, Becker AE : Surgical anatomy of the atrioventricular conduction bundle in tetralogy of Fallot : New findings relevant to the position of the sutures. J Thorac Cardiovasc Surg 1988 ; 95 : 586-591.
5. Van Mierop LH : Embryology of the univentricular heart. Herz 1979 ; 4 : 78-85
6. Wenink ACG : The medial papillary complex. Br Heart J 1977 ; 39 : 1012-1018
7. Grant RP, Downey FM, MacMahon H : The architecture of the right ventricular outflow tract in the normal human heart and in the presence of ventricular septal defects. Circulation 1961 ; 24 : 223-235.
8. Van Mierop LH, Patterson DF, Schnarr WR : Hereditary conotruncal septal defects in Keeshond dogs: embryologic studies. Am J Cardiol 1977 ; 40 : 936-950
9. Allwork SP, Anderson RH : Developmental anatomy of the membranous part of the ventricular septum in the human heart. Br Heart J 1979 ; 41 : 275-280.
10. Milo S, Ho SY, Wilkinson JL, Anderson RH : Surgical anatomy and atrioventricular conduction tissues of hearts with isolated ventricular septal defects. J Thorac Cardiovasc Surg 1980 ; 79 : 244-255.
11. Kurosawa H, Becker AE : The significance of the trabecular septomarginalis in modifying the surgical anatomy of the conduction bundle in subarterial and muscular outlet ventricular septal defect. Congenital Heart Disease : Causes and Processes. Edited by Nora JJ, Takao A. Futura. New York, 1984 ; pp579-589.
12. 浅見一羊：心臓の発生. 循環器疾患. 新内科学大系：3, 1978
13. Wenink AC : Some details on the final stages of heart septation in the human embryo. Thesis, Leiden.1971.
14. Truex RC, Bishof JK : Conduction system in human hearts with interventricular septal defects. J Thorac Surg 1958 ; 35 : 421-439.
15. Titus JL, Daugherty GW, Edwards JE : Anatomy of the atrioventricular conduction system in ventricular septal defect. Circulation 1963 ; 28 : 72-81.
16. Becker AE, Anderson RH. : Fallot's tetralogy-developmental aspects, anatomy and conducting tissues. Paediatric Cardiology. Ed. By Anderson, et al. Churchill Livingstone London. 1978 ; p245.
17. Kurosawa H, Morita K, Yamagishi M, Shimizu S, Becker AE, Anderson RH. : Conotruncal repair for tetralogy of Fallot:midterm results. J Thorac Cardiovasc Surg 1998 ; 115 : 351-360.
18. Anderson RH, Allwork SP, Ho SY, Lenox CC, Zuberbuhler JR : Surgical anatomy of tetralogy of Fallot. J Thorac Cardiovasc Surg 1981 ; 81 : 887-896.
19. Rosenquist GC, Sweeney LJ, Stemple DR, Christianson SD, Rowe RD : Ventricular septal defect in tetralogy of Fallot. Am J Cardiol 1973 ; 31 : 749-754.
20. 黒澤博身：Fallot 四徴症心内修復術における patch infundibuloplasty. その適切な長さと基準式. 日胸外会誌 1978 ; 26 : 785-808.
21. Kurosawa H, Imai Y, Nakazawa M, Takao A : Standardized patch infundibuloplasty for tetralogy of Fallot. J Thorac Cardiovasc Surg 1986 ; 92 : 396-401.

4 右脚の外科解剖

VSDは右室側から閉鎖することが多いので右脚ブロック(RBBB)防止もQOL向上に必要な課題である．右脚(RBB)の発生と周辺組織，構造物との関係について述べる．

1 右脚の発生

心臓の発生初期に，trabecular septum (bulboventricular septum) が crux に到達する際に，bulboventricular (BV) ring が left bulbar ridge の一部に包まれて後方伸展し，房室心内膜床に包まれた atrioventricular ring と接合して compact node (CN) - branching bundle (BB, 分枝束) - 右脚(RBB)という conduction axis ができあがる．この際，右脚は左脚(LBB)を分枝した後の BV ring の心尖側末梢が残ったものと考えられる[1,2]．Conduction axis の中枢部は線維性心臓骨格 (fibrous heart skeleton) の中核をなす中心線維体(CFB)の後下方に位置するが，右脚起始部はCFBの一部である膜性中隔の前方部分，いわゆる processus tendineus aortae dexter に完全に包まれ，Lancisi 乳頭筋(MPC：medial papillary complex)と線維性連絡を保ちながら TSM (trabecula septomarginalis)に向かう[3]．この膜性中隔に連なる線維鞘は left bulbar ridge の遺残と考えられるが，left bulbar ridge は TSM に沿ってある程度連続する組織でありながら，両者は胎生期にその起源を異にすると考えられる[3]．すなわち left bulbar ridge は conus cordis 起源，TSM は原始右室の BV septum 起源と考えられる．そのためこの周辺の形態形成に影響を与える心室間孔の遺残(VSD)は Lancisi 乳頭筋および TSM と右脚の関係を複雑なものにする．

2 右脚とVSD下縁の関係

BBの続きである右脚起始部と心室中隔との位置関係を詳細に調べた結果，右脚起始部は正常心やVSDでは心室中隔中央部で膜性中隔(MS)またはその遺残である membranous flap (MF) 直下にあるが(20, 21ページ図1-11, 12)，Fallot 四徴症(23ページ図1-14〜16)，総動脈幹症(21ページ図1-12, 25ページ図1-21)，完全大血管転位症(26ページ図1-22〜24)，両大血管右室起始症ではほとんどの場合，左室側にあることが明らかになった[4]．これは TSM 後方伸展が右脚の右側を覆うためであり，この後方伸展は正常心や VSD では少ないが，Fallot 四徴症(18ページ図1-9)，両大血管右室起始症，完全大血管転位症では厚く長くなる[5]．

右脚起始部と VSD 下縁との距離をみると，心内膜下に露出してその距離が 0 mm のものから TSM 後方伸展に覆われて 3〜6 mm 離れるものまである．VSD 下縁に muscle bar (MB) があっても心内膜下に露出することがある(19ページ図1-10c)．

3 右脚と MPC の関係

　三尖弁の前-中隔尖交連部を支える MPC は VSD の位置と形によりその付着部が異なるため右脚との関係も多様である．perimembranous inlet VSD では MPC が VSD 上縁に付着するため右脚は MPC から遠く離れる．Fallot 四徴症に代表される perimembranous outlet VSD では下縁に付着する MPC の近くで，多くはその遠位側を右脚が走行する[4] (23, 24 ページ図 1-15〜17)．しかし TGA では VSD が outlet 型である必要がなく，大動脈の右室起始に伴い三尖弁中隔尖最上部が VIF に付着して MPC の役割を一部果たすため，中隔尖上部を支える AcPM の集合体が MPC の形態をとり，この基部を右脚が走行することが多い (図 1-25, 26)．組織学的に見ると TSM 後方伸展に付着する三尖弁中隔尖の AcPM の一部と右脚を包む線維鞘との間に線維性連絡が認められる．

　このように，形態学的に多様な MPC[6] は右脚の直接的指標にならないことが多い．

4 右脚と TSM 後方伸展，MPC，膜性中隔との関係

　先天性心疾患における刺激伝導系の多様性の大部分は TSM 後方伸展の多様性に起因する[5]．TSM は trabecular septum を中心に心室中隔右室側を reinforce する右室特有の薄い心筋層であり，後方伸展部と inlet septum を覆う undermining による薄い心筋層との境界を鑑別することは肉眼的にも組織学的にも難しい．肉眼的にみえる moderator band と inlet septum の間の溝は undermining による単なるひだであって，組織学的には両者は連続した組織像を呈する．これは TSM と inlet septum の前方がともに BV septum 由来[7]であることからも理解できる．TSM 後方伸展と left bulbar ridge の関係は，前者が後者を包み込む，押しのける，あるいは後者が前者の先端部と融合する，などが考えられる．TSM 後方伸展先端部が inlet septum の頂上部で PB と BB の近位端のみ覆う場合は，muscle column[8]と呼ばれる同部は心内膜床由来の筋性中隔頂上部になる[9]．正常心では TSM 後方伸展が Lancisi 乳頭筋または MPC の付近までしか伸びておらず，膜性中隔を含む CFB までは達していない．このため正常心の右脚は MPC 基部付近の心内膜下を通過する．これに対して Fallot 四徴症，TGA などでは TSM 後方伸展が CFB に達することにより膜性中隔の変形と刺激伝導系中枢部の相対的位置異常をきたすため，MPC と右脚との関係が変化する．

5 右脚の疾患別特徴

　右脚は形態学的には分枝束（BB）の"direct continuation"であり，正常心では右室側心筋内を走行するが[10]，VSD[11〜13]，Fallot 四徴症[14,15]，TGA[16]などでは心室中隔を貫通することが多い (25 ページ図 1-20, 21, 26 ページ図 1-24)．それは BB が心室中隔の左側に偏位する頻度が正常心では成人[17]より胎児[8]で高く，VSD[13]よりも Fallot 四徴症[14,15]，TGA[16]で高いことと同じ傾向であ

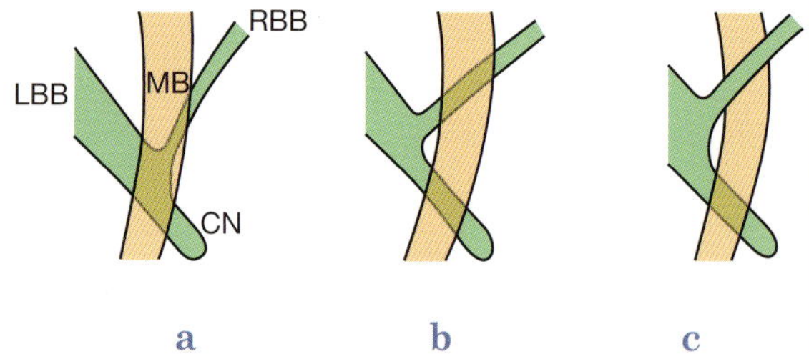

I. 総論

	a	b	c
VSD	3	0	2
TOF	0	4	1
PTA	0	1	0
TGA	0	3	0

図 1-25　muscle bar(MB)と右脚
a：正常心や小さな subarterial VSD では膜性中隔の前下方から心室中隔右室側心内膜下を走行する．
b：Fallot 四徴症や完全大血管転位症では MB 内を貫通する．
c：VSD や Fallot 四徴症の一部では MB の上を越えて VSD 下縁の心内膜下を走行することがある．

り，右脚起始部も同様の傾向を示す．Conduction axis のこのような左側偏位は右室側にある muscle colum[8]，conal musculature[14] などとよばれる筋組織のためであるが，これは組織形態学的にみると TSM[18] の後方伸展であり，刺激伝導系中枢部の左側偏位ばかりでなく，心室中隔を貫通する右脚，さらに心室間膜性中隔（IVMS）の変形もこの組織の存在により説明がつく[5]．特殊な形として doubly committed subarterial VSD の下縁に遊離した肉柱の中を右脚が走行する場合があり，この肉柱は TSM から moderator band にかけて遊離したものと考えられ，この肉柱を切除すると右脚ブロック（RBBB）が発生する[19]．

一方，胎生期より右室に容量負荷のみが過大にかかる Ebstein 奇形の新生児，乳児例では薄い TSM の心内膜下を走行する右脚が肉眼的にみえることが多い．

6 外科的右脚ブロックの発生要因

手術時に発生する右脚ブロック（RBBB）は右室前壁縦切開[20]による末梢性ブロック，右室流出路肥厚筋切除[21]による末梢性または中枢性ブロック，VSD 閉鎖時[22]に生ずる中枢性ブロックがあり，特に後者の中枢性右脚ブロックは分岐束（bifurcating bundle：Bif B）近くで発生する場合は予後が必ずしも楽観できない[23]．

7 右脚の外科解剖の臨床的意義

Fallot 四徴症を経右房的に修復しても起こる完全右脚ブロック（CRBBB）は VSD 閉鎖によるものではなく，右室前壁縦切開や漏斗部筋切除によるものであるとする報告[20,21]があるが，その記述内容からは VSD 閉鎖が無関係とは断定しがたい．右室流出路を可及的に温存するという近年の方針[24,25]でも VSD 閉鎖には細心の注意が必要である．

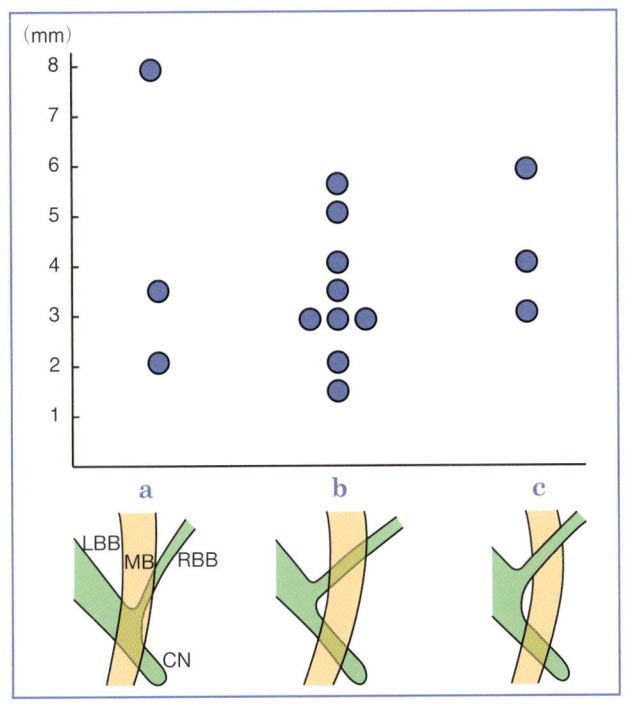

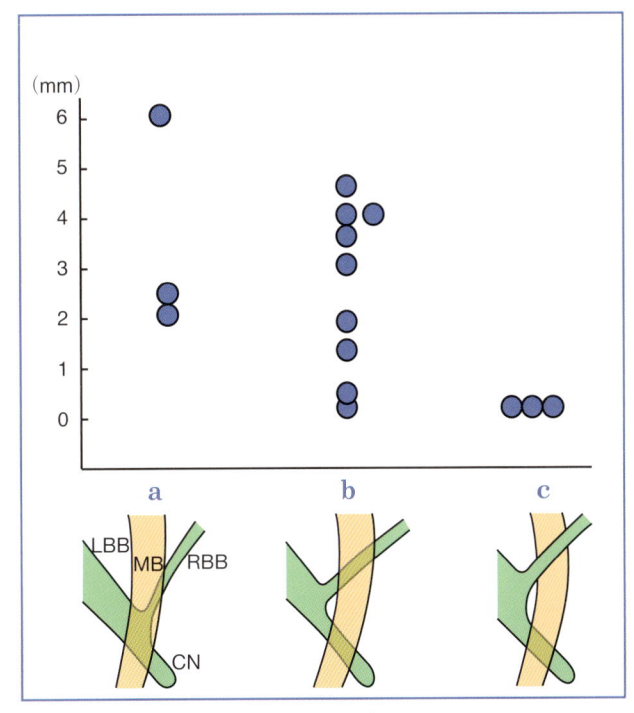

図 1-26　muscle bar(MB)の大きさ(幅)と右脚

図 1-27　VSD と刺激伝導系の距離

表 1-2　muscle bar と右脚ブロック(RBBB)

	Fallot	VSD	Total
RBBB(−)	3	3	6
RBBB(+)	1	2	3

muscle bar のある Fallot 四徴症 4 例中 1 例，VSD5 例中 2 例で術後右脚ブロックが発生した．

　VSD の型別に特徴を表現する際には，型により辺縁部の呼称が異なるので注意が必要である．
　Perimembranous inlet 型(18 ページ図 1-8c)では VSD 下縁が Kock 三角の頂上部から離れて三尖弁中隔尖弁輪に直角に交わり，TSM 後方伸展は VSD 上縁に向かうため後下縁にある MF の方向には向かわず，そのため flap のすぐ前方で BB から右脚になり VSD 後下縁から心内膜下を走行する．このため後下縁が刺激伝導系中枢部に近接する．また MPC は VSD 上縁または前上縁に付着しており，経右房的に三尖弁からみると MPC は VSD の左側に見え，右脚は右側の VSD 後縁に付着する小さな MF や AcPM の近くを走行する．
　大部分の Fallot 四徴症にみられる大きな MF[26]を伴う perimembranous outlet 型(18 ページ図 1-8d)では TSM 後方伸展が VSD 後下縁に沿って MF に到達するため右脚は flap から離れた前方の心筋内を走行する．しかしその深さは Fallot 四徴症でも 1 mm 以内のことが多いので，VSD 辺縁のみを連続縫合すれば右脚ブロックを避けられるという報告[27]は必ずしも正しくなく，VSD 辺縁のみの連続縫合でも右脚ブロックは避け得ないことがある．VSD 後縁では MF と MPC がしばしば融合して BB と Bif B が後下縁から離れる．

TSM 後方伸展が VIF と融合して muscle bar を形成する subarterial または muscular outlet 型 VSD(18 ページ図 1-8b)では，Fallot 四徴症や完全大血管転位症にみられるように右脚は muscle bar 内を貫通してくるが(図 1-25b)，ときに右脚がこれを越えてくることがある(図 1-25c). muscle bar がある 15 例を詳細に検討した研究では，VSD と CFB を隔てる muscle bar が小さくても右脚が VSD から離れて正常心に似た走行を示すこともあれば(図 1-26a, 27a)，muscle bar が大きくても右脚がその上を越えて VSD に接することもあるという多様な一面が明らかになっている(図 1-26c, 27c)[28]. したがって muscle bar があっても右脚ブロックを避けられないことがある(表 1-2). 小さな subarterial VSD(18 ページ図 1-8a)のように大きな muscle bar が正常心の室上稜と同様の役割を三尖弁最上部の形成で果たしている場合は，TSM 後方伸展がここに向かうため，右脚も正常心と同じように膜性中隔の前下方から心室中隔右室側心内膜下を走行する(図 1-25a). 一般に TSM 前後脚のなす角度が鈍角の場合には右脚は VSD 下縁から遠く離れて走行する.

このように刺激伝導系の位置異常は TSM 後方伸展と深くかかわるため，手術中にその走行を想定するためには TSM 後方伸展と MPC の関係のみを眺めるだけでなく，Koch 三角，三尖弁最上部，膜性中隔，MF などとの相互関係を総合的，連続的に観察し，以下の順序に従って手術を進める.

1. VSD の型を識別する.
2. TSM 後方伸展の程度を見極め，刺激伝導系の左室側への偏位の程度を想定する.
3. 右脚が心室中隔を越える位置(MF に近いか TSM 前後脚内角部に近いか)とその越え方(心内膜下か心筋内か)を想定する.
4. VSD 縫合糸は右脚が心室中隔を越える想定点を挟んで TSM 後方伸展と平行(右脚と平行になる)に針を刺入する.
5. 刺激伝導系の近くにかけた糸を強くしめすぎないことも障害防止の大切なコツである.
   VSD 閉鎖パッチの縫合糸を結紮する際に糸にかかる張力は 100～200g 程度が適当である.

●●●● 文献

1. Wenink AC : Development of the human cardiac conducting system. J Anat 1976 ; 121 : 617-631.
2. Wenink AC : Embryology of the conduction system. Embryology and teratology of the heart and the great arteries. Leiden University Press. Leiden. 1978 ; p3.
3. Wenink AC : Some details on the final stages of heart septation in the human embryo. Thesis. Leiden. 1971.
4. 黒澤博身：Anton E Becker：右脚の外科解剖. 胸部外科 1982 ; 35 : 179-187.
5. Kurosawa H, Becker AE : Modification of the precise relationship of the atrioventricular conduction bundle to the margins of the ventricular septal defects by the trabecula septomarginalis. J Thorac Cardiovasc Surg 1984 ; 87 : 605-615.
6. Wenink ACG : The medial papillary complex. Br Heart J 1977 ; 39 : 1012-1018.
7. Van Mierop LH : Embryology of the univentricular heart. Herz 1979 ; 4 : 78-85.
8. Gittenberger-de Groot AC, Wenink AC : The specialized myocardium in the fetal heart. Embryology and teratology of the heart and the great arteries. Leiden University Press. Leiden. 1978 ; p15.
9. Van Mierop LH, Alley RD, Kausel HW, Stranahan A : Pathogenesis of transposition complexes. I. Embryology of the ventricles and great arteries. Am J Cardiol 1963 ; 12 : 216-225.

10. Becker AE, Anderson RH : Morphology of the human atrioventricular junction area. The conduction system of the heart. Ed. By Wellens H, et al. Stenfert Kroese, Leiden. 1976 ; p263.
11. Truex RC, Bishof JK : Conduction system in human hearts with interventricular septal defects. J Thorac Surg 1958 ; 35 : 421-439.
12. Titus JL, Daugherty GW, Edwards JE : Anatomy of the atrioventricular conduction system in ventricular septal defect. Circulation 1963 ; 28 : 72-81.
13. Latham RA, Anderson RH : Anatomical variations in atrioventricular conduction system with reference to ventricular septal defects. Br Heart J 1972 ; 34 : 185-190.
14. Lev M : The architecture of the conduction system in congenital heart disease. II. Tetralogy of Fallot. Arch Pathol 1959 ; 67 : 572-587.
15. Hasegawa T : Studies on the conduction system in congenital malformations of the heart, especially of tetralogy of Fallot. Jpn Heart J 1961 ; 2 : 377-396.
16. Bharati S, Lev M : The conduction system in simple, regular (D-), complete transposition with ventricular septal defect. J Thorac Cardiovasc Surg 1976 ; 72 : 194-201.
17. Massing GK, James TN : Anatomical configuration of the His bundle and bundle branches in the human heart. Circulation 1976 ; 53 : 609-621.
18. Grant RP, Downey FM, MacMahon H : The architecture of the right ventricular outflow tract in the normal human heart and in the presence of ventricular septal defects. Circulation 1961 ; 24 : 223-235.
19. Kurosawa H, Becker AE : Surgical anatomy of the atrioventricular conduction bundle in anomalous muscle bundle of the right ventricle with subarterial ventricular septal defect. Pediatr Cardiol 1985 ; 6 : 157-160.
20. Krongrad E, Hefler SE, Bowman FO Jr, Malm JR, Hoffman BF : Further observations on the etiology of the right bundle branch block pattern following right ventriculotomy. Circulation 1974 ; 50 : 1105-1113.
21. Horowitz LN, Simson MB, Spear JF, Josephson ME, Moore EN, Alexander JA, Kastor JA, Edmunds LH Jr : The mechanism of apparent right bundle branch block after transatrial repair of tetralogy of Fallot. Circulation 1979 ; 59 : 1241-1252.
22. Okoroma EO, Guller B, Maloney JD, Weidman WH : Etiology of right bundle-branch block pattern after surgical closure of ventricular-septal defects. Am Heart J 1975l ; 90 : 14-18.
23. Quattlebaum TG, Varghese J, Neill CA, Donahoo JS : Sudden death among postoperative patients with tetralogy of Fallot: a follow-up study of 243 patients for an average of twelve years. Circulation 1976 ; 54 : 289-293.
24. 黒澤博身：Fallot四徴症心内修復術における patch infundibuloplasty．その適切な長さと基準式．日胸外会誌 1978 ; 26 : 785-808.
25. Kurosawa H, Imai Y, Nakazawa M, Takao A : Standardized patch infundibuloplasty for tetralogy of Fallot. J Thorac Cardiovasc Surg 92 : 396-401, 1986.
26. Goor DA, Lillehei CW, Edwards JE : Ventricular septal defects and pulmonic stenosis with and without dextroposition. Anatomic features and embryologic implications. Chest 1971 ; 60 : 117-128.
27. Hazan E, Bical O, Bex JP, Dubuis C, Lecompte Y, De Riberolles C, Neveux JY : Is right bundle branch block aviodable in surgical correction of tetralogy of Fallot? Circulation 1980 ; 62 : 852-854.
28. Kurosawa H, Becker AE : The significance of the trabecular septomarginalis in modifying the surgical anatomy of the conduction bundle in subarterial and muscular outlet ventricular septal defect. Congenital Heart Disease : causes and processes. Edited by Nora JJ, Takao A. Futura. New York 1984 ; pp579-589.

5 先天性心疾患の心機能

　先天性心疾患の形態は極めて多様であるが，それに伴う血行動態の異常と心機能の変化もまた極めて多様である．先天性心疾患の"形態と機能"(form/morphology and function)の関係を精微に整理し，手術により変化する心機能の特徴を的確に理解することは最良の手術を実施するために必須である．

1 CVPは人生のQOLを決定する

　先天性心疾患を持つ患児の人生を通してのQOLは中心静脈圧(central venous pressure：CVP)により決まると言っても過言ではない(表1-3)．このため手術の最終目標は「できるだけ低いCVPを維持できる心機能」ということになる．

　CVPの正常範囲は4～7 mmHg程度で，学校生活管理指導表の指導区分はE可(運動クラブ活動可)になる．8～11 mmHg程度になると日常生活にさほど支障はなく，出産も可能であるが，長距離走は苦手となり，指導区分はE禁(運動クラブ活動禁)になる．12～15 mmHg程度になるとNYHA Ⅱ度で，強心利尿薬が必要になり始め，激しい運動は避ける必要があり，帝王切開による出産は可能であるが自然分娩は難しくなり，指導区分はDになる．16～18 mmHg程度になると体育は見学，通勤は困難，妊娠は禁，指導区分はC～Bで肝障害が出始める．18～20 mmHg程度になるとNYHA Ⅲ度で通学が困難になり，就職も難しく安静が必要で指導区分はB～A．21 mmHg以上になるとNYHA Ⅳ度で入院加療が必要になり，心臓移植も考慮しなければならない状況になる．

表1-3　中心静脈圧とQOL

4～7 mmHg	通常生活
8～11 mmHg	出産可能，マラソン困難
12～15 mmHg	強心利尿薬必要，激しい運動禁
16～18 mmHg	運動禁，通勤困難，肝障害
18～20 mmHg	通学困難，就職困難
21～25 mmHg	安静，入院加療
26 mmHg＜	心臓移植

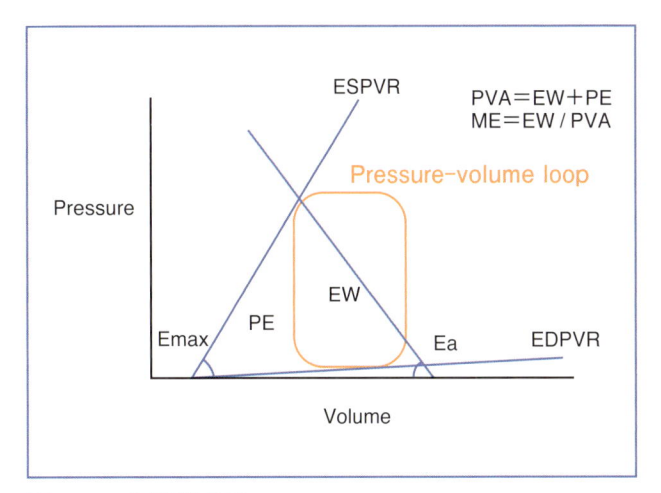

図 1-28　圧容積曲線

PVA : pressure-volume area, EW : external (mechanical) work, PE : potential energy, Emax: end-systolic pressure-volume ratio, Ea : effective arterial elastance, ME : mechanical efficacy, ESPVR : end-systolic pressure-volume relation, EDPVR : end-diastolic pressure-volume relation

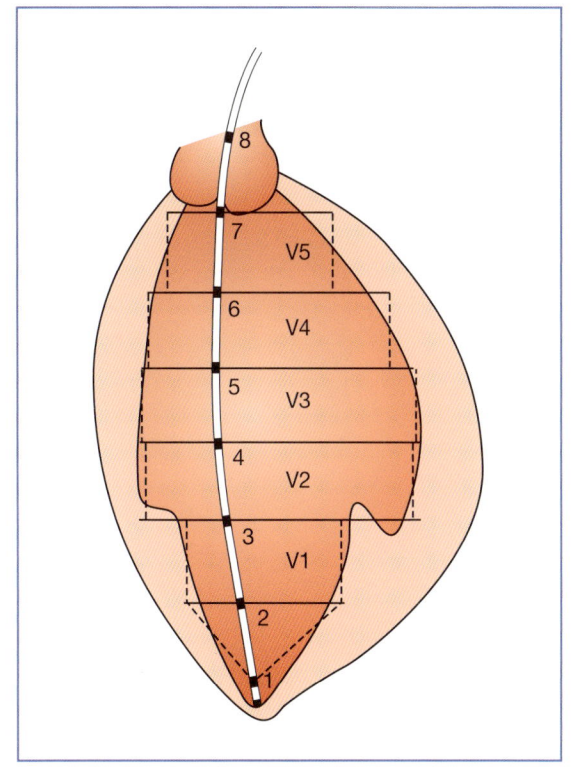

図 1-29　コンダクタンスカテーテル

先端に圧センサーと1～8の等間隔の電極が組み込まれている．電極間に微弱交流定電流を流すと心室内腔血液を媒体とした3次元の電場が形成され，この電場の変化をコンダクタンス（電場の逆数）変化として計測することにより，心室内容積（V1～5）を算出する．

2　圧容積曲線（PV loop）

　先天性心疾患の最大の特徴は，生まれる前から形態異常に伴い容量・圧負荷がさまざまに変化していることである．生まれつき負荷が増大しているばかりでなく，逆に減少していることもあるので，手術で少しでも正常に近い血行動態に近づけようと形態を修復すると，術前より負荷が増大してしまうことがある．心室の圧容積曲線（心機能曲線，pressure-volume loop：PV loop）（図 1-28）はこのような血行動態の変化を総合的かつ一元的に表現するので一目で理解しやすく，congenital heart surgeon を目指す外科医は熟知しておく必要がある．

　Suga-Sagawa[1,2)] により導入された PV loop による心機能解析法は精度が高く，臨床的にも有用な方法である．なかでも，心筋酸素消費量と相関する pressure-volume area（PVA）[3)] は心拍数や負荷に左右されない重要な指標である[4,5)]．心室容積測定の精度が高いとされるコンダクタンスカテーテル（図 1-29）と超音波心エコー（2D法，AQ法）および MRI による PV loop の同時比較では高い相関が得られ，超音波心エコーおよび MRI による PV loop の有用性が確認されている（図 1-30, 31）[6,7)]．

　右室の PV loop は負荷条件が違うため左室の PV loop とは異なる．左室 PV loop が四角形か台形であるのに対して右室 PV loop は三角形である[8)]．Mustard 術後に圧負荷が取れた左室 PV loop は正常の右室 PV loop と見分けがつかない．これは右室の収縮様式はかかった負荷に対応して変化するのであり，心筋の固有の性質によるものではないことを示している[9)]．

Ⅰ. 総論

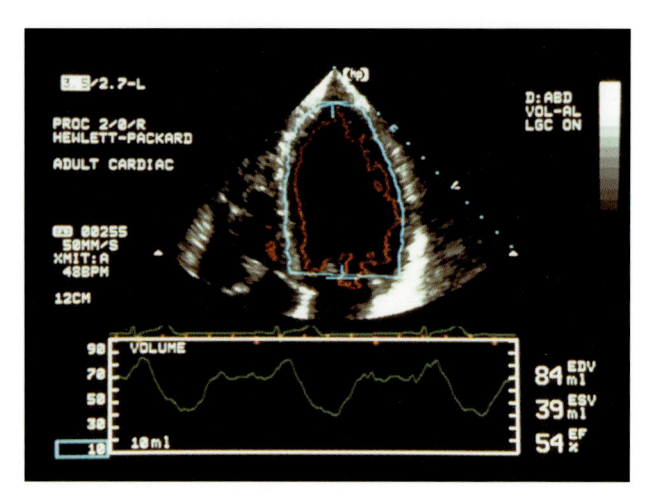

図 1-30 AQ 法

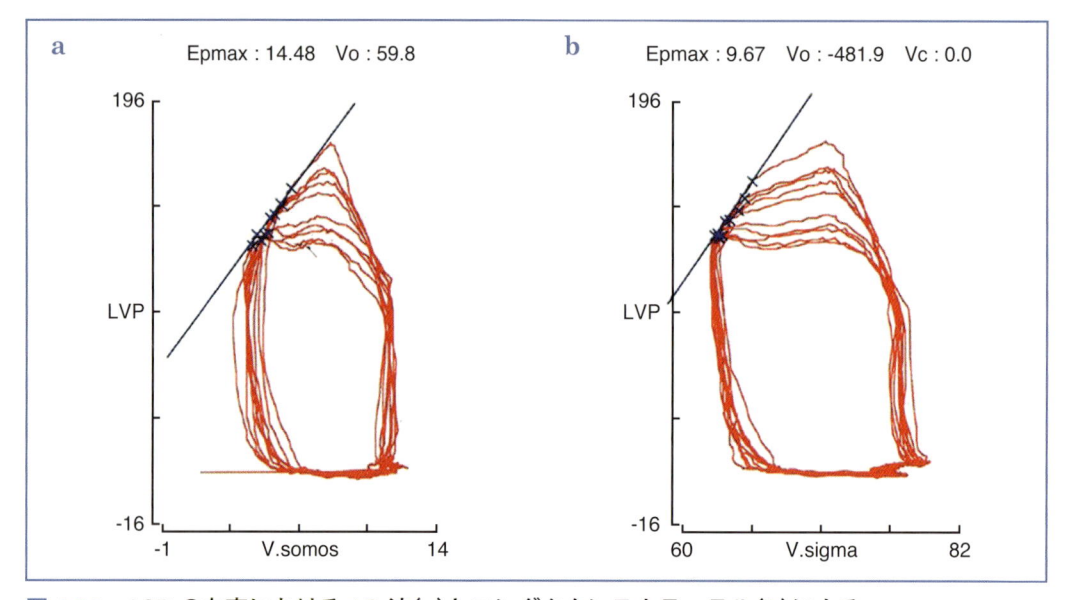

図 1-31 ASD の左室における AQ 法(a)とコンダクタンスカテーテル(b)による PV loop の同時比較

　先天性心疾患では術後に圧容量負荷がさまざまに変化し[10,11]，その様相を PV loop で正確に捉えることができる[12,13]．ASD や僧帽弁狭窄症の術後は左室容量負荷増加により PV loop は右方偏位して酸素消費量(PVA で測定)も増大するが，両者が合併した Lutembacher 症候群ではその変化がより顕著になる．しかし術後数ヶ月たつと左室が容量負荷に適応して，左室機能も正常化する[14]．大動脈弁閉鎖不全では収縮早期にまだ弁逆流が続いているため等容収縮早期は右に傾いて上昇し，左室圧が大動脈圧を超えたところで駆出期に入る．僧帽弁閉鎖不全では収縮期全体で左房への逆流が続くため等容収縮期が消失して左に傾いて上昇する．しかし，術後は両者とも正常 loop が復活する(図 1-32)．虚血性心疾患に対する冠動脈バイパス術後は心筋収縮力(Emax)の回復が著しく(図 1-33)，心筋保護液の効果も blood cardioplegia の方が crystalloid cardioplegia より Emax が増加して優れている(図 1-34)[15,16]．

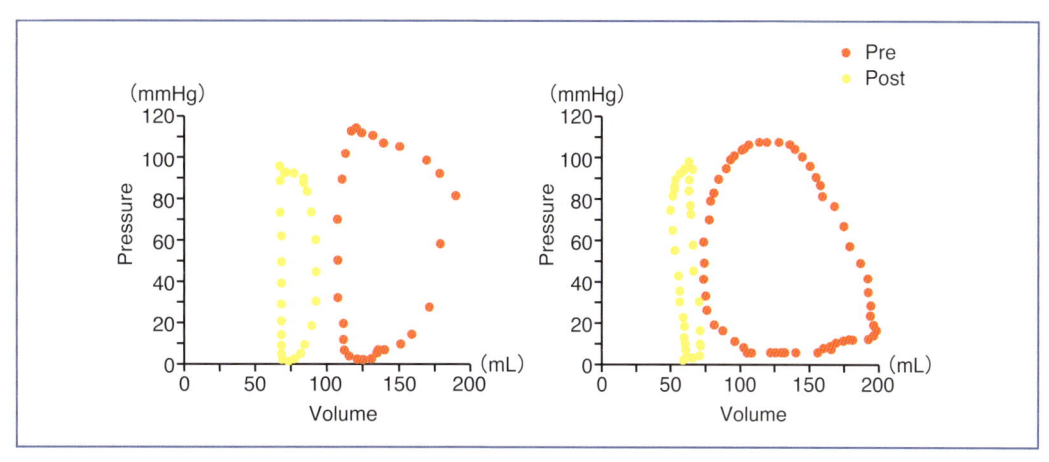

図 1-32 大動脈弁閉鎖不全(AR)と僧帽弁閉鎖不全(MR)の術前後の相違

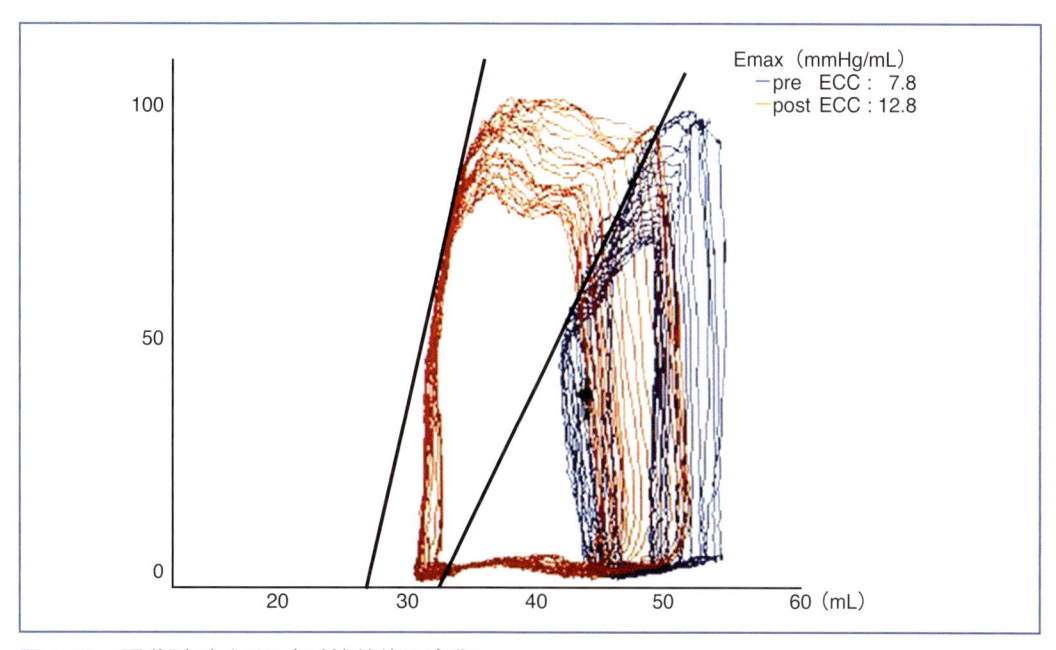

図 1-33 冠動脈バイパス(2枝)前後の変化

　左室心筋線維化の程度は心機能の回復に大きな影響を及ぼす．図 1-35a は左室心筋線維化率 20.9％の大動脈弁閉鎖不全症例で，大動脈弁置換術後の PV loop は左方に偏位し，酸素消費量 (PVA) が減少し心機能の改善は良好である．しかし図 1-35b は左室心筋線維化率 36.5％の大動脈弁狭窄症例で，術直後に PV loop は右側に偏位し酸素消費量(PVA)が増えて心不全状態にあり，これがさらに右側に偏位すれば IABP が必要になる[17]．また，開心術後の強心薬の効果も PV loop で評価できる[18]．僧帽弁形成術後，PV loop は左方偏位して PVA が著しく減少し等容収縮期も回復するが，ACE 阻害薬投与により loop はさらに左方移動して PVA もさらに減少する(図 1-36)．一方，Fontan 術後は心室容量負荷減少により loop は左方移動して PVA が著しく減少するが，ACE 阻害薬投与により loop が拡大して PVA が若干増加し，external work(EW)が増大して心拍出量が増す(図 1-37)．

Ⅰ. 総論

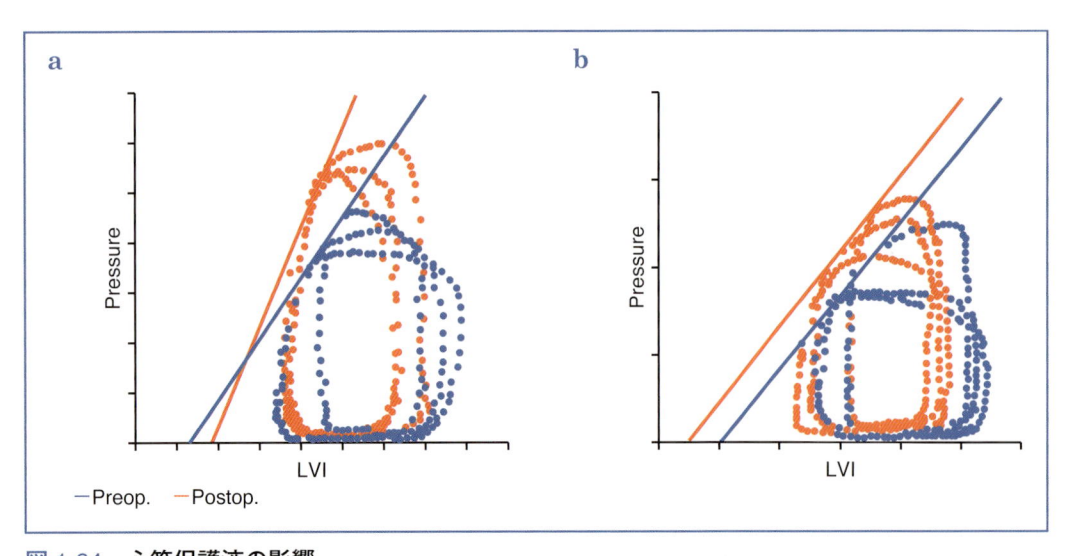

図 1-34 心筋保護液の影響
冠動脈バイパス術における blood cardioplegia(a)と crystalloid cardioplegia(b)の違い.

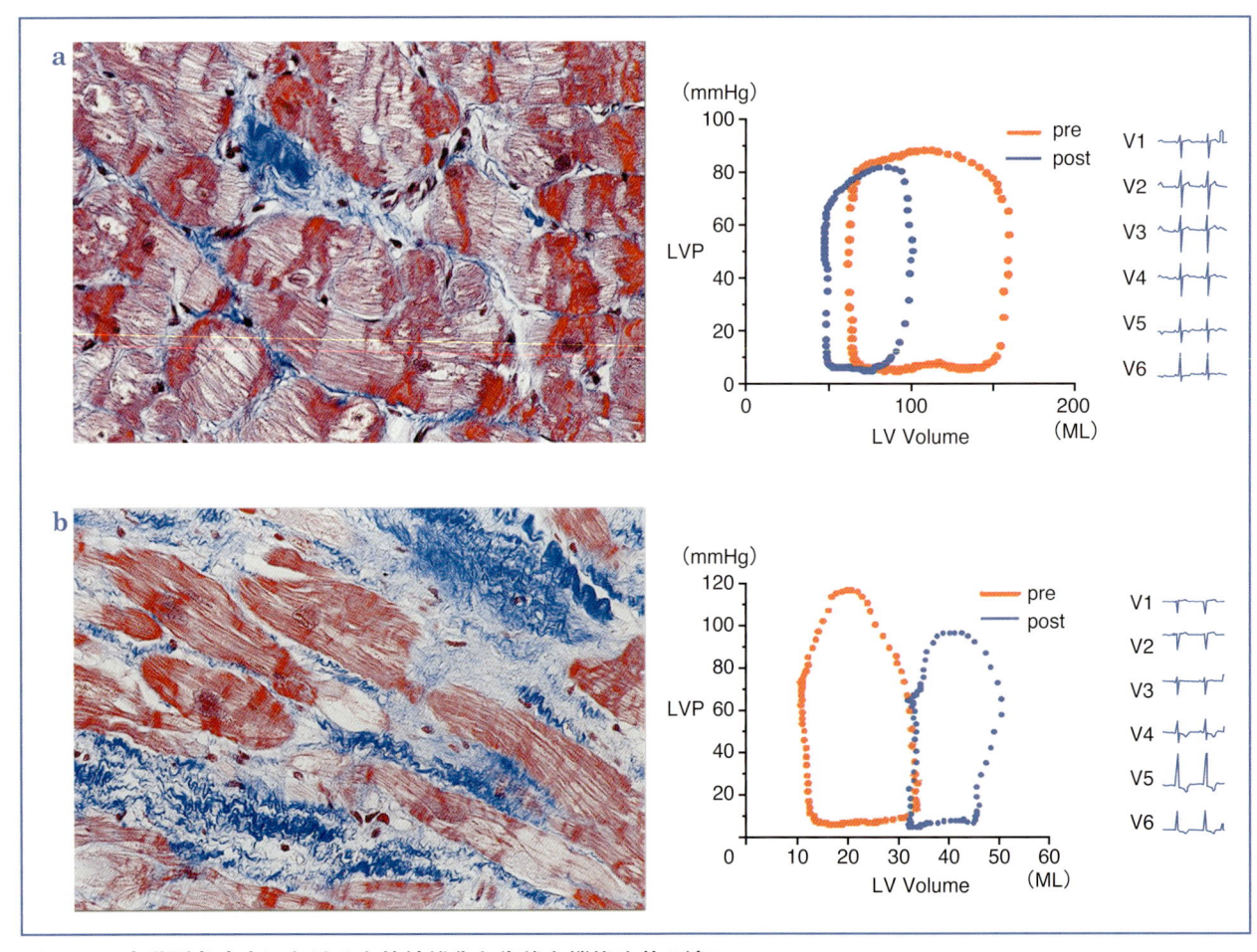

図 1-35 大動脈弁疾患における心筋線維化と術後心機能改善の違い
大動脈弁閉鎖不全(a)と大動脈弁狭窄(b)の心筋生検所見と PV loop.

図 1-36　僧帽弁形成術後の ACE 阻害薬の効果

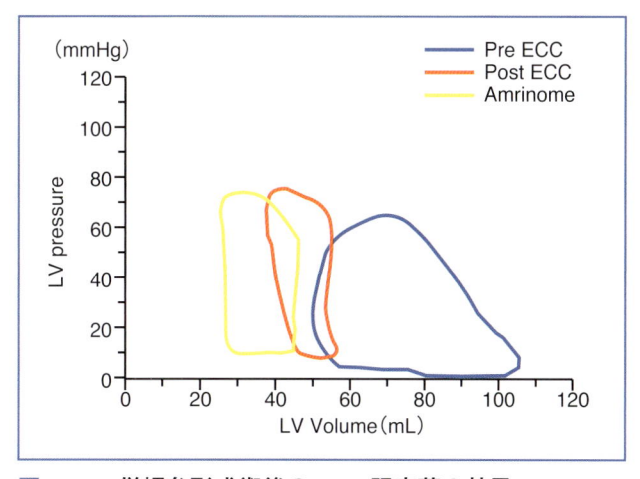

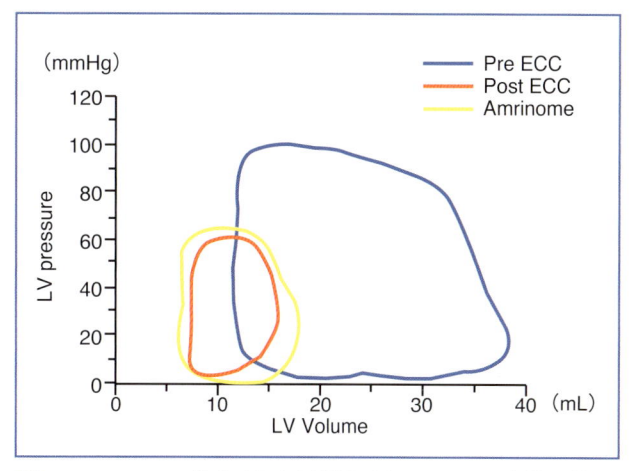

図 1-37　Fontan 術後（右室型単心室）の ACE 阻害薬の効果

3 先天性心疾患の PV loop

　図 1-38 に代表的疾患の術前後の左室 PV loop を示した．VSD の術前は左右短絡による肺血流増加に伴い左室拡張終期容積が増大し PVA, EW も増加している．収縮早期には左室-右室，左室-肺動脈短絡のため大動脈弁が開くまでの間，等容収縮期が消失し，この間も容積が減少し続ける．このため術前の見かけ上の駆出率は大きいが，PVA, EW はそれほど大きくない．術後は一転して等容収縮期が回復し，容量負荷も正常化し正常 loop になる．Emax もわずかに増大するが，EF は術前より見かけ上低下する．

　完全型房室中隔欠損症では VSD 閉鎖と弁形成が適切に行われれば VSD と同様の変化になる．しかし不完全型房室中隔欠損では心房中隔欠損や部分肺動脈還流異常症と同様に術後の左室容量負荷は増大し，loop は右方に拡大し，PVA も増加する．

　VSD とは対照的に Fallot 四徴症では肺血流減少による左室容量負荷減少に伴い術前の loop は左側に寄って正常より小さめになっており，PVA も小さい．VSD と似て非なる点は，収縮早期にわずかに左室-右室短絡が生じることがあるので，この場合は等容収縮期がやや崩れる．術後は肺血流の正常への増加回復により左室容量負荷が増加し，loop は右側に大きく拡大し PVA も増大する．この変化は右室でも同様に起こっている．これが本症の術後に左房圧と右房圧（中心静脈圧）が上昇する原因である．

　Fallot 四徴症の左室パターンに似た変化をするのが総肺静脈還流異常症と完全大血管転位症 I 型の左室である．総肺静脈還流異常症では術前の肺静脈-右房還流により左房への容量負荷は卵円孔/心房中隔欠損の大きさに規制され，左室は極端な容量負荷減少にさらされ，loop は Fallot 四徴症に似て左側に寄った小さな曲線になり，PVA も少ない．ただし等容収縮期は立派に存在する．この状況で術後に全ての肺血流が左房-左室に還流するようになると狭小左室は一気に急激な容量負荷を受け，右側に拡大し，PE, EW, PVA が増大して拡張終期圧（＝左房圧）が上昇する．このため左室収縮能は低下し回復に時間がかかる（図 1-39）．

Ⅰ. 総論

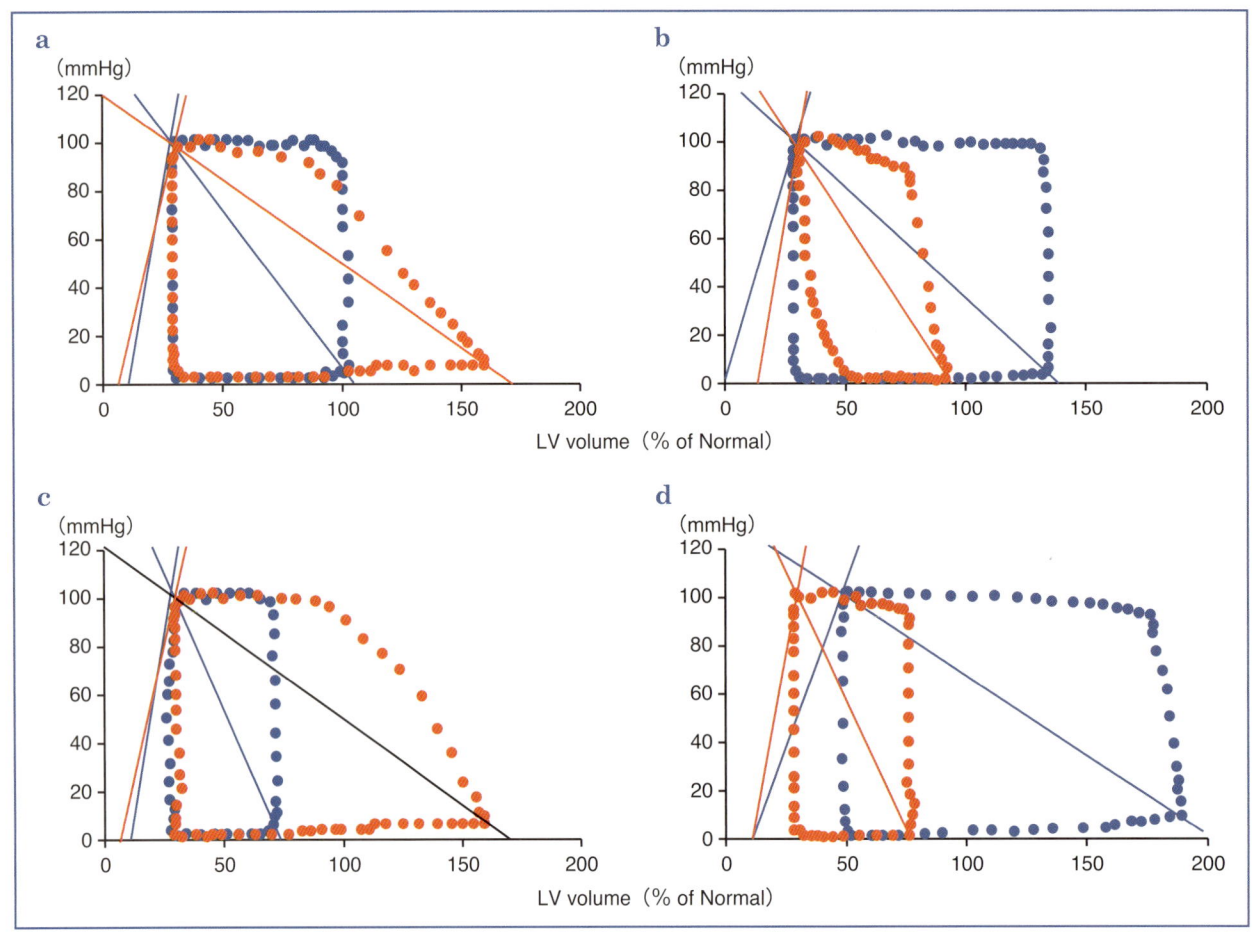

図 1-38 先天性心疾患の術前後の変化
a：VSD. **b**：Fallot 四徴症. **c**：Fontan. **d**：TAPVD.
左心室容量負荷は VSD で術後減少し，Fallot 四徴症で増加し，総肺静脈還流異常症では著しく増大する．Fontan 術後は心室容量負荷が著しく減少する．

この左心系の急激な拡大が心臓の裏側で起こって右心系の負荷減少を上回るので，本症ではしばしば術直後の胸骨閉鎖が困難になる．完全大血管転位症Ⅰ型に動脈スイッチ術(Jatene 術)を行うと左室の容量負荷ばかりでなく圧負荷も増大するので総肺静脈還流異常症の容量負荷増大型曲線に加えて圧負荷も増大するため，左房圧は上昇し胸骨閉鎖が困難になることがある．完全大血管転位症Ⅱ型では術前から左室容量負荷が増大しており，VSD 閉鎖と動脈スイッチ術を行うと VSD に似た loop の変化を呈し，左室の容量負荷減少と右室の圧・容量負荷減少が起きて術後血行動態は安定し，胸骨閉鎖も容易に行える(図 1-40)．Staged Fontan では段階的に心室容量負荷が減少し PVA も減少するので，早期の手術が推奨されている(図 1-41)．

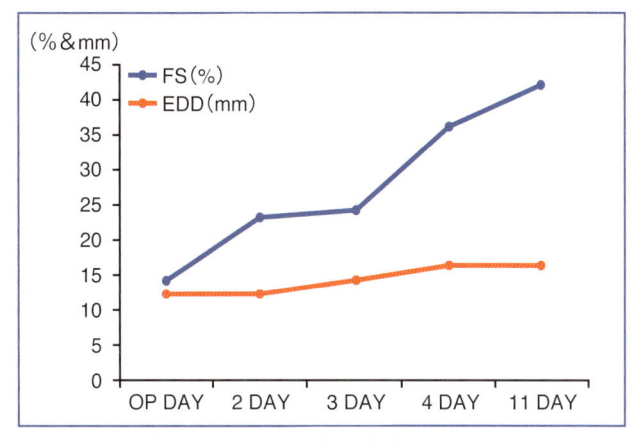

図 1-39 総肺静脈還流異常症の左室における
術後容量負荷の増大に対する収縮能の変化

FS : fractional shortening, EDD : endo-diastolic dimension

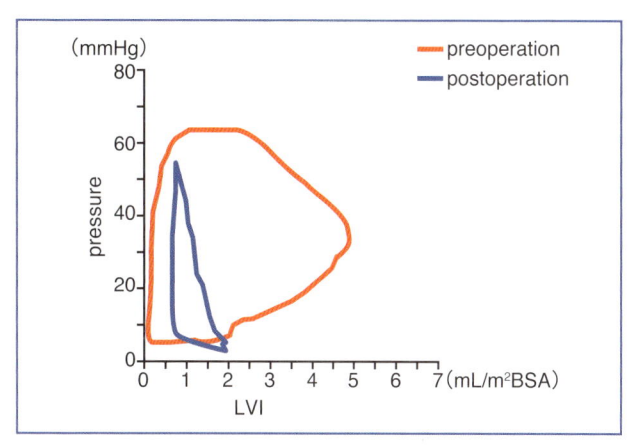

図 1-40 完全大血管転位症Ⅱ型の Jatene 手術；
VSD 閉鎖後の変化

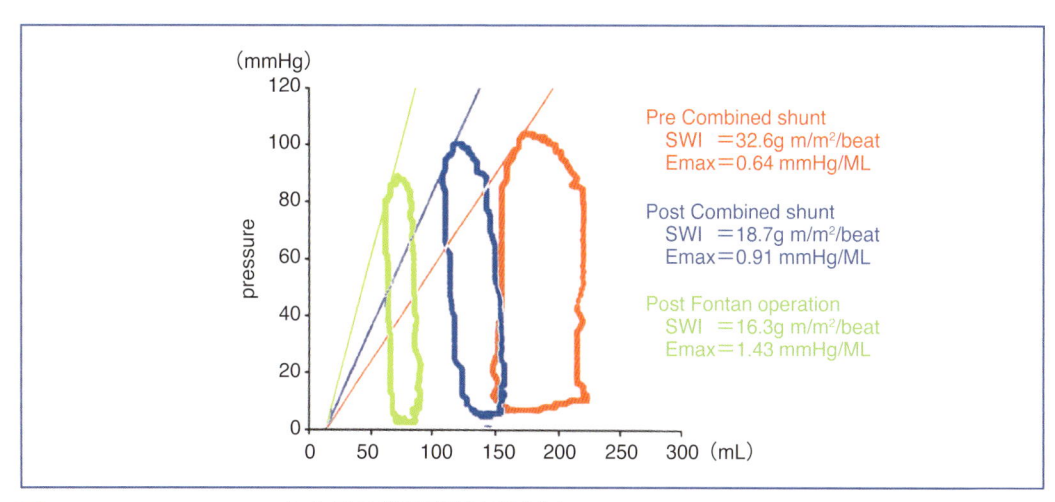

図 1-41 Staged Fontan における術後容量負荷減少

4 VSD と Fallot 四徴症の違い

VSD と Fallot 四徴症の術前後の変化を PV loop で詳細に比較検討すると両者の特徴的な相違点が鮮明に浮き彫りになる[13,19]．この違いを理解するためには，まず術前の圧容量負荷に影響を受けた形態の変化と，術後の圧容量負荷の変化を理解する必要がある．

術前の形態についてみると (図 1-42)，Fallot 四徴症では収縮期と拡張終期の右室-左室（右左）短絡（緑線）による右室容量負荷減少と右室の圧負荷増大により右室は求心性肥大をきたし，肺血流減少に伴い左室の容量負荷も減少するのが特徴である．一方，VSD では収縮，拡張両期の左-右短絡と肺血流増加により両心室の容量負荷は著しく増加して両心室が拡大し，肺高血圧に伴い右室圧負荷も増大して右室壁が拡張肥厚する．

I. 総論

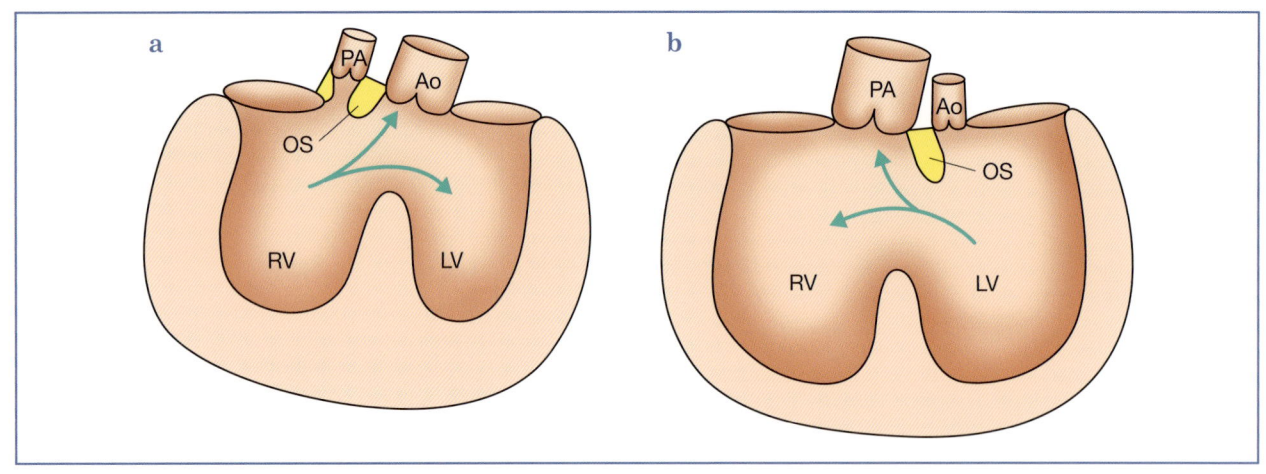

図 1-42　Fallot 四徴症と VSD の形態と機能の違い
a：Fallot 四徴症．右左短絡と肺血流低下により両心室の容量負荷が減少する．b：VSD．左右短絡と肺血流増加により両心室の容量負荷が増加する．略語は前出．

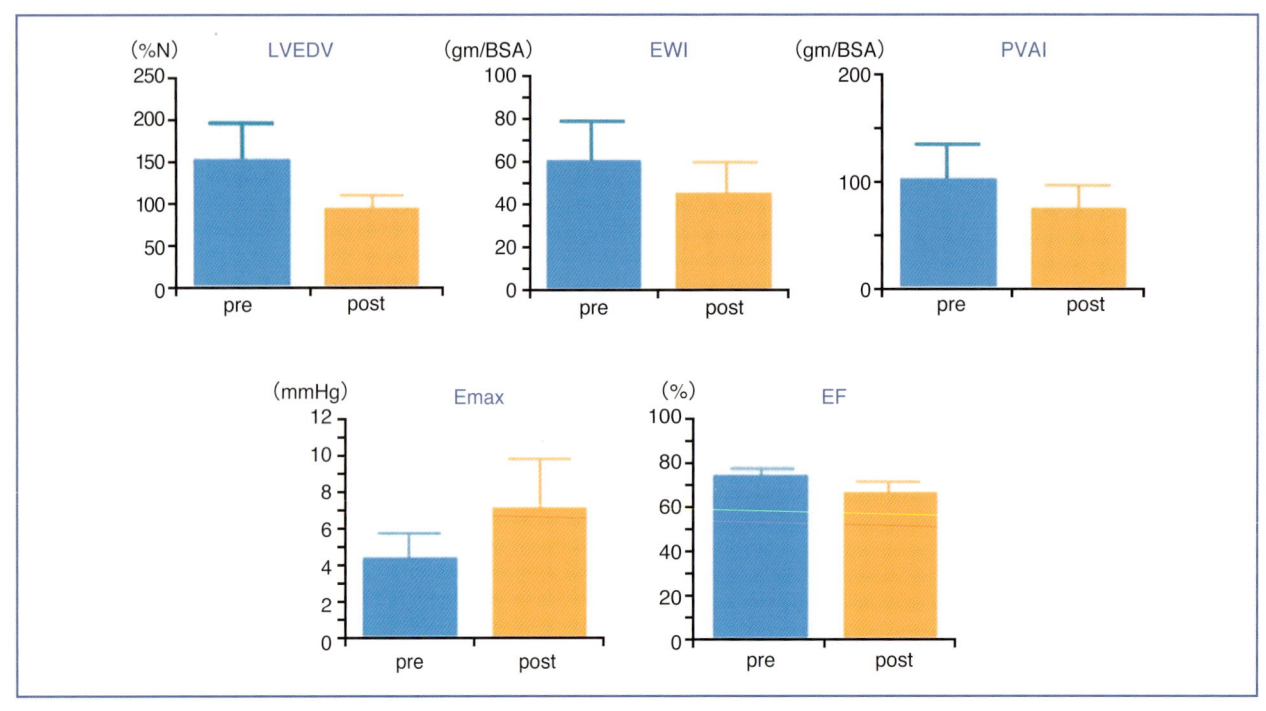

図 1-43　VSD における術前後の心機能変化
LVEDV（左室拡張終期容積），EWI（external work index），PVAI（pressure volume area index）は減少し，Emax は増加し，EF（駆出率）はわずかに減少する．

　　VSD における術前後の変化をみると（図 1-43），LVEDV（左室拡張終期容積），EWI（external work index），心筋酸素消費量を表す PVAI（pressure volume area index）は減少し，Emax は増加し，EF（駆出率）はわずかに減少する．この EF の減少は短絡閉鎖による急激な容量負荷減少により，少ない EF でも有効心拍出量を維持できるためであり，収縮力の低下を示すものではなく，見かけ上の減少である．
　　Fallot 四徴症における術前後の変化を見ると（図 1-44），術後の肺血流増加による左房，左室の容量負荷増大に伴い LVEDV は増加し，EWI と PVAI は著しく増加し酸素消費量が増大する．

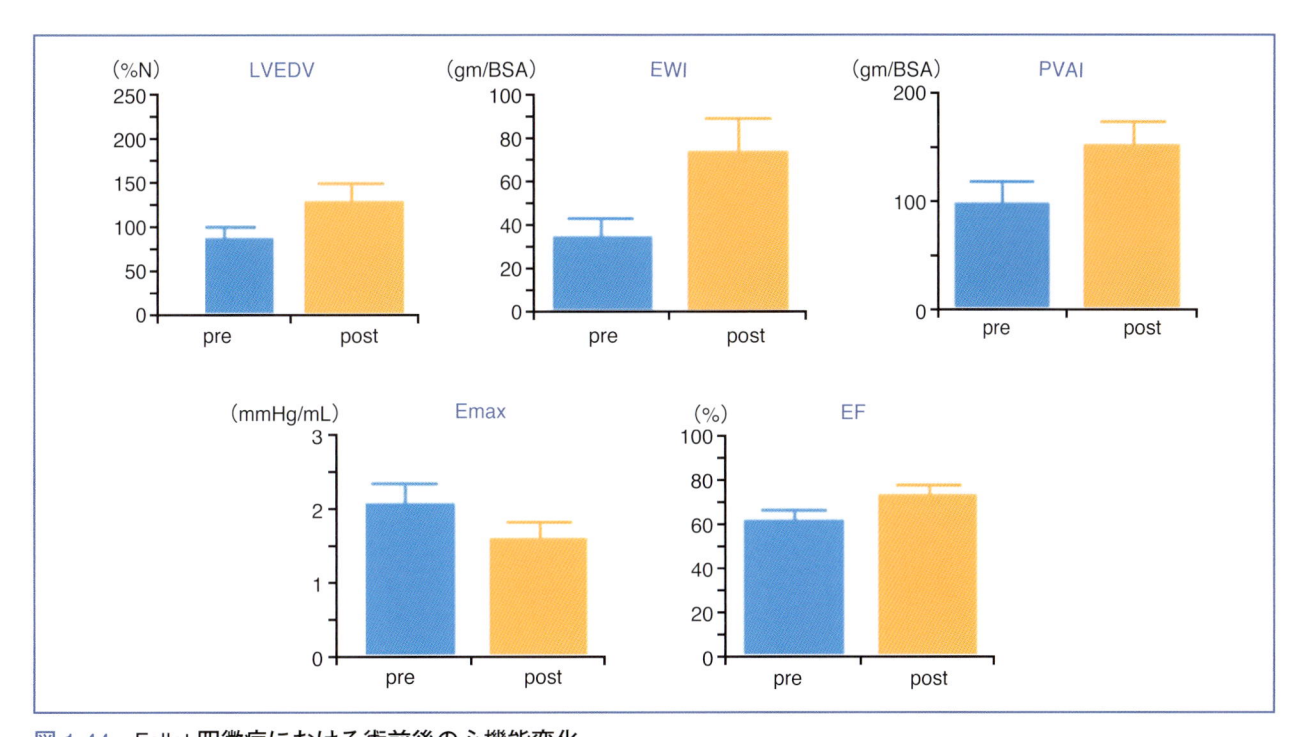

図 1-44 Fallot 四徴症における術前後の心機能変化
LVEDV は増加し，EWI，PVAI は著しく増加し，Emax は減少し，EF はわずかに増加する．
略語は前出．

　一方，容量負荷増大に伴い Emax は減少するが，チアノーゼ改善に伴う心筋酸素供給量の増加により EF はわずかに増加する．
　遺残短絡の影響を PV loop の変化でみると（図 1-45），Fallot 四徴症では術前（■）は正常より左に寄って小さかった曲線が，術後（■）は右方向に拡大し，心筋酸素消費量は増大する．そして遺残短絡（■）があるとさらに右方向に拡大して，酸素消費量と肺血流量がさらに増大する．VSD では術前（■）すでに正常より右に拡大している曲線が，術後（■）は左方向に著しく縮小して酸素消費量も減少する．しかし遺残短絡（■）があると縮小幅が少なくなり途中で止まってしまい，酸素消費量の減少は十分ではない．
　そこで遺残短絡の影響に焦点を当ててみる（図 1-46）．Fallot 四徴症では VSD を完全に閉鎖しても容量負荷増加に伴い小さかった左室容積が正常域（100％）まで増大し，酸素消費量が増えて肺血流増加も加わって両心不全状態になる．単純 VSD を完全に閉鎖すると大きかった左室容積が正常域まで減少し容量負荷減少が著しく，酸素消費量も減って心室が楽になる．Fallot 四徴症で VSD の不完全閉鎖のため遺残短絡を生じると左室容積は正常域（100％）を超えてさらに著しく増加し肺血流のさらなる増加もあいまって，重い両心不全になる．単純 VSD で遺残短絡を生じると大きかった左室容積が正常域までは減少できないながらも，容量負荷減少がある程度得られ，酸素消費量も術前よりある程度減少する．両者の比較から明らかなように，「特に Fallot 四徴症では遺残短絡を絶対に残してはいけない」という教訓を肝に銘じておく必要がある．

I. 総論

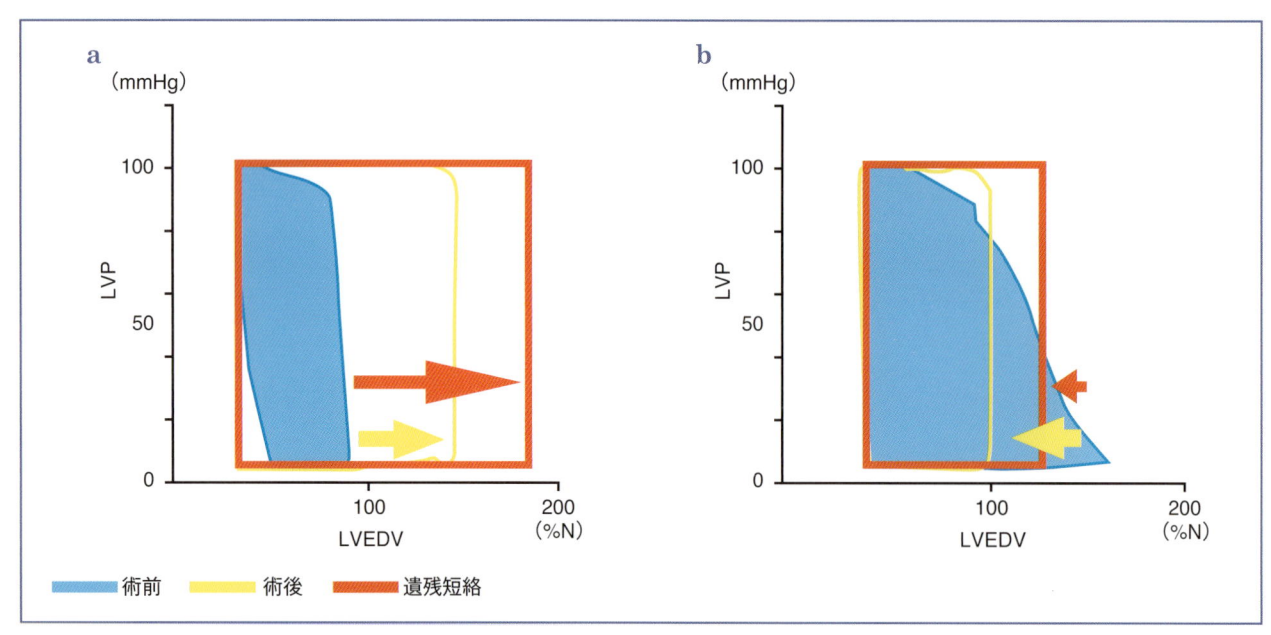

図1-45 術前後と遺残短絡時の左室圧容積曲線の変化
a：Fallot四徴症. b：VSD.

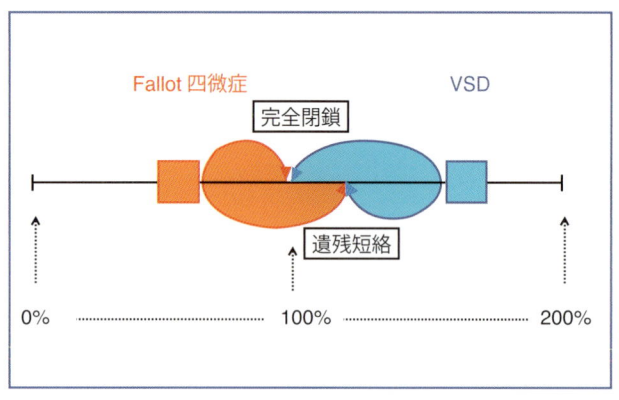

図1-46 遺残短絡の左室容積への影響
完全閉鎖した場合：Fallot四徴症では小さかった左室容積が正常域（100％）まで増加し，単純VSDでは大きかった左室容積が正常域まで減少する．
遺残短絡を生じた場合：Fallot四徴症では正常域（100％）を超えてさらに著しく増加し，単純VSDでは正常域までは減少できないが，それでも術前よりは減少する．

●●● 文献

1. Suga H : External mechanical work from relaxing ventricle. Am J Physiol 1979 ; 236 : 494-497.
2. Suga H, Sagawa K : Graphical estimation of ventricular wall force and stress from pressure-volume diagram. Am J Physiol 1979 ; 236 : 787-789.
3. Suga H, Hayashi T, Shirahata M. Ventricular systolic pressure-volume area as predictor of cardiac oxygen consumption. Am J Physiol 1981 ; 240 : 39-44.
4. Suga H, Hisano R, Hirata S, Hayashi T, Yamada O, Ninomiya I : Heart rate-independent energetics and systolic pressure-volume area in dog heart. Am J Physiol 1983 ; 244 : 206-214.
5. Suga H, Yamada O, Goto Y, Igarashi Y : Oxygen consumption and pressure-volume area of abnormal contractions in canine heart. Am J Physiol 1984 ; 246 : 154-160.
6. 野村耕司，黒澤博身，森田紀代造，奥山　浩，小柳勝司，長堀隆一，鈴木　博：心エコーとコンダクタンスカテーテルによる左室圧容積曲線の比較．日胸外会誌 1997 ; 45 : 37-41.
7. Nielsen JM, Kristiansen SB, Ringgaard S, Nielsen TT, Flyvbjerg A, Redington AN, Bøtker HE : Left ventricular volume measurement in mice by conductance catheter: evaluation and optimization of calibration. Am J Physiol Heart Circ Physiol 2007 ; 293 : H534-40.

8. Redington AN, Gray HH, Hodson ME, Rigby ML, Oldershaw PJ : Characterisation of the normal right ventricular pressure-volume relation by biplane angiography and simultaneous micromanometer pressure measurements. Br Heart J 1988 ; 59 : 23-30.
9. Redington AN, Rigby ML, Shinebourne EA, Oldershaw PJ : Changes in the pressure-volume relation of the right ventricle when its loading conditions are modified. Br Heart J 1990 ; 63 : 45-49.
10. 黒澤博身，今井康晴，副島健市，福地晋治，石原和明，沢渡和男，原田順和，河田政明，松尾浩三，中沢誠，門間和夫，高尾篤良：血行動態的特徴よりみた新生児，乳児心臓手術の検討．日胸外会誌 1988 ; 36 : 747-748.
11. 黒澤博身：術後循環系その他の管理．小児心臓外科学．中山書店，1981 ; p57-72.
12. 西田博，中野清治，黒澤博身，高梨吉則，今井康晴，里見元義，遠山かん，富松宏文，中沢誠，高尾篤良，菅原基光：小児開心術直前，直後の左室圧-容積曲線による血行動態の検討．心臓 1986 ; 18 : 914-920.
13. 清水昭吾，黒澤博身，中野雅道，橋本和弘，鈴木和彦，山岸正明，奥山浩，野村耕司：心室中隔欠損症及びファロー四徴症における左室圧-容積曲線を用いた術前後の左室機能解析．日胸外会誌 1997 ; 45 : 51-57.
14. 斉藤文美恵，黒澤博身，小柳勝司，奥山浩，鈴木和彦，益子健男：Lutembacher 症候群における左室圧容積曲線の術前後の推移．日胸外会誌 1994 ; 42 : 461-464
15. 中野雅道，黒澤博身，水野朝敏，坂本吉正，奥山浩，清水昭吾：僧帽弁形成術前後における左室圧・容積曲線による左室機能の解析．J Cardiol 1994 ; 24 (Suppl 38) : 75-80.
16. 奥山浩，清水昭吾，黒澤博身：開心術直前・直後の左室圧-容量曲線測定．胸部外科 1993 ; 46 : 850-852.
17. 黒澤博身：大動脈基部手術の新しい展開-QOL向上にむけての診断と治療指針．Ross 手術と Konno 手術．心臓 2005 ; 37 : 545-564.
18. 野村耕司，黒澤博身，橋本和弘，山岸正明，小柳勝司，田中圭，益子健男，中野雅道：開心術直後の左心室に対する Amrinone 投与効果：左心室圧-容積曲線による検討．日胸外会誌 1994 ; 42 : 1865-1870.
19. Kurosawa H, Morita K, Yamagishi M, Shimizu S, Becker AE, Anderson RH : Conotruncal repair for tetralogy of Fallot: midterm results. J Thorac Cardiovasc Surg 115 : 351-360, 1998

6 Nomenclatureとデータベース

本書の重要な背景となっているNomenclatureとデータベースの歴史と現況について述べる．
1998〜1999年，米国胸部外科医学会(Society of Thoracic Surgeons：STS)のNational Congenital Heart Surgery Database部門が18区分の先天性心疾患の臨床像をInternational Nomenclature and Database Conferences for Pediatric Surgeryにて発表し，その集大成が2000年にAnnals of Thoracic Surgeryに掲載された[1]．同じ年にCoding Committee of Association for European Paediatric CardiologyがEuropean Paediatric Cardiac CordのShort listとLong listをICD-9，ICD-10と対比し，Cardiology in the Youngに掲載された[2]．

この2つの報告を受けてSTS Congenital Heart Surgery Committee，European Association for Cardio-Thoracic Surgery，European Congenital Heart Surgeons Foundationの3組織がInternational Congenital Heart Surgery and Nomenclature Database Projectを立ち上げ，2001年TorontoでのSecond3回World Congress of Pediatric Cardiology and Cardiac Surgeryの際に第1回International Summit on Nomenclature for Congenital Heart Diseaseを開催した[3]．この会議で，世界中の心疾患を持つ子どもたちに最新の医療を平等に提供するための世界共通のデータベースを構築し，その言語となるnomenclatureを統一する必要があると決議された．この決議のもと，翌2002年第1回Nomenclature Working Group(NWG)会議がMontrealで開催され，以後カナダ(2002〜2004)，ブラジル(2003)，ポーランド(2004)，米国(2005, 2008, 2011)，イタリア(2006)，日本(2007)，オーストラリア(2009)，アイルランド(2010)，ドイツ(2012)で毎年開催され，多数の報告を行ってきた[4-21]．

この間，2005年にNWGを中核としてInternational Society of Pediatric and Congenital Heart Disease(ISPCHD)が設立され，International Pediatric and Congenital Cardiac Code(IPCCC；www.ipccc.net)を作成するため，NWGの他にDefinitions Working Group(DWG)とArchiving Working Group(AWG)を立ち上げ，現在活動中である．これらの会議を通じて医療を全く受けられない開発途上国の心臓病の子どもが毎年数十万〜百万人程度生まれてくることが明らかになり[16]，この子どもたちを救う目的で，2007年BostonにてWorld Society for Pediatric and Congenital Heart Surgery(WSPCHS www.wspchs.org/)が設立され，以後毎年世界各地で学術集会と医療支援を続けている[12,17]．

一方，2007年7月に東京で開催されたNWGで世界保健機関(World Health Organization：WHO)担当者との合同会議が開かれ，NWGがWHOの国際疾病分類第11版：ICD-11の作成分科会を兼ねることが正式に決まり，現在まとめているNWGの新しい小児先天性心疾患の疾病分類の主要部分がWHOのICD-11として2015年より全世界で使われることが決まっている．

最後に，2001年から始まった米国とヨーロッパのCongenital Heart Surgery Database共同作業に日本が最初から参加し続けたことにより，国際基準に則った日本先天性心臓血管外科手術データベース(Japanese Congenital Cardiovascular Surgery Database：JCCVSD)が設立されるに至ったことは，今後，わが国のデータを国際的に比較検討できる舞台が整った点で大変意義のあることである[3,4,10,14,15,18,21]．

6. Nomenclature とデータベース

●●●● 文献

1. Mavroudis C, Jacobs P, et al : Congenital Heart Surgery Nomenclature and Database Project : overview and minimum dataset. Ann Thorac Surg 2000 ; 69 : S2-S368.
2. Franklin RCG, Anderson RH, Daniëls O, Elliott M, Gewillig MHML, Ghisla R, Krogmann ON, Ulmer HE, Stocker FP : The European Paediatric Cardiac Code. Report of the Coding Committee of the Association for European Paediatric Cardiology. Cardiol Young 2000 ; Supplement S1.10 : 1-146.
3. Maruszewski B, Lacour-Gayet F, Elliott MJ, Gaynor JW, Jacobs JP, Jacobs ML, Tchervenkov CI, Kurosawa H, Mavroudis C : International Congenital Heart Surgery Nomenclature and Database Project ; Congenital Heart Surgery Committees of the Society of Thoracic Surgeons and the European Association for Cardio-thoracic Surgery. Congenital Heart Surgery Nomenclature and Database Project: update and proposed data harvest. Eur J Cardiothorac Surg 2002 ; 21 : 47-49.
4. Kurosawa H, Gaynor JW, Jacobs JP, Jacobs ML, Elliott MJ, Lacour-Gayet F, Tchervenkov CI, Maruszewski B, Mavroudis C : Congenital heart surgery nomenclature and database project. Update and proposed data harvest. Jpn J Thorac Cardiovasc Surg 2002 ; 50 : 498-501.
5. Béland MJ, Franklin RC, Jacobs JP, Tchervenkov CI, Aiello VD, Colan SD, Gaynor JW, Krogmann ON, Kurosawa H, Maruszewski B, Stellin G, Weinberg PM : Update from the International Working Group for Mapping and Coding of Nomenclatures for Paediatric and Congenital Heart Disease. Cardiol Young 2004 ; 14 : 225-229.
6. Jacobs JP, Maruszewski B, Tchervenkov CI, Lacour-Gayet FG, Jacobs ML, Clarke DR, Gaynor JW, Spray TL, Stellin G, Elliott MJ, Ebels T, Franklin RC, Beland MJ, Kurosawa H, Aiello VD, Colan SD, Krogmann ON, Weinberg P, Tobota Z, Dokholyan RS, Peterson ED, Mavroudis C : The current status and future directions of efforts to create a global database for the outcomes of therapy for congenital heart disease. Cardiol Young 2005 ; 15 (Suppl 1) : 190-197.
7. Jacobs JP, Franklin RC, Jacobs ML, Colan SD, Tchervenkov CI, Maruszewski B, Gaynor JW, Spray TL, Stellin G, Aiello VD, Beland MJ, Krogmann ON, Kurosawa H, Weinberg PM, Elliott MJ, Mavroudis C, Anderson RH : Classification of the functionally univentricular heart: unity from mapped codes. Cardiol Young 2006 ; 16 (Suppl 1) : 9-21.
8. Jacobs JP, Mavroudis C, Jacobs ML, Maruszewski B, Tchervenkov CI, Lacour-Gayet FG, Clarke DR, Yeh T Jr, Walters HL 3rd, Kurosawa H, Stellin G, Ebels T, Elliott MJ : STS Congenital Database Taskforce ; Joint EACTS-STS Congenital Database Committee. What is operative mortality? Defining death in a surgical registry database: a report of the STS Congenital Database Taskforce and the Joint EACTS-STS Congenital Database Committee. Ann Thorac Surg 2006 ; 81 : 1937-1941.
9. Jacobs JP, Franklin RC, Wilkinson JL, Cochrane AD, Karl TR, Aiello VD, Beland MJ, Colan SD, Elliott MJ, Gaynor JW, Krogmann ON, Kurosawa H, Maruszewski B, Stellin G, Tchervenkov CI, Weinberg PM : The nomenclature, definition and classification of discordant atrioventricular connections. Cardiol Young 2006 ; 16 Suppl 3 : 72-84.
10. Jacobs JP, Mavroudis C, Jacobs ML, Maruszewski B, Tchervenkov CI, Lacour-Gayet FG, Clarke DR, Gaynor JW, Spray TL, Kurosawa H, Stellin G, Ebels T, Bacha EA, Walters HL 3rd, Elliott MJ : Nomenclature and databases - the past, the present, and the future : a primer for the congenital heart surgeon. Pediatr Cardiol 2007 ; 28 : 105-115.
11. Jacobs JP, Anderson RH, Weinberg PM, Walters HL 3rd, Tchervenkov CI, Del Duca D, Franklin RC, Aiello VD, Beland MJ, Colan SD, Gaynor JW, Krogmann ON, Kurosawa H, Maruszewski B, Stellin G, Elliott MJ : The nomenclature, definition and classification of cardiac structures in the setting of heterotaxy. Cardiol Young 2007 ; 17 Suppl 2 : 1-28.
12. Tchervenkov CI, Jacobs JP, Bernier PL, Stellin G, Kurosawa H, Mavroudis C, Jonas RA, Cicek SM, Al-Halees Z, Elliott MJ, Jatene MB, Kinsley RH, Kreutzer C, Leon-Wyss J, Liu J, Maruszewski B, Nunn GR, Ramirez-Marroquin S, Sandoval N, Sano S, Sarris GE, Sharma R, Shoeb A, Spray TL, Ungerleider RM, Yangni-Angate H, Ziemer G : The improvement of care for paediatric and congenital cardiac disease across the World: a challenge for the World Society for Pediatric and Congenital Heart Surgery. Cardiol Young 2008 ; 18 Suppl 2 : 63-69.
13. Franklin RC, Jacobs JP, Krogmann ON, Beland MJ, Aiello VD, Colan SD, Elliott MJ, William

Gaynor J, Kurosawa H, Maruszewski B, Stellin G, Tchervenkov CI, Walters Iii HL, Weinberg P, Anderson RH : Nomenclature for congenital and paediatric cardiac disease : historical perspectives and The International Pediatric and Congenital Cardiac Code. Cardiol Young 2008 Dec ; 18 Suppl 2 : 70-80.
14. Jacobs ML, Jacobs JP, Franklin RC, Mavroudis C, Lacour-Gayet F, Tchervenkov CI, Walters H, Bacha EA, Clarke DR, William Gaynor J, Spray TL, Stellin G, Ebels T, Maruszewski B, Tobota Z, Kurosawa H, Elliott M : Databases for assessing the outcomes of the treatment of patients with congenital and paediatric cardiac disease--the perspective of cardiac surgery. Cardiol Young 2008 ; 18 Suppl 2 : 101-115.
15. Jacobs JP, Jacobs ML, Mavroudis C, Backer CL, Lacour-Gayet FG, Tchervenkov CI, Franklin RC, Beland MJ, Jenkins KJ, Walters H, Bacha EA, Maruszewski B, Kurosawa H, Clarke DR, Gaynor JW, Spray TL, Stellin G, Ebels T, Krogmann ON, Aiello VD, Colan SD, Weinberg P, Giroud JM, Everett A, Wernovsky G, Elliott MJ, Edwards FH : Nomenclature and databases for the surgical treatment of congenital cardiac disease--an updated primer and an analysis of opportunities for improvement. Cardiol Young 2008 ; 18 (Suppl 2) : 38-62.
16. Bernier PL, Otal N, Tchervenkov CI, Jacobs JP, Stellin G, Kurosawa H, Mavroudis C, Cicek S, Al-Halees Z, Elliott M, Jatene M, Jonas RA, Kinsley R, Kreutzer C, Leon-Wyss J, Liu J, Maruszewski B, Nunn G, Ramirez-Marroquin S, Sandoval N, Sano S, Sarris G, Sharma R, Spray T, Ungerleider R, Yangni-Angate H, Ziemer G : An invitation to the medical students of the world to join the global coalition to improve care for children and adults with congenital heart disease across the world. Mcgill J Med 2008 ; 11 : 185-190.
17. Tchervenkov CI, Stellin G, Kurosawa H, Jacobs JP, Mavroudis C, Bernier PL, Maruszewski B, Kreutzer C, Cicek S, Kinsley RH, Nunn GR, Jonas RA : The World Society for Pediatric and Congenital Heart Surgery : its mission and history. Semin Thorac Cardiovasc Surg Pediatr Card Surg Annu 2009 : 3-7.
18. Jacobs JP, Maruszewski B, Kurosawa H, Jacobs ML, Mavroudis C, Lacour-Gayet FG, Tchervenkov CI, Walters H 3rd, Stellin G, Ebels T, Tsang VT, Elliott MJ, Murakami A, Sano S, Mayer JE Jr, Edwards FH, Quintessenza JA : Congenital heart surgery databases around the world: do we need a global database? Semin Thorac Cardiovasc Surg Pediatr Card Surg Annu 2010 ; 13 : 3-19.
19. Bergersen L, Giroud JM, Jacobs JP, Franklin RC, Beland MJ, Krogmann ON, Aiello VD, Colan SD, Elliott MJ, Gaynor JW, Kurosawa H, Maruszewski B, Stellin G, Tchervenkov CI, Walters HL, Weinberg P, Everett AD : Report from The International Society for Nomenclature of Paediatric and Congenital Heart Disease: cardiovascular catheterisation for congenital and paediatric cardiac disease (Part 2 - Nomenclature of complications associated with interventional cardiology). Cardiol Young 2011 ; 11 : 1-6.
20. Bergersen L, Everett AD, Giroud JM, Martin GR, Franklin RC, Beland MJ, Krogmann ON, Aiello VD, Colan SD, Elliott MJ, Gaynor JW, Kurosawa H, Maruszewski B, Stellin G, Tchervenkov CI, Walters HL, Weinberg P, Jacobs JP : Report from The International Society for Nomenclature of Paediatric and Congenital Heart Disease: cardiovascular catheterisation for congenital and paediatric cardiac disease (Part 1 - Procedural nomenclature). Cardiol Young 2011 ; 21 : 252-259.
21. Jacobs JP, Jacobs ML, Maruszewski B, Lacour-Gayet FG, Tchervenkov CI, O'Brien SM, Tobota Z, Stellin G, Kurosawa H, Murakami A, Gaynor JW, Pasquali SK, Clarke DR, Austin EH 3rd, Mavroudis C : Initial application in the EACTS and STS Congenital Heart Surgery Databases of an empirically derived methodology of complexity adjustment to evaluate surgical case mix and results. Eur J Cardiothorac Surg 2012 ; 42 : 775-780.

Ⅱ 各論

1 正常心

　1906年 Sunao Tawara により"complex knoten"として発見された房室結節-His 束接合部にあたる"Knotenpunkten"[1] と，1907年 Keith と Flack により発見され，"結節(node)"という名称を初めて使った洞結節(sinus node：SN)[2] により，"心臓はなぜ拍動するか？"という疑問に対する形態学的な答えが明らかになった[3]．

　人間の正常心にみられる通常の後方房室間刺激伝導系(posterior regular AV conduction system)〔房室間刺激伝導軸(AV conduction axis)ともいう〕は，まず transitional cell zone (TZ)により心房筋から隔てられて心房中隔右房側にある房室結節(compact node：CN または AV node：AVN)が中心線維体(central fibrous body：CFB)を貫く貫通束(penetrating bundle：PB)となり，心室側に出てから左脚(left bundle branch：LBB)を分枝する分枝束(branching bundle：BB)になり，分岐束(bifurcating bundle：Bif B)を経て右脚(right bundle branch：RBB)に移行する一連の特殊刺激伝導組織である(図 2-1〜3)[4〜6]．したがって，房室間刺激伝導系とCFBとの関係を理解することが重要になる[7]．

　CFB は心臓の中心部にあり，膜性中隔-三尖弁-僧帽弁-大動脈弁の線維性連絡より形成され，tendon of Todaro が合流する．房室間膜性中隔と房室弁の関係を詳細にみると，心室中隔後方では三尖弁輪が心室側に落ち込んでいるため僧帽弁輪との間にずれを生じ，膜性中隔は左室-右房間に形成され(右)房(左)室間膜性中隔(atrioventricular membranous septum：AVMS)になる．そして心房中隔右房側で Koch 三角内にある房室結節(CN，AVN)(図 2-3a, 4)が膜性中隔直下の心室中隔頂上部に連なることができ，後方房室間刺激伝導路ができあがる(図 2-1a)[5]．次いで貫通束(PB)(図 2-3b, 5)となって CFB を貫くが，この部分は三尖弁輪が次第に僧帽弁輪に近づき，心室間膜性中隔(interventricular membranous septum：IVMS)(図 2-1b 赤線)が出現するので PB はこの下部に位置する．ここでは三尖弁輪がまだ僧帽弁輪とずれているため，房室間膜性中隔(AVMS)(図 2-1b 青線)も存在し，右側からみると三尖弁輪が膜性中隔を二分して房室間部 AVMS(青線)と心室間部 IVMS(赤線)に分ける形になっている．さらに前方に進むと，三尖弁と僧帽弁が同じレベルになって心室間膜性中隔(赤線)のみとなるが，左脚(LBB)を出す分枝束(BB)(図 2-3c, 6)はこの直下を前方に走行する(図 2-1c)．左脚を分枝し終わると分岐束(Bif B)(図 2-3d, 7)になり，右脚(RBB)へ移行していく(図 2-3e, 8)．右脚起始部は心内膜下を走行するが，AcPM(accessory papillary muscle)基部を通って TSM 後方伸展に覆われて心筋内走行になる[8]．一方，左脚前枝の最上部は dead end tract(DET)となって残ることがあり[9]，この胎生期の心室間孔リングの遺残は大動脈弁輪内へ延びてやがて消えていく(図 2-3f, 9)[10]．このような詳細な観察には 3 次元再構築が有用である(図 2-10)．

　今まで光学顕微鏡的に心筋と区別がつけられてきた刺激伝導系は，近年，免疫組織学的手法の導入により，洞結節周辺，房室弁輪近傍，大動脈基部周辺にも広がりをみせていることが次第に明らかになってきている[11]．

1. 正常心

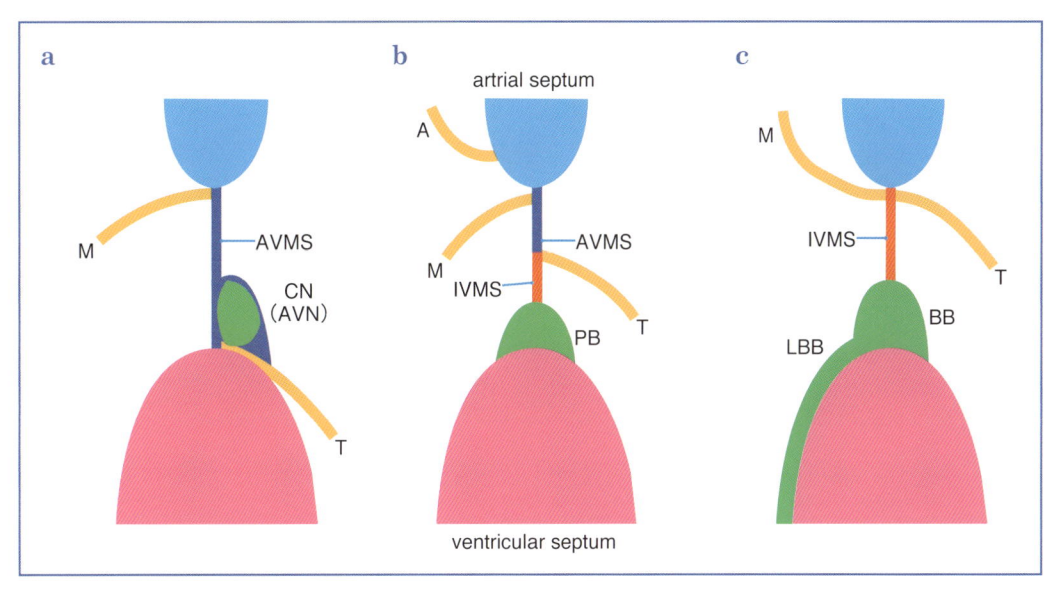

図 2-1 中心線維体と刺激伝導系

心臓後方よりみた図．三尖弁（T）が僧帽弁（M）より心室側にあるため膜性中隔は房室（右房-左室）間膜性中隔（AVMS，青線）となり，膜性中隔右房側にある房室結節（CN, AVN）は心室中隔頂上部に位置し，後方房室間刺激伝導路ができあがる条件が整う（a）．次いで，房室結節は貫通束（PB）となって中心線維体を貫く．ここでは三尖弁輪が膜性中隔を二分し，AVMS（青線）と心室間膜性中隔（IVMS：赤線）に分かれる（b）．PB は IVMS（赤線）の下部に接し，心室中隔頂上部に乗った形で分枝束（BB）に移行する．さらに前上方に向かうと，三尖弁輪と僧帽弁輪が同じレベルになって大動脈弁にも接し，IVMS（赤線）のみになる（c）．Tendon of Todaro はこの 3 つの弁が接する点に向かって AVMS に合流してくる．IVMS（赤線）の直下で心室中隔頂上部に跨った BB が左脚（LBB）を出しながら前方に走行する．

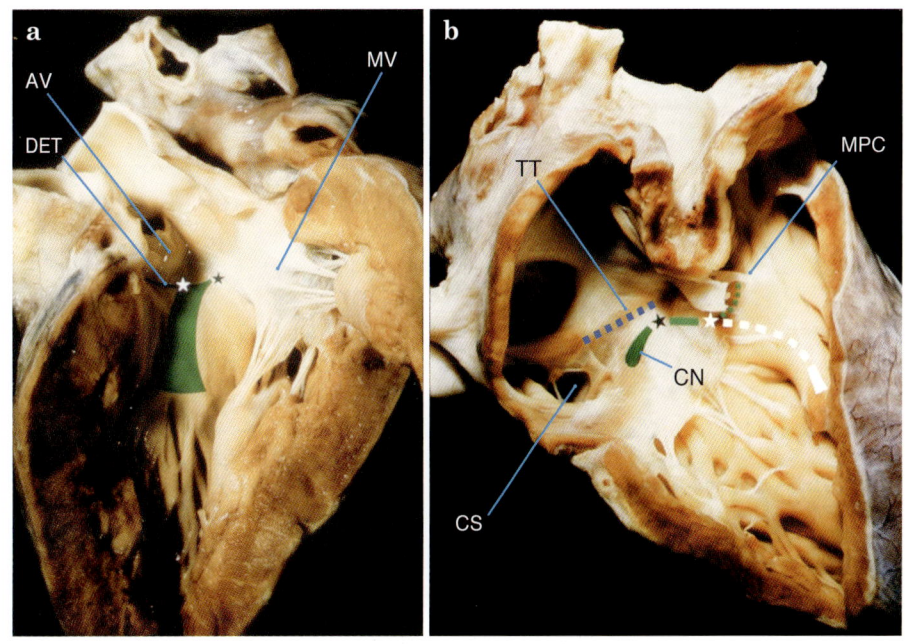

図 2-2 刺激伝導系

a：左室．AV：大動脈弁．MV：僧帽弁．緑の星：貫通束（PB），緑帯：分枝束と左脚．白の星：分岐束．緑実線：dead end tract（DET）．

b：右室．房室結節（CN：しずく状の緑）は tendon of Todaro（TT：青点線），冠静脈洞（CS：coronary sinus），三尖弁中隔尖弁輪の 3 者に囲まれた Koch 三角の頂上部にある．
緑太線：分枝束（BB），白点線：心筋内走行の右脚，白実線：心内膜下走行の右脚，緑点線：左室側の DET．

II. 各論

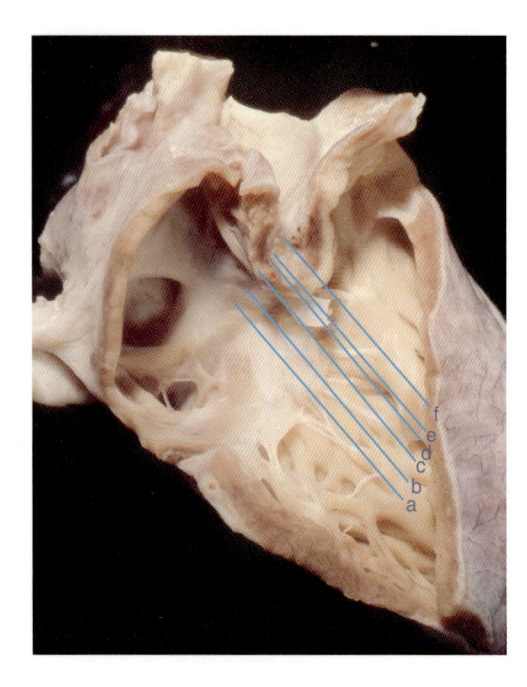

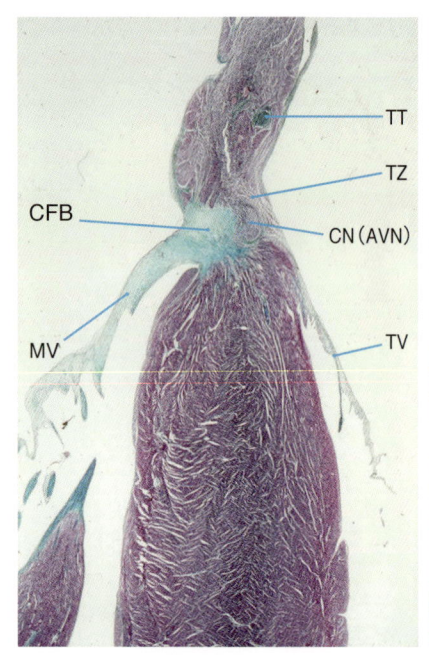

図 2-3 正常心
a：図 2-4, b：図 2-5, c：図 2-6, d：図 2-7, e：図 2-8, f：図 2-9

図 2-4 房室結節（CN, AVN）
TT が心房中隔の右房側に現れ，中心線維体（CFB）との間に Koch 三角を形成している．CN が Koch 三角の右房側三尖弁輪沿いにあり，transitional zone（TZ）により心房筋から隔てられ，CFB に潜り始めている．
TV：三尖弁．他の略語は前出．

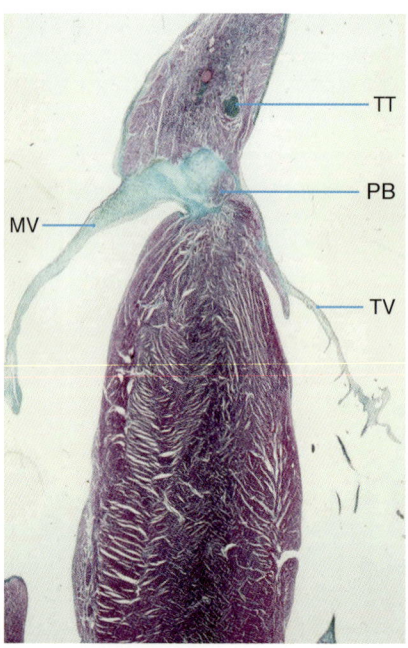

図 2-5 貫通束（PB）
PB が CFB を貫通している．TT が CFB に近づき，TV が MV と同じ高さに近づいている．略語は前出．

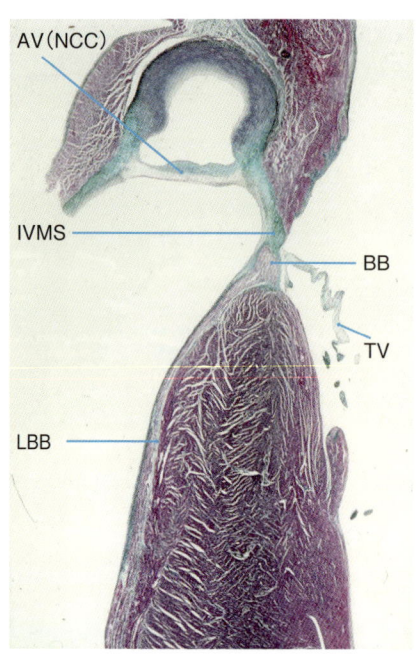

図 2-6 分枝束（BB）
TV が IVMS を介して大動脈弁無冠尖（AV, NCC）に連なり CFB を形成している．TT は IVMS 上端に融合している．IVMS の下半分を占め，心室中隔頂上部を走行する BB から LBB が分枝し，心室中隔左室側心内膜下に広く分枝している．略語は前出．

52

1. 正常心

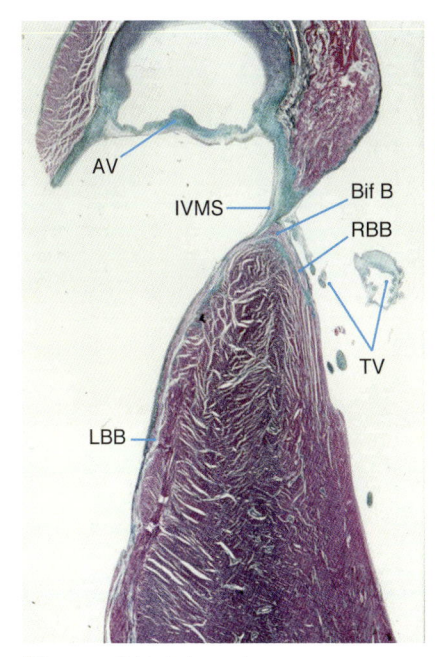

図 2-7　**分岐束(Bif B)**
小さい IVMS 直下の心室中隔頂上部を走行する BB は LBB を分枝し終わると，分岐束(Bif B)になり，RBB に移行する．略語は前出．

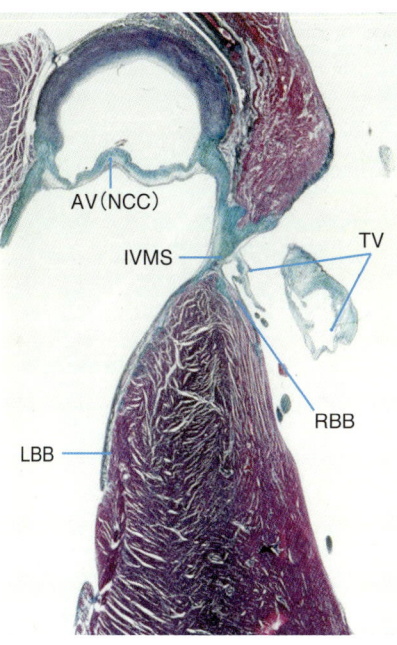

図 2-8　**左脚(LBB)と右脚(RBB)**
Bif B 直後の RBB 起始部は LBB と同様に心内膜下を走行する．
略語は前出．

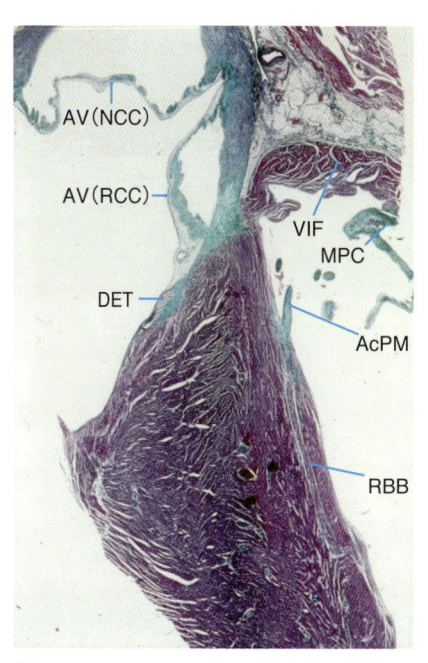

図 2-9　**dead end tract(DET)**
LBB の最上部は DET となり，AV(RCC) の弁輪直下を前方に進む．RBB は MPC から離れた AcPM 基部を TSM 後方伸展に薄く覆われて心筋内走行する．
AcPM：accessory papillary muscle,
MPC：medial papillary complex.
他の略語は前出．

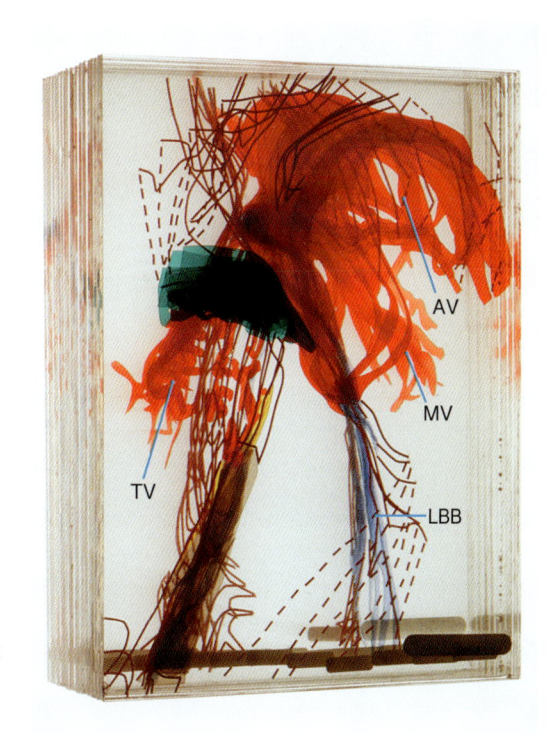

図 2-10　コンピュータによる 3 次元再構築ができなかった 1980 年代初期の透明板を使った 3 次元構築
略語は前出．

文献

1. Tawara S : Reitzleitungssystem des Saugetierherzens. Gustav Fischer, Jena 1906.
2. Keith A, Flack MW : The form and nature of the muscular connections between the primary divisions of the vertebrate heart. J Anat Physiol 1907 ; 41 : 171.
3. Silverman ME, Hollman A : Discovery of the sinus node by Keith and Flack : on the centennial of their 1907 publication. Heart 2007 ; 93 : 1184-1187.
4. Anderson RH, Becker AE, Brechenmacher C, Davies MJ, Rossi L : The human atrioventricular junctional area. A morphological study of the A-V node and bundle. Eur J Cardiol 1975 ; 3 : 11-25.
5. Becker AE, Anderson RH : Morphology of the human atrioventricular junctional area. The conduction system of the heart. Structure, function and clinical implications. Edited by Wellens HJJ, Lie KI and Janse MJ. Stenfert Kroese. 1976 ; p263-286.
6. Kurosawa H, Becker AE : The conduction bundle at the atrioventricular junction. An anatomical study. Eur J Cardiothorac Surg 1989 ; 3 : 283-287.
7. Kurosawa H, Becker AE : Atrioventricular conduction in congenital heart disease. Surgical anatomy. Springer-Verlag. Tokyo, Berlin, New York 1987 ; p1-14.
8. 黒澤博身, Becker AE：右脚の外科解剖. 胸部外科 1982 ; 35 : 179-187.
9. Kurosawa H, Becker AE : Dead-end tract of the conduction axis. Int J Cardiol 1985 ; 7 : 13-20.
10. Yanni J, Boyett MR, Anderson RH : Dobrzynski H : The extent of the specialized atrioventricular ring tissues. Heart Rhythm 2009 ; 6 : 672-806.
11. Anderson RH, Yanni J, Boyett MR, Chandler NJ, Dobrzynski H : The anatomy of the cardiac conduction system. Clin Anat 2009 ; 22 : 99-113.

2 心室中隔欠損

　心室中隔欠損(VSD)の閉鎖は先天性心疾患手術の基本である．単独(孤立性)心室中隔欠損(isolated VSD)の形と刺激伝導系の関係については総論で総括的に述べたので[1〜5]，Soto分類[1]に基づき各種VSDの刺激伝導系について解説する[6]．

　VSDの形態的特徴はI章-2の図1-5に描いた(11ページ)．

　Perimembranous VSDは中心線維体(CFB)の一部である膜性中隔(membranous septum：MS)に接し，心室間膜性中隔(IVMS)の遺残がさまざまな大きさで残っている．心室中隔上の伸展方向によりoutlet型，trabecular型，inlet型に分けられ，混合型もある．Perimembranous VSDでは基本的に刺激伝導系がVSD辺縁に近い．

　Muscular VSDではmuscle barがVSDとMSを隔てている．一般的にmuscle barがあれば刺激伝導系はVSDから離れ，muscle barを安全な縫合線として利用できるが[2]，TSM後方伸展の様相によっては貫通束(PB)や分枝束(BB)が左右の心内膜下に現れたり[5]，VSDがmedial papillary muscle(MPM)方向に伸展するtrabecular型では右脚(RBB)がmuscle barの上を越えてくることもある[7]．inlet型はMSに近く，右房切開-三尖弁経由でみるとmuscular inlet VSDの上縁，術者からみてVSDの左側(surgeon's left)に刺激伝導系がある．

　Doubly committed subarterial VSDは上縁で流出路中隔(OS)〔漏斗部中隔(IS)〕が欠損するが，下縁はoutlet型になっているので刺激伝導系はperimembranous型ならmembranous flapを，muscle barがある場合はこれを縫合線として利用できる．

　VSDの形態を特徴づけるもう1つの要素はOS(IS)の偏位による上縁-下縁の不整列(malalignment)であり，左側偏位と右側偏位がある．malalignment VSDの下縁は基本的にoutlet型やtrabecular型が多いのでmembranous flapやmuscle barを安全な縫合線として利用できる．

　Perimembranous inlet VSDはMSに接し，心室中隔流入部(inlet part)方向に伸展して欠損孔の大部分が三尖弁中隔尖とその腱索の裏側に隠れ，MPCはVSD上縁の流出路中隔(OS)に付着している(図2-11)．左室側からみると三尖弁-僧帽弁線維性連絡がはっきりみえ，perimembranous型であることが明らかである．三尖弁中隔尖を切除してVSD辺縁をあらわにするとTSM後方伸展がVSD下縁では十分でないことがうかがえる．貫通束(PB)は膜性中隔(MS)直下，心室中隔頂上にあり(図2-12a)，引き続き非貫通非分枝束(non-penetrating, non-branching bundle, NPNBB)として心室中隔頂上を走行し，右側をわずかにTSMに覆われる(図2-12b)．分枝束(BB)は頂上部に出てTSMに全く覆われないが，inlet septumに刺入した針はBBから離れている(図2-12c)．VSD前下縁角で起始した右脚は心内膜下を走行して右室側のaccessory papillary muscle(AcPM)直下に出て紡錘状に広がるが(図2-12d)，しばらく行くと束状に細くなってTSMに薄く覆われる(図2-12e)．再構築像の右室側では房室結節(AVN, CN)と貫通束(PB)は通常の場所にあるようにみえるが，実際はVSD後-下縁角にあり，三尖弁前-中隔尖交連部から離れている(図2-13)．長いNPNBBは最初TSMに薄く覆われるが，途中から下縁に露出し，分岐束(Bif B)と扇状の右脚起始部は三尖弁前-中隔尖交連部と中隔尖最上部を支える腱索付着部の厚い線維組織に覆われている．

II. 各論

左室　　　　　　　　　　　　　　右室

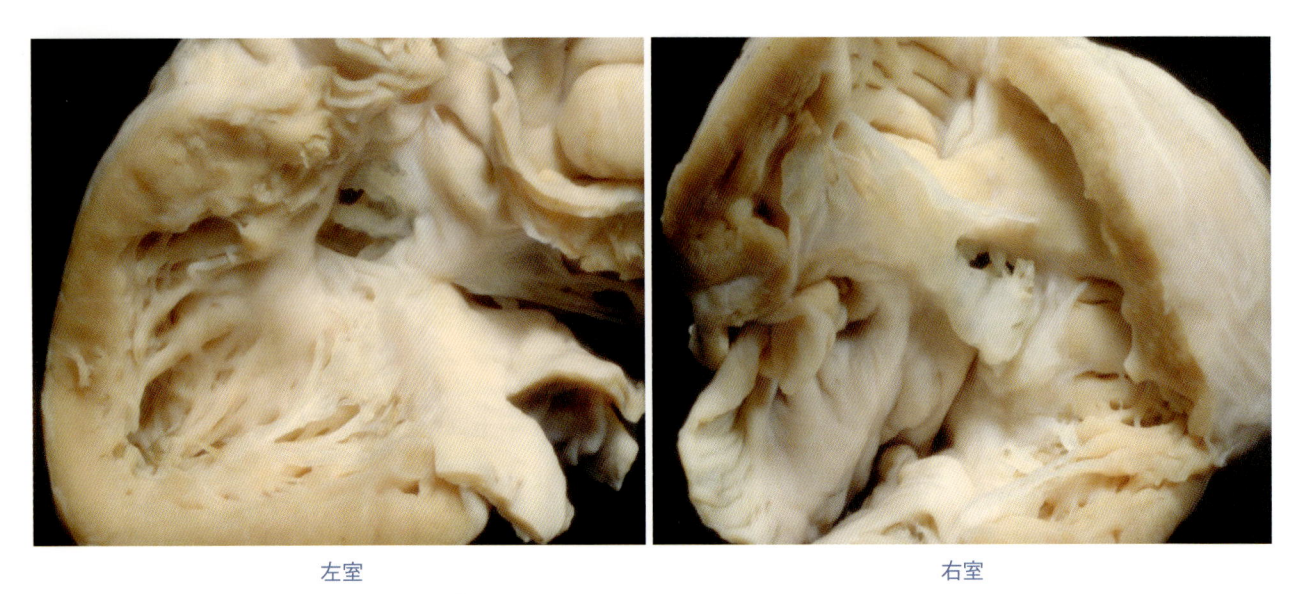

図 2-11　perimembranous VSD，Inlet 型

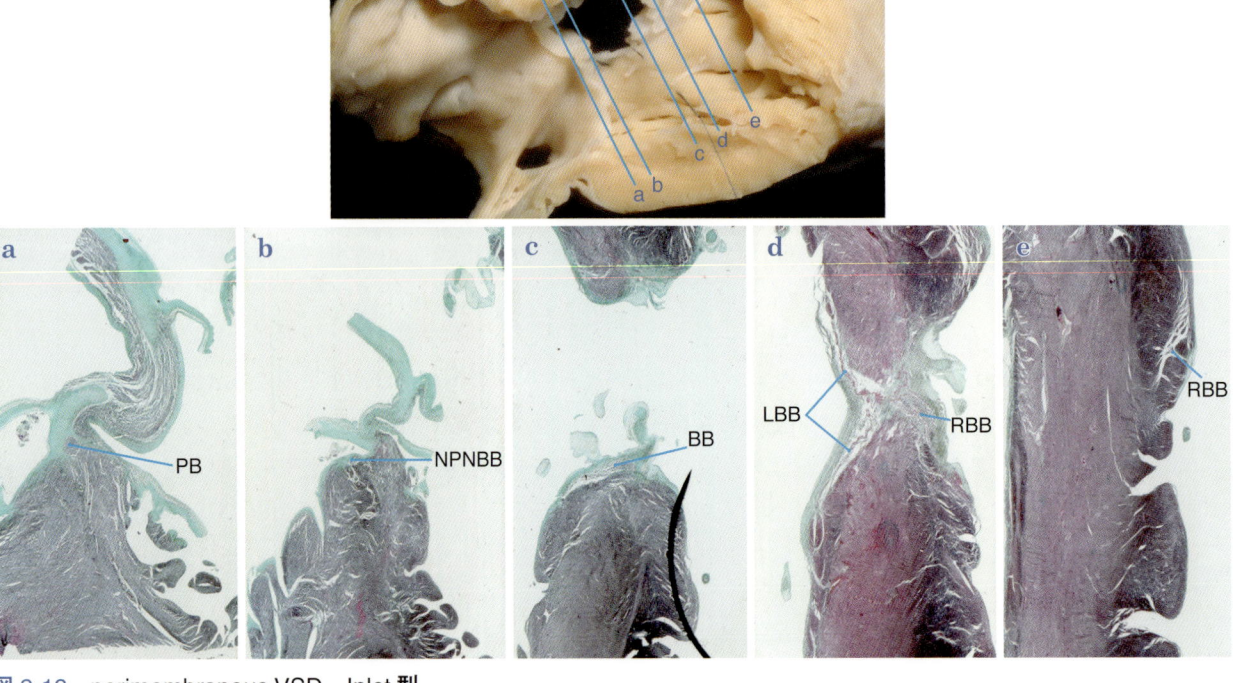

図 2-12　perimembranous VSD，Inlet 型
刺激伝導系の組織像と縫合針．略語は前出．

56

2. 心室中隔欠損

左室　　　　　　　　　　　　　　　　　　　　　　右室

図 2-13　perimembranous VSD, Inlet 型
刺激伝導系の再構築像．記号は図 2-2 と同様．

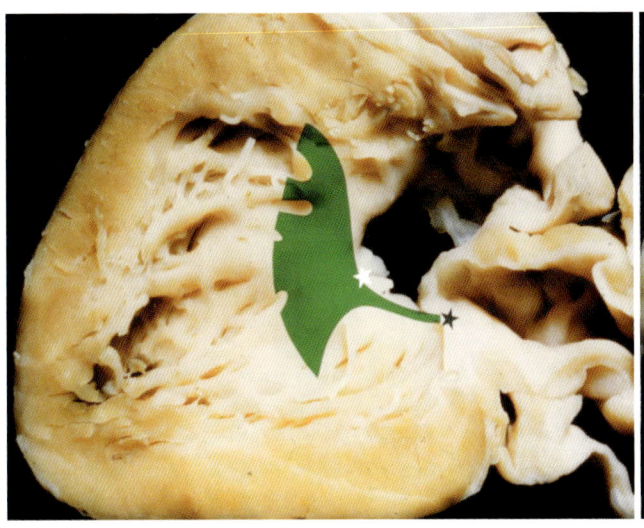

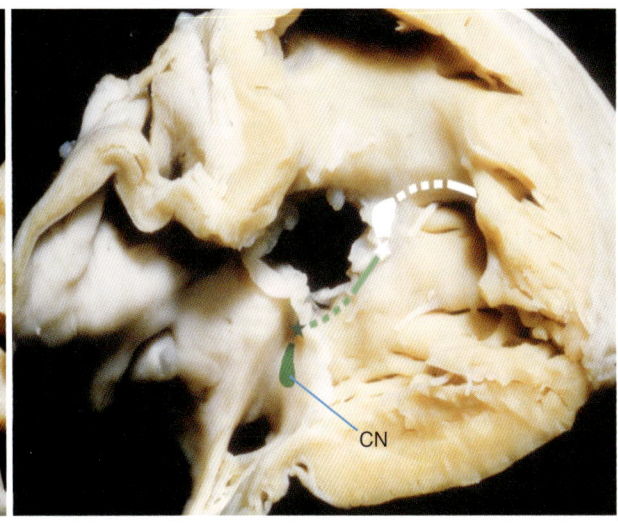

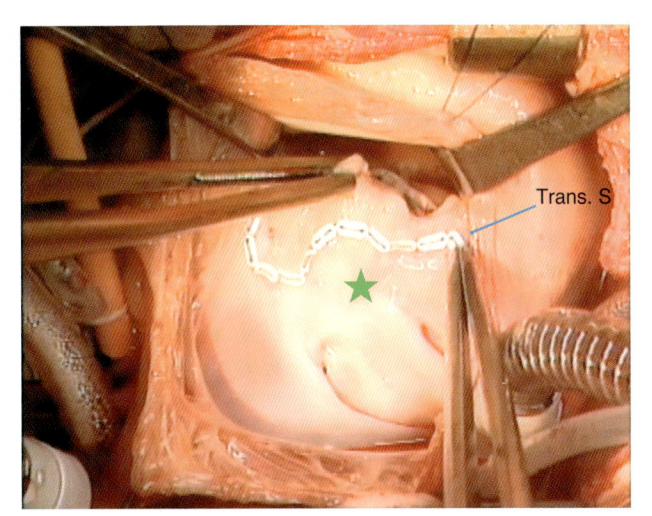

図 2-14　perimembranous inlet VSD
　　　　（trans atrial surgeon's view）
Trans. S：transitional stitch.

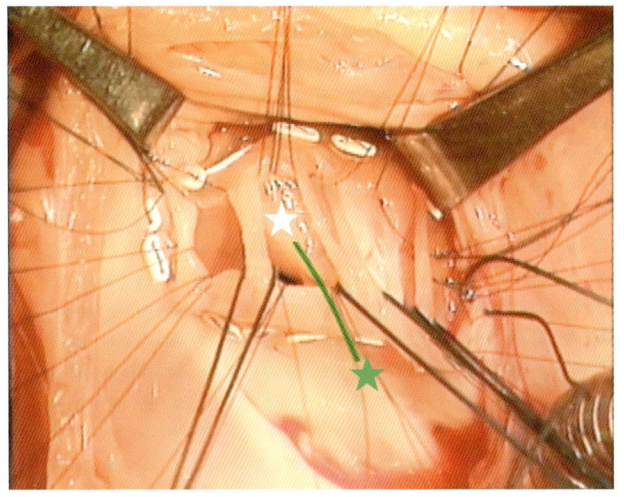

図 2-15　perimembranous inlet VSD
　　　　（trans atrial surgeon's view）
記号は図 2-2 と同様．

　左室側からみると長い NPNBB が中隔頂上部，すなわち VSD 下縁の心内膜下を走行しているのがわかる．これは房室中隔欠損に似た形態であり，縫合針は VSD 下縁から十分離す必要がある．
　大きな perimembranous inlet VSD では三尖弁中隔尖弁輪部を長く使い，貫通束（PB）部では弁尖を弧状に使って同部の損傷を避け（図 2-14），PB から十分離れて transitional stitch を置き，VSD 下縁からも十分な距離を保って前縁に向かう（図 2-15）．

Ⅱ. 各論

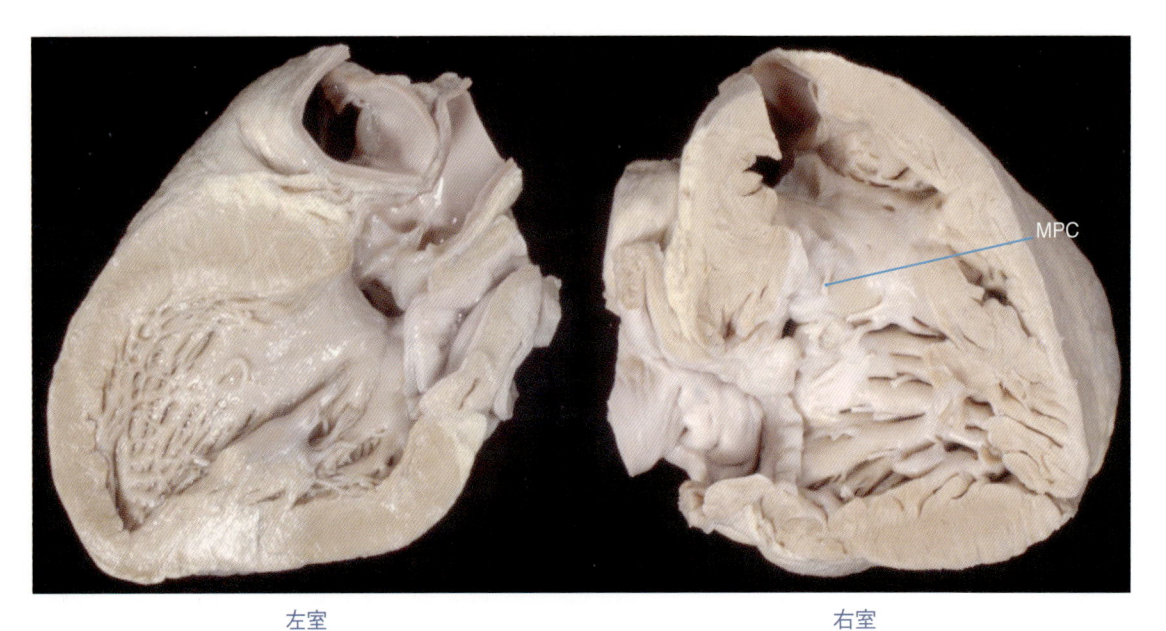

図 2-16　perimembranous VSD，小さい Inlet 型
MPC：medial papillary complex.

　小さい perimembranous VSD では左右短絡血流のため右室側に膜性中隔瘤(membranous septal aneurysm：MSA)などの線維組織が出現し安全な縫合線として利用できる．このような形態でも左室側からみると inlet 型であることはよくわかる(図 2-16)．房室結節(AVN)は房室中隔上にあり(図 2-17a)，貫通束(PB)は心室中隔流入部頂上にあり(図 2-17b)，分枝束(BB)は VSD 下縁に露出し(図 2-17c)，分岐枝(Bif B)と右脚起始部も下縁心内膜下にあるが直ちに TSM 後方伸展に覆われる(図 2-17d)．この TSM 後方伸展は VSD 上縁に向かい MPC を支えるが，これが perimembranous inlet VSD の特徴である．なお三尖弁中隔尖の弁尖(図 2-17a，b)と線維組織(図 2-17c，d)に刺入した 4 本の縫合針はすべて刺激伝導系から離れている．
　再構築像(図 2-18)でみると，分枝束(BB)が右室側では線維組織に厚く覆われ，左室側では VSD 下縁に露出しているのがわかる．また右脚は VSD 上縁に向かう TSM に薄く覆われ三尖弁前乳頭筋基部にいたるまで心筋内走行している．

2. 心室中隔欠損

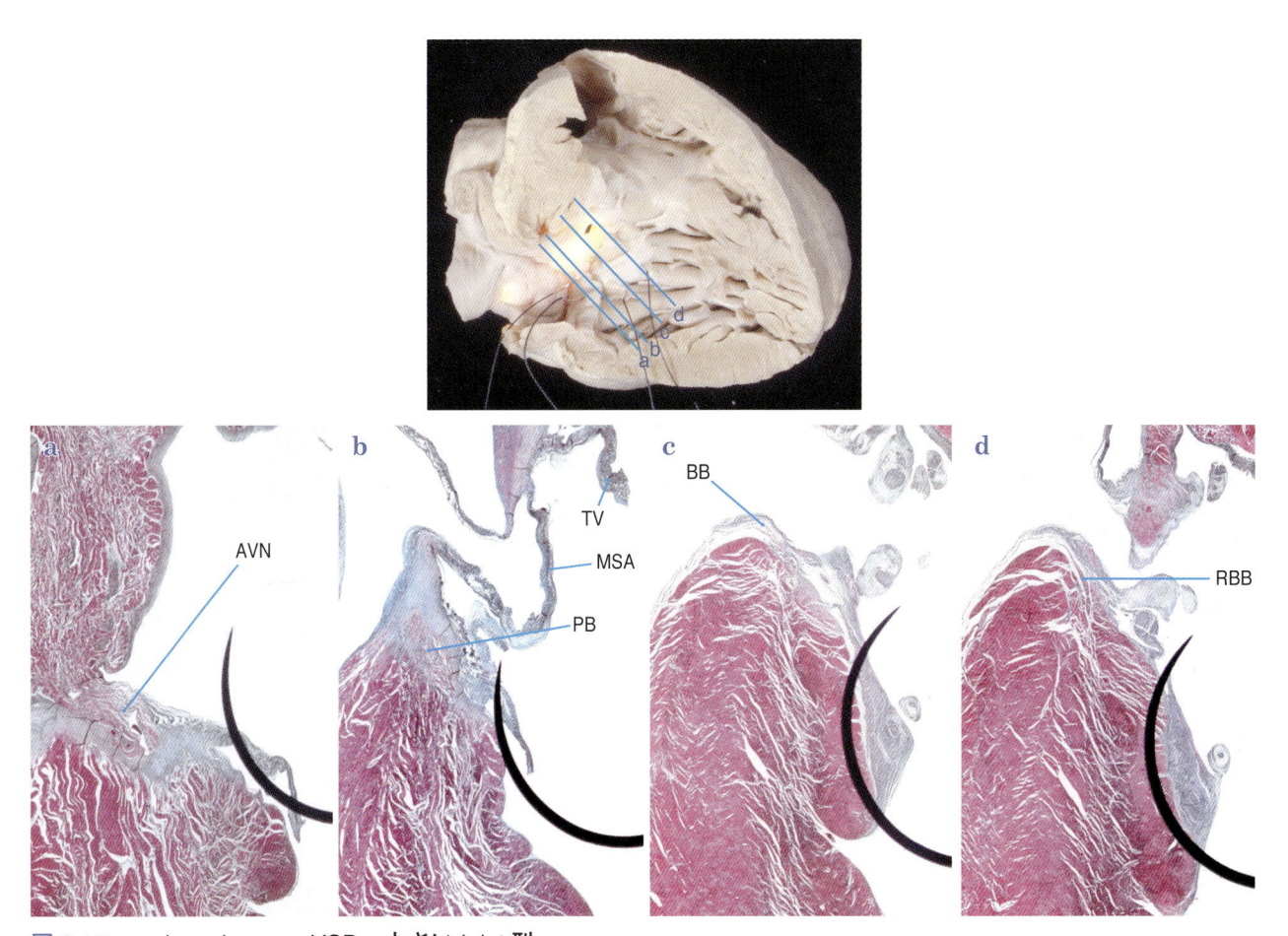

図 2-17　perimembranous VSD，小さい Inlet 型
刺激伝導系の組織像と縫合針．MSA：膜性中隔瘤．他の略語は前出．

左室　　　　　　　　　　　　　　　右室

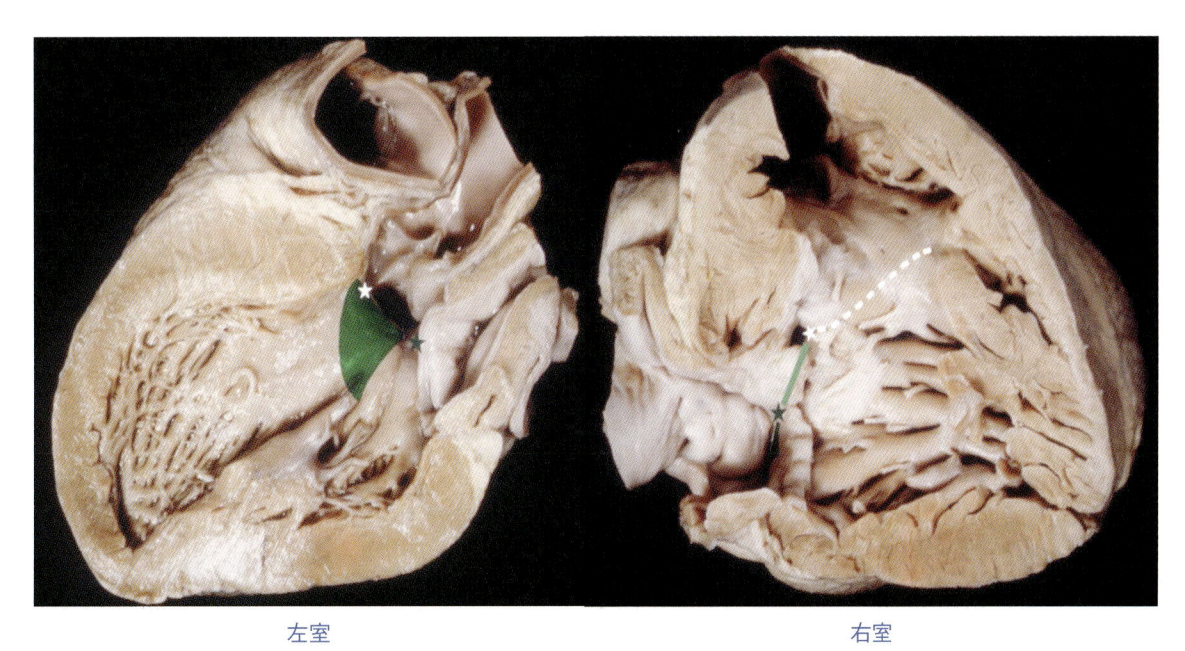

図 2-18　perimembranous VSD，小さい Inlet 型
刺激伝導系の再構築像．記号は図 2-2 と同様．

II. 各論

左室　　　　　　　　　　　　　　　　　　右室

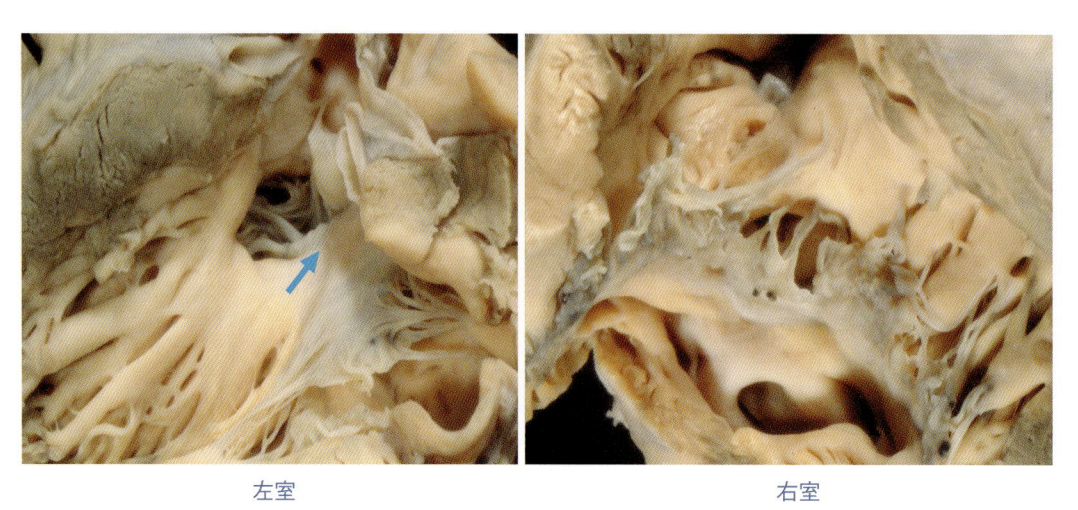

図 2-19　perimembranous VSD, trabecular 型
青矢印：VSD 下縁の swing up.

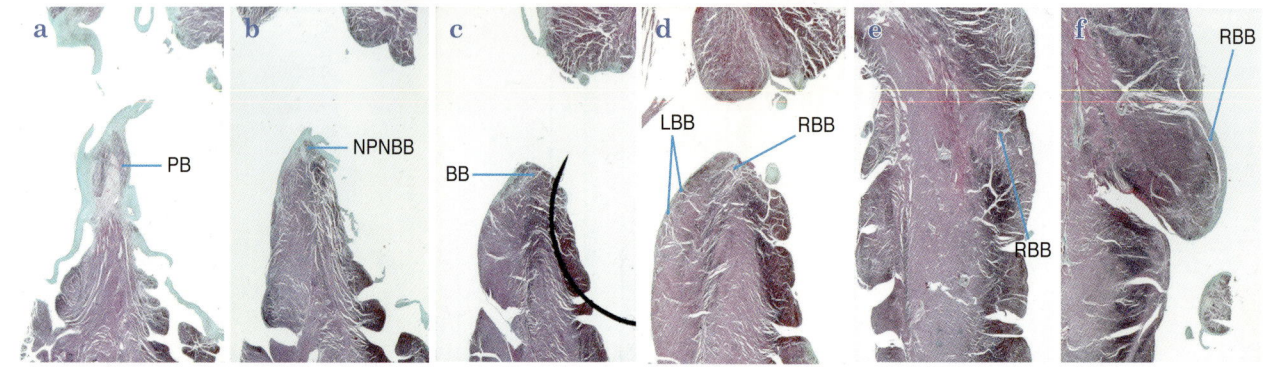

図 2-20　perimembranous VSD, trabecular 型
刺激伝導系の組織像と縫合針.

　Trabecular 型を明解に定義することは難しく，多くの場合，outlet や inlet にも伸展している．三尖弁経由の surgeon's view で VSD 下縁をみると，inlet 型の下縁が弁輪に直角なのに対して trabecular 型では心尖部方向に鋭角になる．別の言い方をすれば，下縁が膜性中隔（MS）に向かって三尖弁輪沿に swing up している．この特徴は右室側では三尖弁中隔尖に覆われてみえないが左室側からみるとはっきりわかる（図 2-19）．

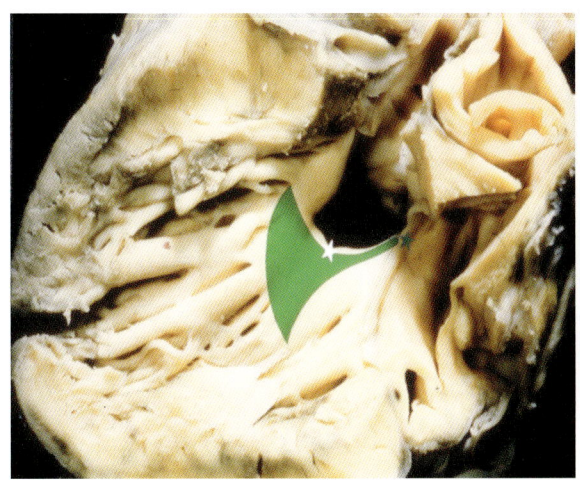

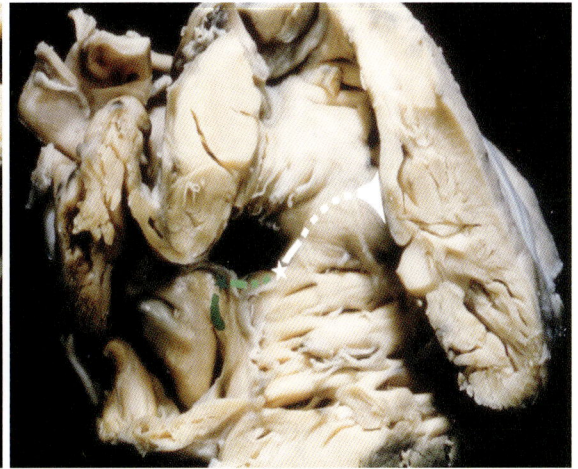

2. 心室中隔欠損

左室　　　　　　　　　　　　　　　　右室

図 2-21　perimembranous VSD, trabecular 型
刺激伝導系の再構築像．記号は図 2-2 と同様．

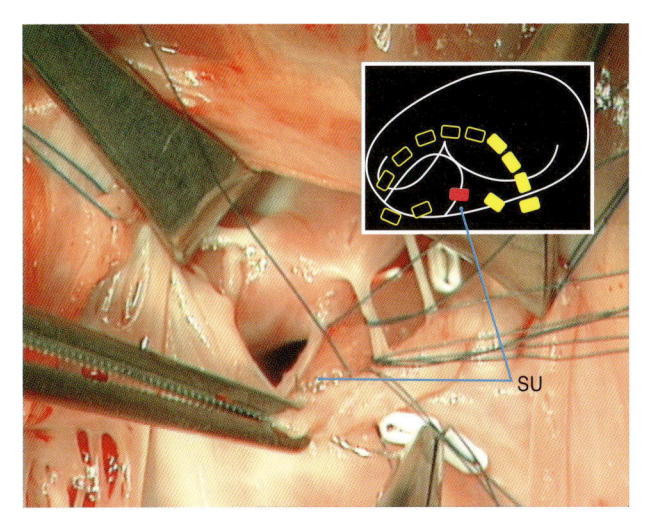

図 2-22　perimembranous trabecular VSD
　　　　（trans atrial surgeon's view）
SU：swing up した VSD 下縁．

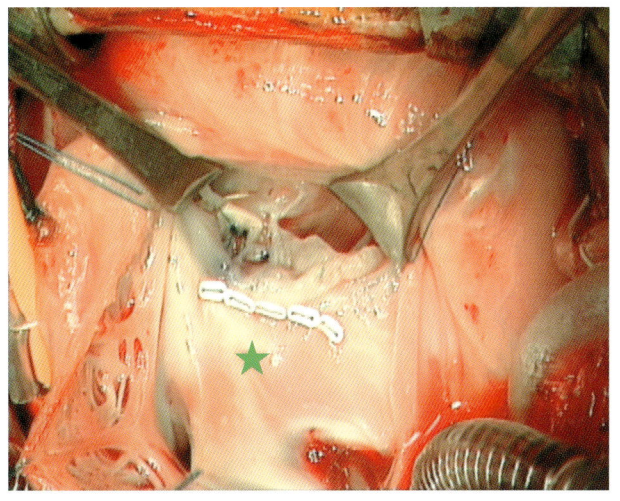

図 2-23　perimembranous trabecular VSD
　　　　（trans atrial surgeon's view）
記号は図 2-2 と同様．

　VSD 下縁が swing up しても TSM 後方伸展としては薄いので刺激伝導系は inlet 型に類似している．貫通束（PB）は小さい membranous flap 直下で心室中隔頂上にあり（図 2-20a），非貫通非分枝束（NPNBB）も頂上にあるが（図 2-20b），分枝束（BB）は薄い TSM 後方伸展に覆われる（図 2-20c）．右脚は起始直後は心内膜下に出るが（図 2-20d），すぐに薄く覆われ（図 2-20e），前乳頭筋基部で再び心内膜下に出て扇状に広がる（図 2-20f, 2-21 右室）．流入部中隔に斜めに刺入した縫合針は頂上部の BB から離れている（図 2-20c）．再構築像でみると，VSD は trabecular 方向に伸展しているが下縁を走行する NPNBB や BB は inlet 型に似ていることがわかる（図 2-21）．また右脚が途中から心筋に薄く覆われるが，この心筋層は VSD 上縁の MPC に向かう TSM である．術中に三尖弁中隔尖を引き上げてみると，その裏側で弁輪に沿って VSD 下縁が swing up しているのが見える（図 2-22）．この近くの弁輪直下に PB があるので弁輪から数 mm 離れた弁尖を縫合線として使う（図 2-23）．

II. 各論

　　Perimembranous outlet VSD は流出路方向に伸展している．右房経由でみると三尖弁前中隔尖交連部を基準にして左手方向に伸展している．大きい VSD では流出路中隔(OS)がわずかに残存し，全体像は doubly committed subarterial VSD に似ている(図 2-24)．左室側からみると perimembranous 型であることが容易に理解できる．肺動脈弁(右室側)も大動脈弁(左室側)も小さい OS で VSD から隔てられている．貫通束(PB)は最初は通常通り小さな膜性中隔(MS)直下，心室中隔頂上にあるが(図 2-25a)，すぐに TSM 後方伸展に覆われ(図 2-25b)，分岐束(Bif B)も右脚(RBB)起始部も左室側に寄り(図 2-25c)，右脚は TSM 後方伸展の中を心筋内走行し(図 2-25d)，やがて心内膜下に出てくる．MPC 基部に刺入した縫合針は左脚(LBB)，Bif B，右脚から離れている(図 2-25c)．再構築像でみると，PB，BB，Bif B，右脚起始部がすべて左室側にある(図 2-26)．Bif B は MPC 基部に近いが，Fallot 四徴症のように特徴的解剖を精緻に理解すれば損傷を避けられる．

　　時に異形 outlet 型に遭遇することがある．卵形の VSD が流出路方向に斜めに伸展する例では流出路中隔(OS)がわずかに左方偏位することがあり，VSD 下縁も斜めに流出路に向かう(図 2-27)．よく発達した TSM 後方伸展が MPC を支えながら中心線維体(CFB)に向かうため膜性中隔(MS)が小さくなり，心室間膜性中隔(IVMS)は三尖弁と一体化し，その遺残である membranous flap は消失する．この形で特徴的なことは PB が VSD 後下縁角に近いことである．それでもこの特徴を十分理解して三尖弁前尖(図 2-28a)や中隔尖(図 2-28b)に慎重に縫合針を刺入すれば傷害を避けられる．Bif B や BB(図 2-28c)，さらに右脚起始部(図 2-28d)では TSM 後方伸展が十分に厚いので縫合針を安全に刺入することができる．

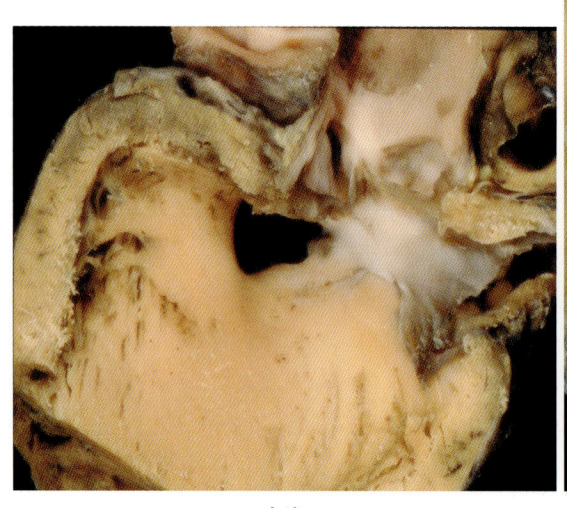

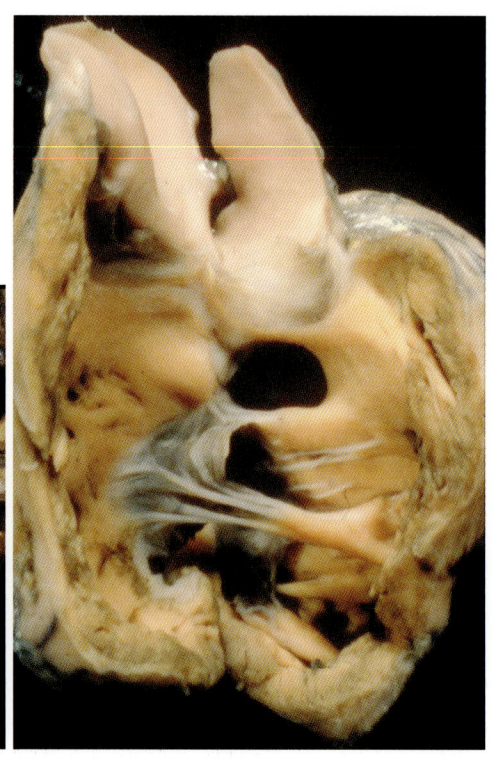

左室　　　　　　　　　　　　　　　　　　右室

図 2-24　perimembranous VSD，outlet 型

2. 心室中隔欠損

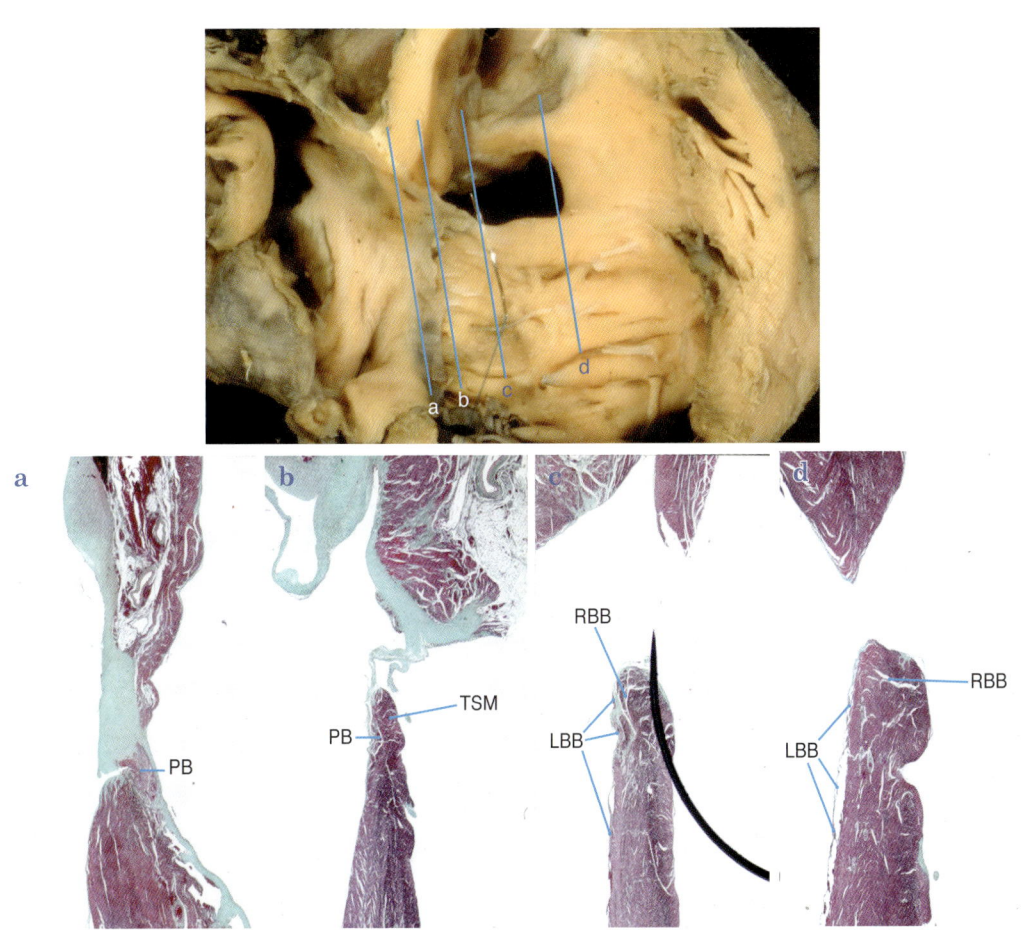

図 2-25 perimembranous VSD，outlet 型
刺激伝導系の組織像と縫合針．

左室　　　　　　　　　　　　　　　右室

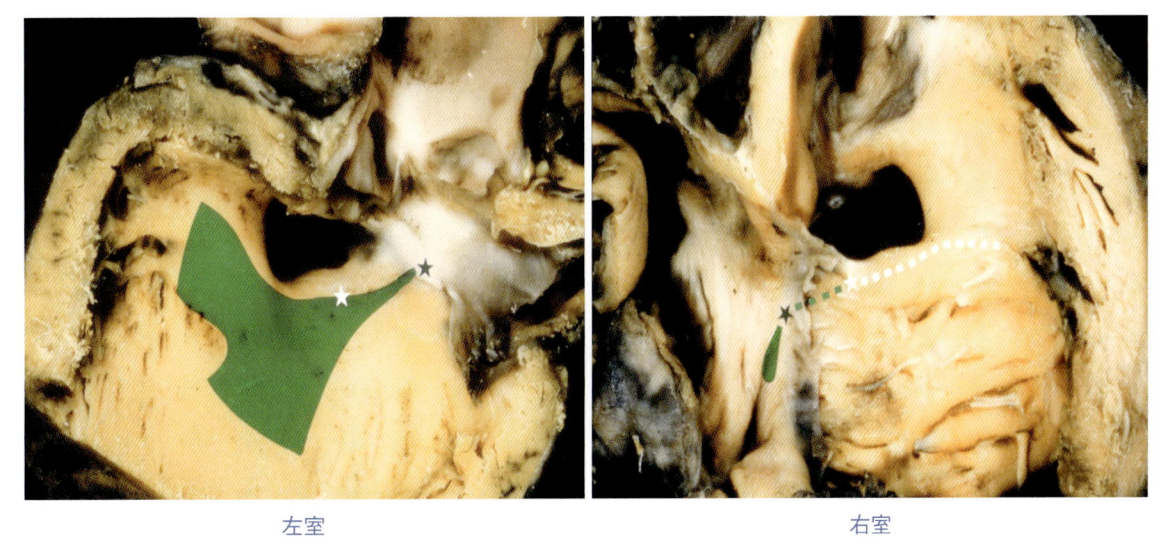

図 2-26 perimembranous VSD，outlet 型
刺激伝導系の再構築像．記号は図 2-2 と同様．

63

Ⅱ. 各論

左室　　　　　　　　　　　　　　　　　　右室

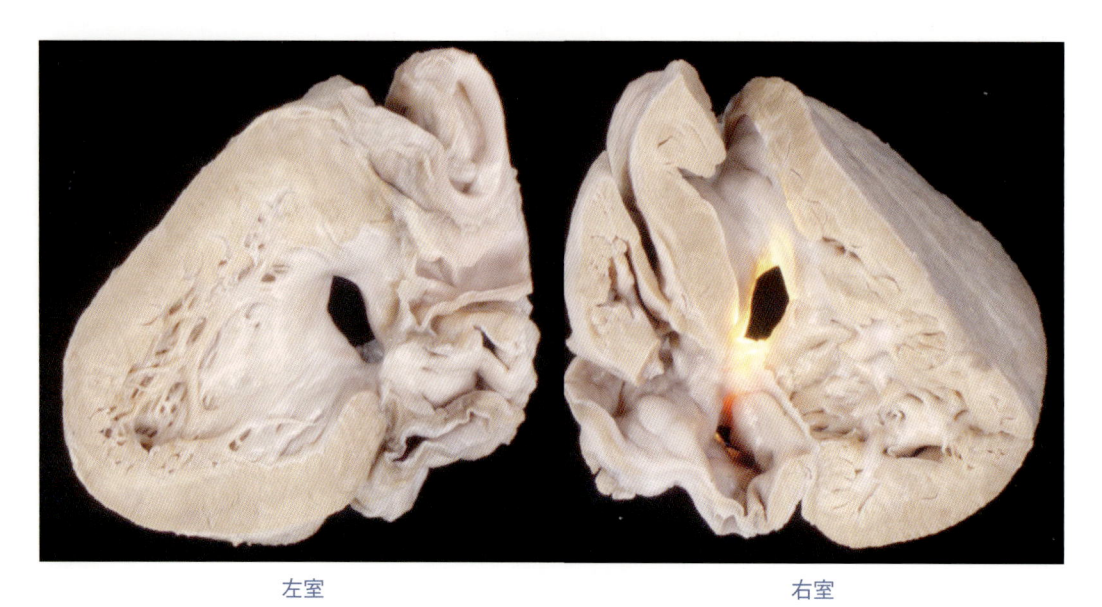

図 2-27　perimembranous VSD，異形 outlet 型

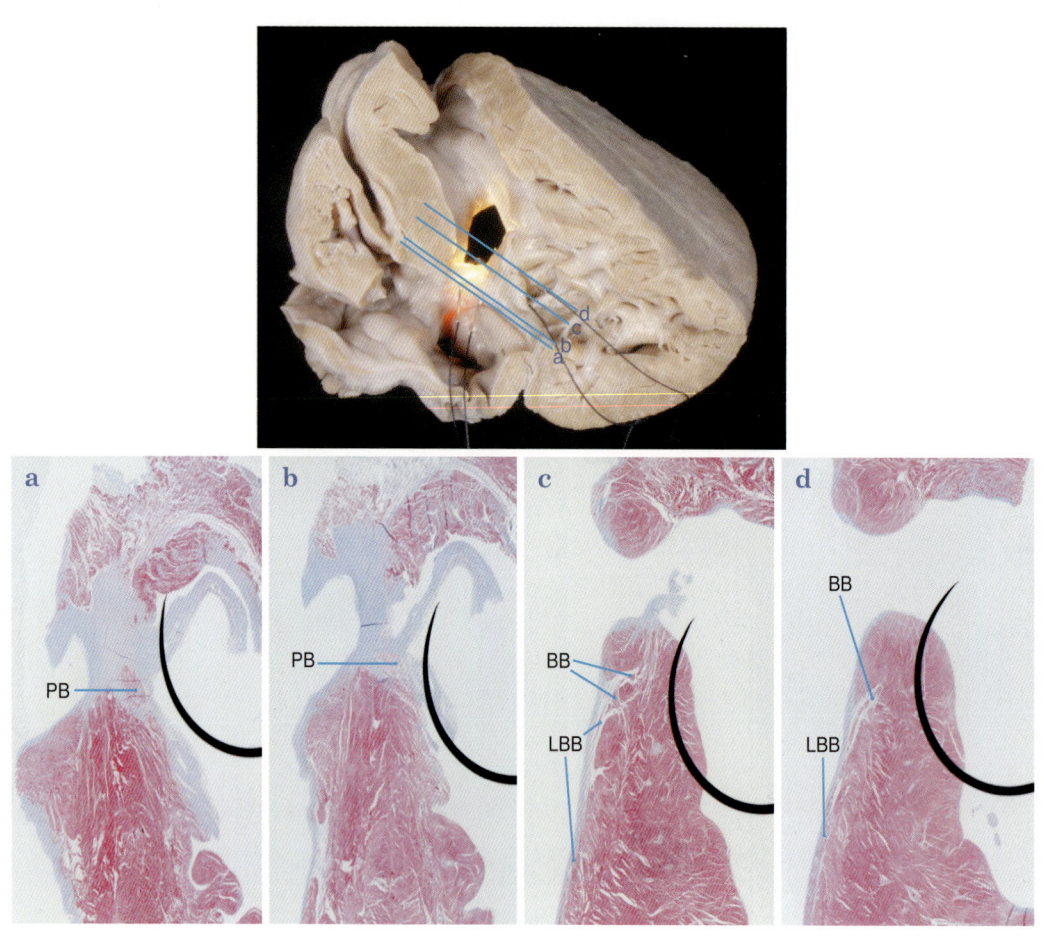

図 2-28　perimembranous VSD，異形 outlet 型
刺激伝導系の組織像と縫合針．略語は前出．

64

再構築像でみると PB は VSD 後下縁に近いが，左室側に寄った BB, Bif B は左室側からみても右室側からみても下縁から十分に離れており，MPC 基部を通過する右脚に至るまでの特徴的走行が特に右室側でよく理解できる(図 2-29)．

Fallot 四徴症と異なり単独 VSD では muscular outlet 型にもさまざまな形が出現する．ここに示した例は VSD が幅広い muscle bar により CFB から遠く離れ，幅広い流出路中隔(OS)により半月弁からも遠く隔てられており，右室側からみても左室側からみても muscular outlet 型で，刺激伝導系は VSD から遠く離れていると考えられがちである(図 2-30)．しかし実際には MPC が VSD 前縁に付く outlet-trabecular 型のため予想外の走行を示す．TSM 後方伸展が十分に発達したため貫通束(PB)がすでに左室側に寄っており(図 2-31a)，圧縮された心室間膜性中隔(IVMS)は分枝束(BB)から離れ(図 2-31b)，TSM に刺入した縫合針は左室側に寄った BB から十分に離れている(図 2-31b, c)．しかし分岐束(Bif B)は VSD 下縁に接近し，右脚(RBB)は心内膜下走行をして MPC の陰で下縁を越えていく(図 2-31d)．その後右脚は MPC 基部で直ちに心筋内走行に移り前乳頭筋基部に向かう(図 2-31e)．

左室　　　　　　　　　　　　　　　　右室

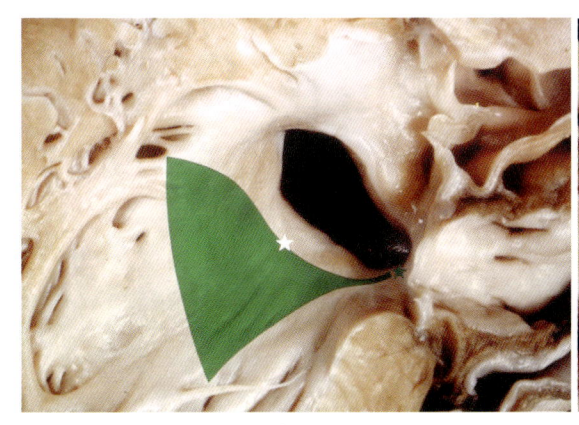

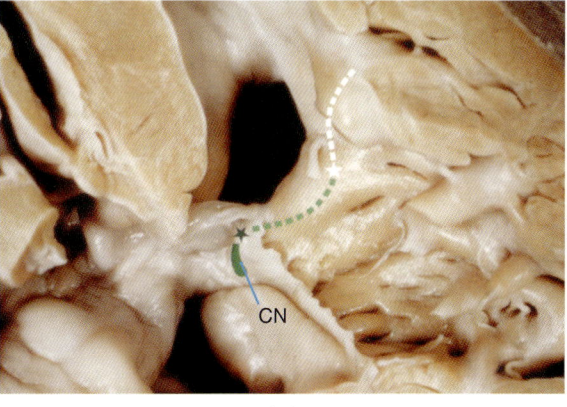

図 2-29　perimembranous VSD，異形 outlet 型
刺激伝導系の再構築像．記号は図 2-2 と同様．

II. 各論

左室　　　　　　　　　　　　　　右室

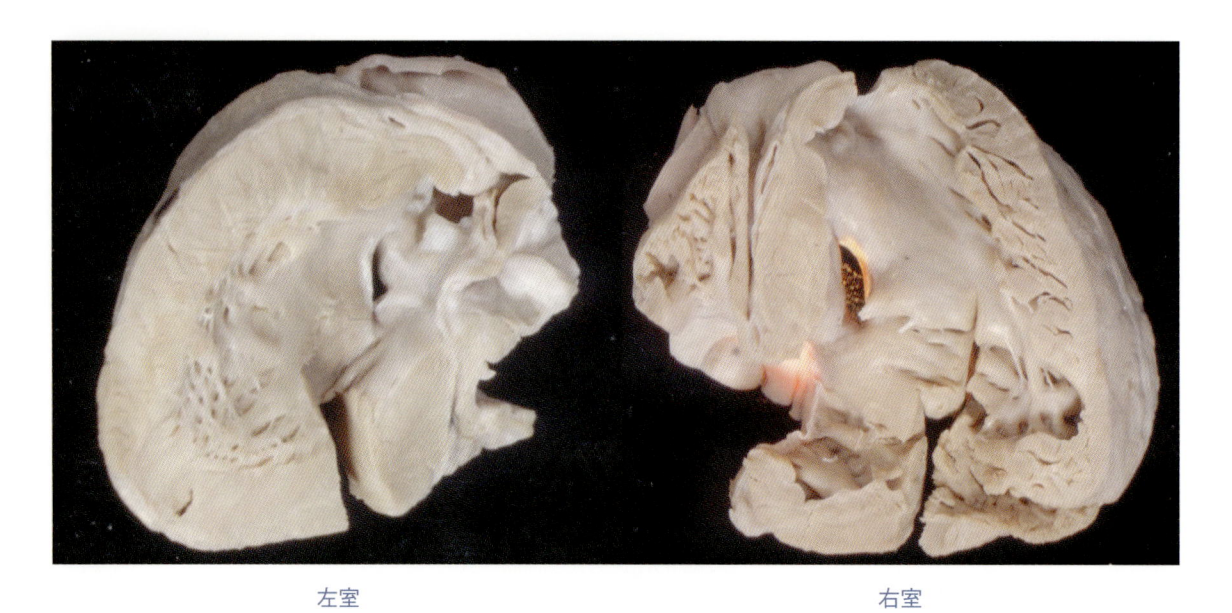

図 2-30　muscular VSD, outlet-trabecular 型

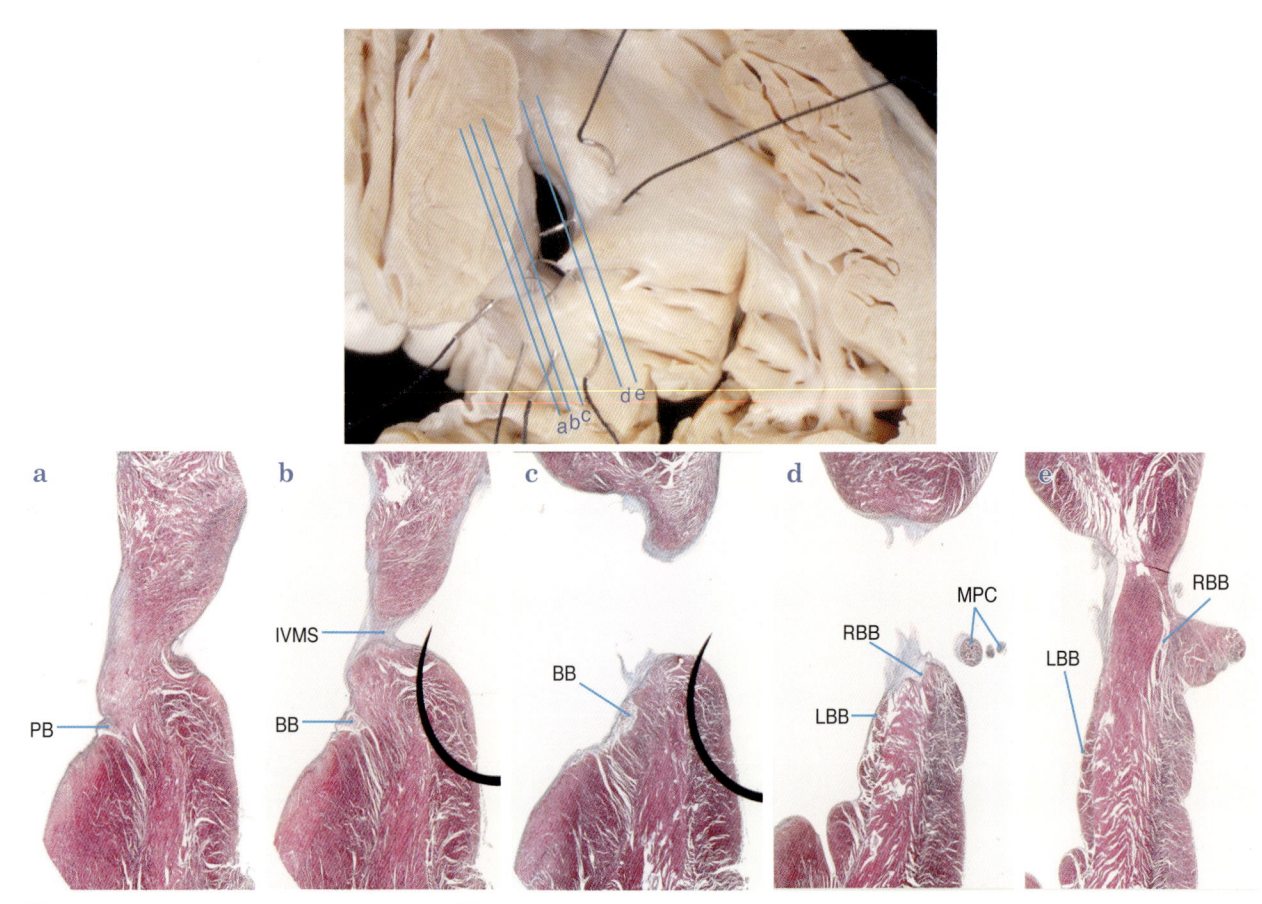

図 2-31　muscular VSD, outlet-trabecular 型
刺激伝導系の組織像と縫合針．略語は前出．

図 2-32　muscular VSD, outlet-trabecular 型
刺激伝導系の再構築像．記号は図 2-2 と同様．

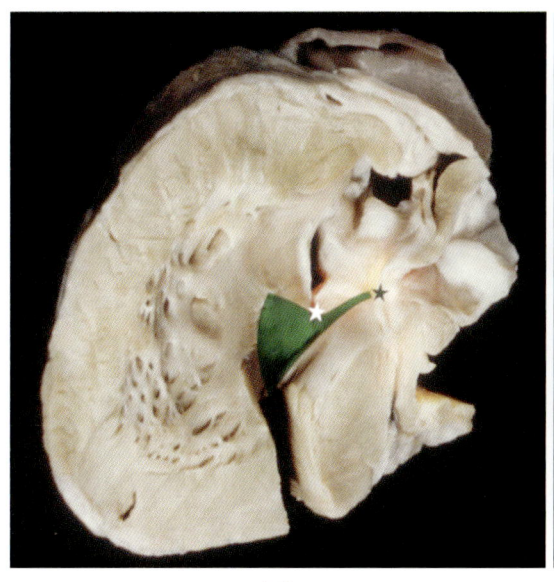

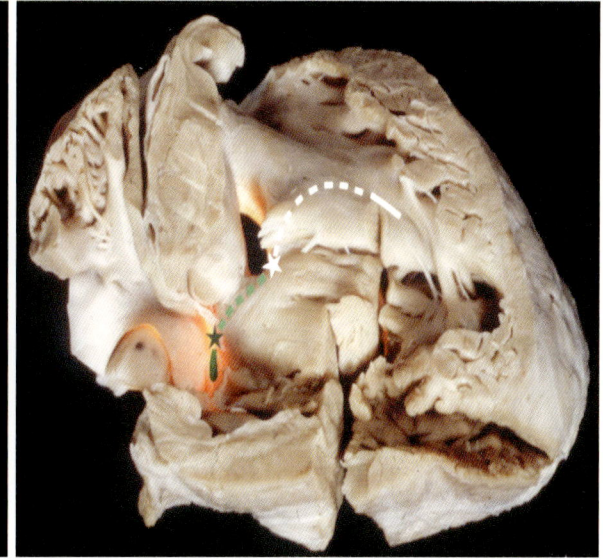

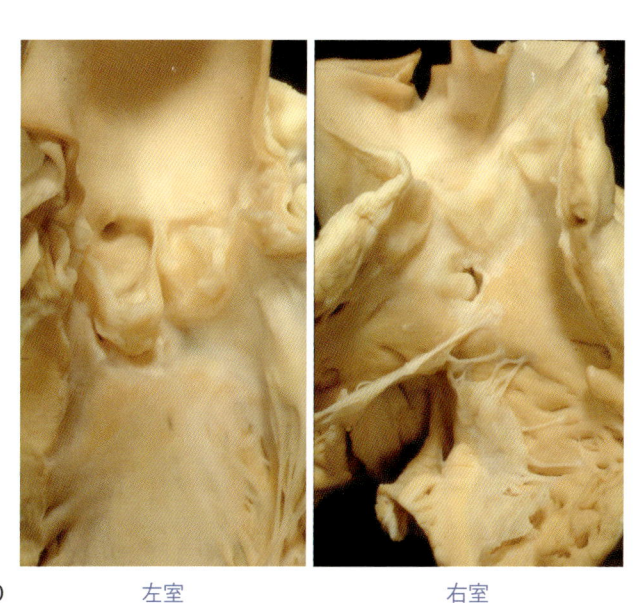

図 2-33　doubly committed subarterial VSD　　左室　　右室

　再構築像でみると，刺激伝導系はほぼ全工程にわたって VSD から離れているが，Bif B と右脚起始部だけが VSD 前下縁に露出している．これが総論で述べた「muscle bar があっても刺激伝導系がこれを越えてくる」代表例である(図 2-32)．

　Doubly committed subarterial VSD は上縁が両半月弁に接している．下縁は膜性中隔(MS)に達する場合もあるし，達しない場合もある．VSD が小さい場合は大動脈弁の逸脱[8]を伴うことがあるが，大きい VSD では稀である．

　VSD が小さい場合は相対的に大きな muscle bar が介在するため VSD が膜性中隔(MS)からも刺激伝導系からも離れ，MPC は VSD 下縁の muscle bar に付く(図 2-33)．

Ⅱ. 各論

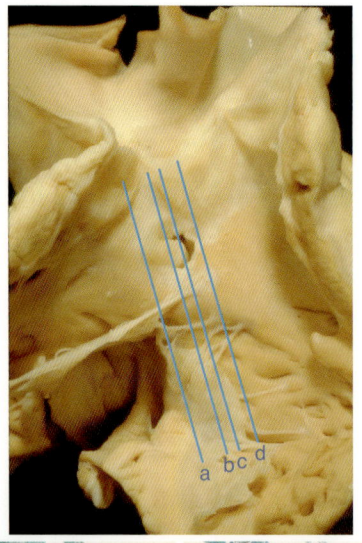

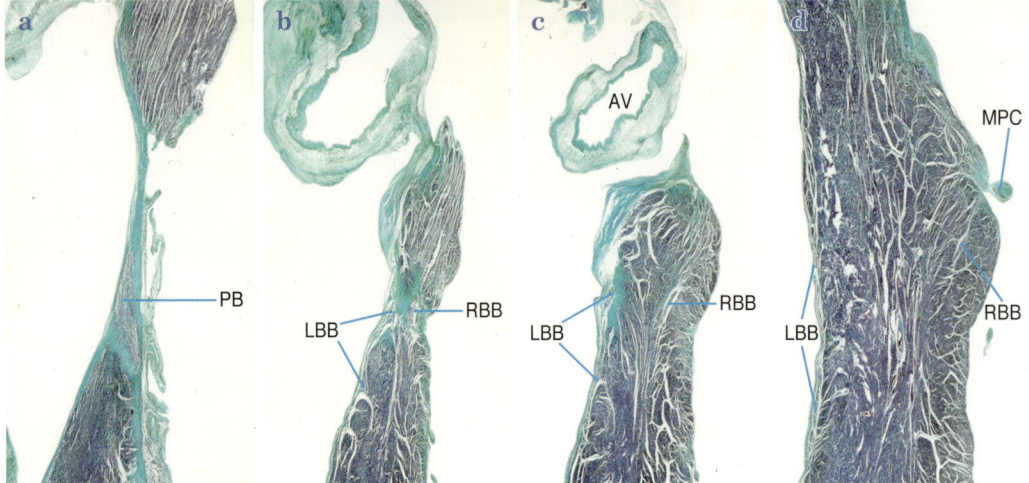

図 2-34　doubly committed subarterial VSD
刺激伝導系の組織像．AV：prolapsed aortic valve．他の略語は前出．

　大動脈弁の逸脱により VSD はさらに小さくなるが，この様子は左室側からみるとよくわかる．血行動態的に右室負荷はそれほど増えないので貫通束 (PB) は正常心と同様に MS 直下で心室中隔頂上にあり (図 2-34a)，分岐束 (Bif B)，左脚 (LBB)，右脚 (RBB) 起始部は muscle bar に圧縮された IVMS 直下にあり (図 2-34b)，LBB はそのまま心内膜下に扇状に分散し，右脚は薄い TSM に覆われて muscle bar 内を走行し (図 2-34c)，MPC の下で次第に右室側心内膜下に出てくる (図 2-34d)．再構築像でみると刺激伝導系は正常心に似た走行を示すが，右脚は TSM に薄く覆われ，Bif B は VSD から離れている (図 2-35)．

2. 心室中隔欠損

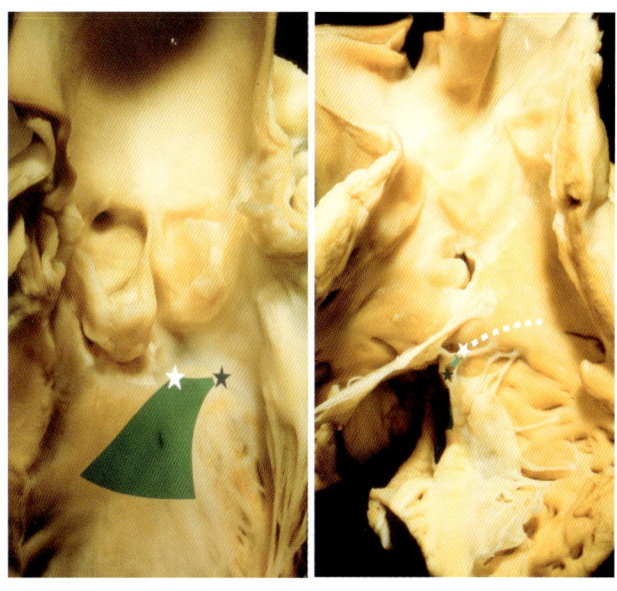

図 2-35 doubly committed subarterial VSD
刺激伝導系の再構築像．記号は図2-2と同様．

左室　　　　　　　　右室

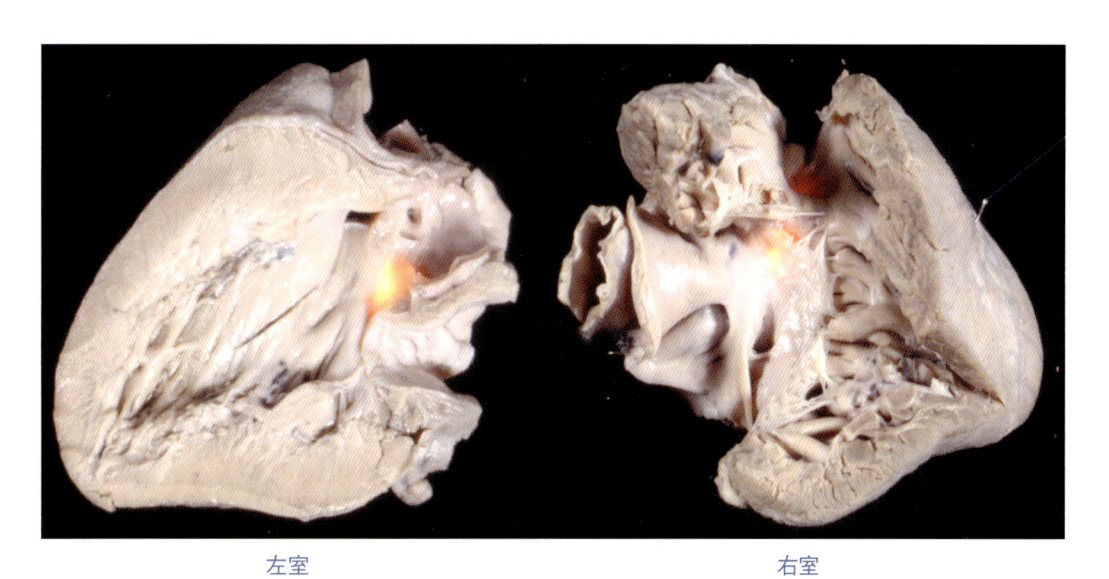

図 2-36 doubly committed subarterial VSD
房室間膜性中隔を透光している．

　大きな doubly committed subarterial VSD では大動脈弁の逸脱は生じない．血行動態的に右室圧容量負荷が増大するため TSM 後方伸展が発育し，心室間膜性中隔（IVMS）は消失し房室間膜性中隔（AVMS）も小さくなっている（図 2-36）．VSD 下縁の太い muscle bar は安全な縫合線として利用できる．PB は心室中隔頂上で AVMS 直下にあるが，IVMS はすでに TSM 後方伸展に覆われて消失し（図 2-37a），非貫通非分枝束（NPNBB）は心筋内走行し（図 2-37b），分岐束（Bif B）と右脚起始部は左側に寄り（図 2-37c），右脚は muscle bar 内を横切って右室側に向かう（図 2-37d）．再構築像でみると刺激伝導系が全工程にわたって VSD から離れているのがわかる（図 2-38）．厚い TSM 後方伸展が左室側にも顔を出すため IVMS は消失し，長めの NPNBB は左室側で心筋内走行し，右脚も muscle bar を貫通して右室側に出てくる．

II. 各論

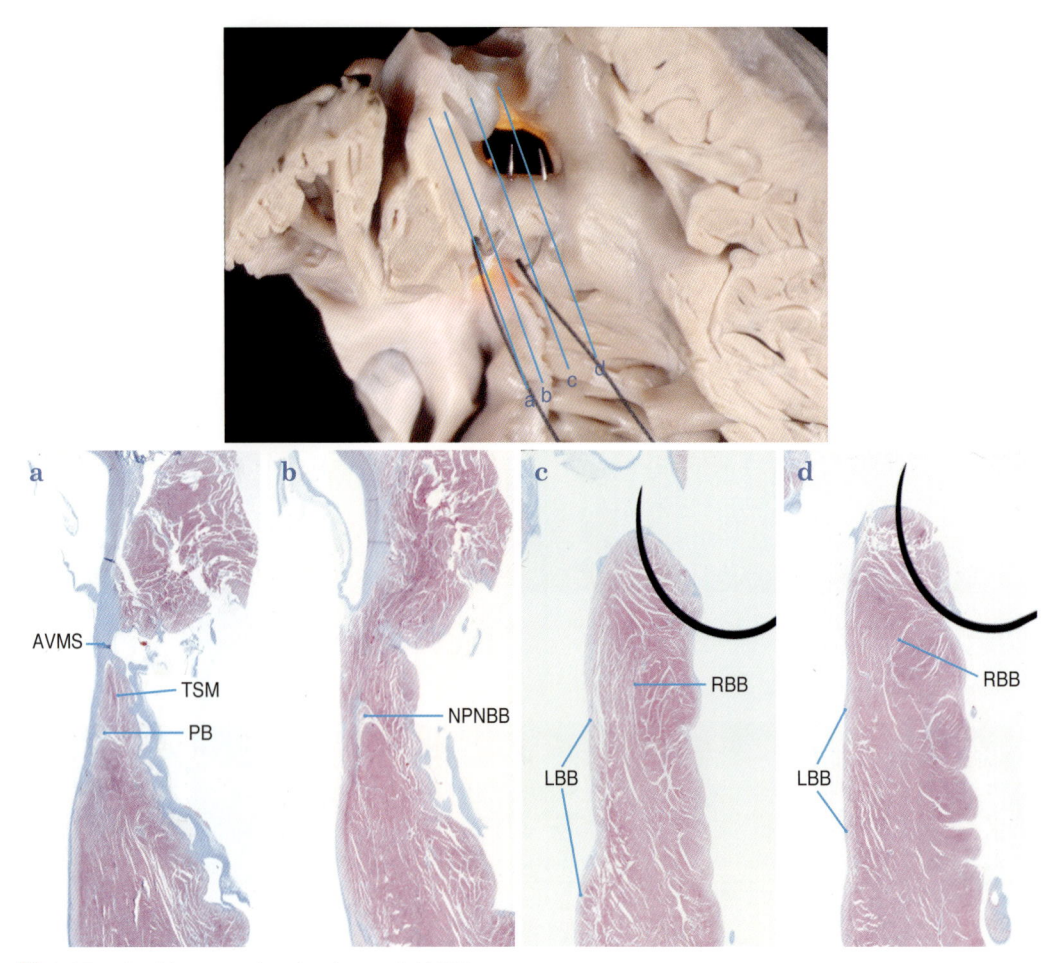

図 2-37 doubly committed subarterial VSD
刺激伝導系の組織像と縫合針．略語は前出．

左室   右室

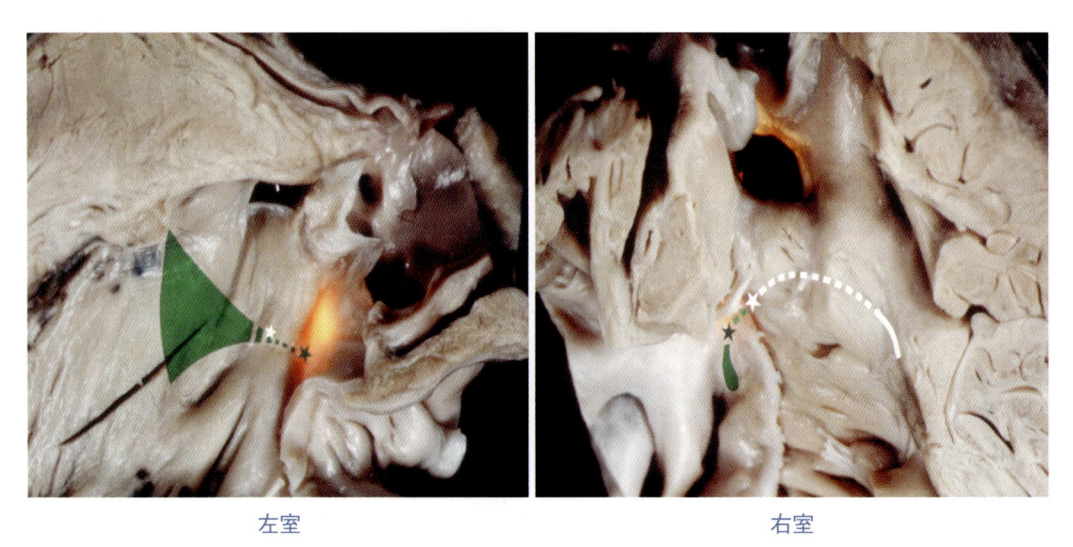

図 2-38 doubly committed subarterial VSD
刺激伝導系の再構築像．記号は図2-2と同様．

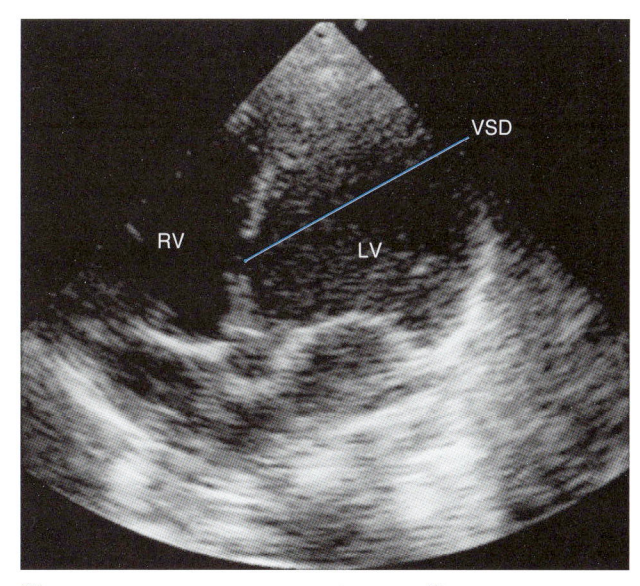

図 2-39　muscular inlet VSD のエコー像

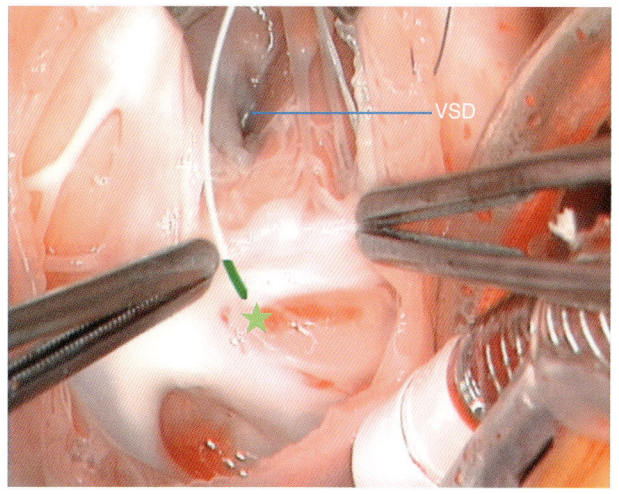

図 2-40　muscular inlet VSD（trans atrial surgeon's view）
図 2-59 と同じ症例．房室結節-貫通束は正常心と同様に Koch 三角頂上部にあり，分枝束-右脚が VSD 上縁を通る．
★：貫通束，緑線：分枝束，白線：右脚

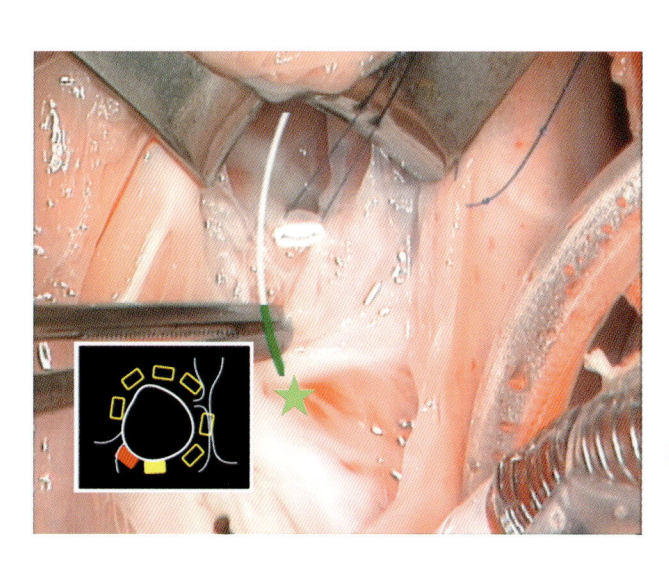

図 2-41　muscular inlet VSD（trans atrial surgeon's view）
VSD 上縁の心筋を慎重に縫合線として利用する．記号は図 2-40 と同じ．

　muscular inlet VSD（図 2-39）は珍しい形であるが，刺激伝導系は正常心に似ている（図 2-40）．ただし VSD 上縁を分枝束（BB）- 右脚（RBB）が通過するので，上縁での運針には細心の注意が必要である（図 2-41）．

まとめ

　VSD があっても Koch 三角頂上部の位置と形態は影響を受けない．

　Perimembranous VSD では貫通束(PB)と分枝束(BB)が VSD に接近するが，詳細な局所解剖はそれぞれの subtype により決まる．

　Inlet 型では PB は膜性中隔直下にあり VSD 後下縁に近い．大きい inlet 型では長い非貫通非分枝束(NPNBB)が下縁の表層を走行し，TSM 後方伸展は貧弱である．通常，右脚は VSD の前-下縁接合部で起始し，心内膜下の表層部を走行して三尖弁前乳頭筋基部に向かう．時にこの領域が TSM 後方伸展に覆われることがある．MPM 群(MPC)は上縁の流出路中隔に付くので刺激伝導系の目安にはならず，代わりに三尖弁中隔尖の最上端の腱索が右脚走行の目安になる．

　Trabecular 型では後下縁に小さな muscle rim の swing up がみられるが，PB を覆うほど十分ではないので刺激伝導軸は基本的に inlet 型に似ている．

　Outlet 型では TSM 後方伸展が発達し，心室間膜性中隔の遺残である membranous flap に融合する．そのため刺激伝導系主軸である PB-BB は左室側に寄り，VSD 下縁から離れる．しかしながら分岐枝(Bif B)は下縁に近づくので適切な注意が必要である．珍しい形として縦長の卵形をした outlet 型 VSD では TSM 後方伸展が十分発達していても心室間膜性中隔(IVMS)が圧縮され消失し，三尖弁前-中隔交連部直下の PB は VSD 後下縁に近くなることがある．それでも刺激伝導系主軸の他の部分は通常の outlet 型と同様に辺縁から離れている．

　Muscular VSD では膜性中隔方向に伸展しない限り，刺激伝導系主軸は VSD から離れている．膜性中隔方向に伸展して中心線維体(CFB)と VSD を隔てる muscle bar が小さい場合は刺激伝導系が接近するので注意が必要である．また，muscle bar が大きくても TSM の伸展方向によっては右脚が muscle bar を越えてくることがある．

　Doubly committed subarterial VSD も VSD の伸展方向が重要である．下縁が perimembranous 型の場合は perimembranous outlet 型に似てくる．muscle bar がある場合はその大きさと TSM 後方伸展程度が決定要因になる[5,7]．

文献

1. Soto B, Becker AE, Moulaert AJ, Lie JT, Anderson RH : Classification of ventricular septal defects. Br Heart J 1980 ; 43 : 332-343.
2. Milo S, Ho SY, Wilkinson JL, Anderson RH : Surgical anatomy and atrioventricular conduction tissues of hearts with isolated ventricular septal defects. J Thorac Cardiovasc Surg 1980 ; 79 : 244-255.
3. 黒澤博身，Becker AE：右脚の外科解剖．胸部外科 1982 ; 35 : 179-187.
4. 黒澤博身：刺激伝導系と VSD 分類法．臨床胸部外科 1983 ; 3 : 46-51.
5. Kurosawa H, Becker AE : Modification of the precise relationship of the atrioventricular conduction bundle to the margins of the ventricular septal defects by the trabecula septomarginalis. J Thorac Cardiovasc Surg 1984 ; 87 : 605-615.
6. Kurosawa H, Becker AE : Atrioventricular conduction in congenital heart disease. Surgical anatomy. Springer-Verlag. Tokyo, Berlin, New York 1987. P15-85.
7. Kurosawa H, Becker AE : The significance of the trabecular septomarginalis in modifying the surgical anatomy of the conduction bundle in subarterial and muscular outlet ventricular septal defect. Congenital Heart Disease: causes and processes. Edited by Nora, Takao. Futura. New York. 1984, pp579-589.
8. Tatsuno K, Konno S, Sakakibara S : Ventricular septal defect with aortic insufficiency. Angiocardiographic aspects and new classification. Am Heart J 1973 ; 85 : 13-21.

3 房室中隔欠損

　房室中隔欠損(atrioventricular septal defect：AVSD)は，胎生初期に心臓の中心部にある心内膜床(endocardial cushion)が欠損して生じる奇形と考えられたため，心内膜床欠損(endocardial cushion defect：ECD)と呼ばれた[1]．その後，心内膜床の消退について異なる見解がとられるようになり，できあがった心奇形の呼称に発生学的名称を使わないという考えに基づき，房室中隔欠損と呼ばれるようになり[2]，この呼称がRastelli以来の米国での呼び方 common atrioventricular canal (CAVC)[3,4] とともに，STS Database と ICD-11 に組み込まれる Nomenclature Working Group の short list と long list に掲載されるようになった[5]．

　本症の形態異常を引き起こす主因は心室中隔の scooping である(図2-42, 43)．Scooping した心室中隔縁に沿って房室弁が完全に付着すれば左右2つの房室弁(僧帽弁，三尖弁)が形成され，心房間交通(ASD)のみの部分型(不完全型)房室中隔欠損〔partial (incomplete) AVSD〕になる．房室弁が心室中隔に付着せず中空に漂う free floating 型になると左右房室弁に分離せず，共通房室弁(common AV valve)の形態になり心室間と心房間に交通(VSD, ASD)が残る完全型房室中隔欠損(complete AVSD)になる(図2-44)．したがって房室弁を取り去ると部分型か完全型か判別しにくく，左室流出路は両者とも goose neck 様に細長くなる．ただし，scooping は完全型の方が深いとされる[2,6]．Scooping の対側にあたる ASD (primary defect)上縁は tendon of Todaro が走行する．

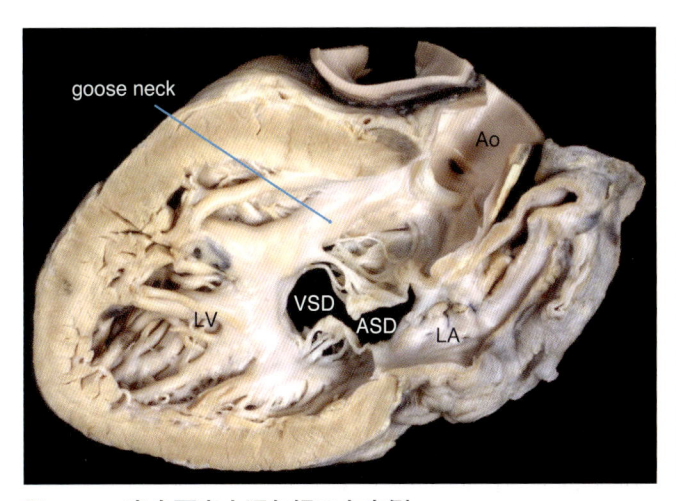

図 2-42　完全房室中隔欠損の左室側
scooping により左室流出路が細長い goose neck 様になる．free floating した共通房室弁により心室間交通(VSD)と心房間交通(ASD)に分かれる．略語は前出．

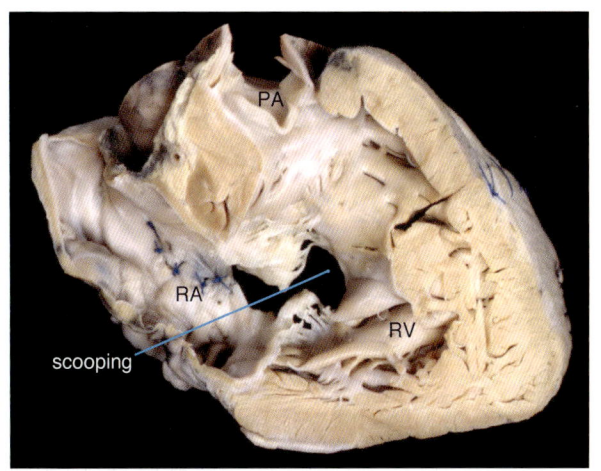

図 2-43　完全房室中隔欠損の右室側からみた scooping
スプーンでプリンやアイスクリームをすくったように心室中隔が掘られている．略語は前出．

II. 各論

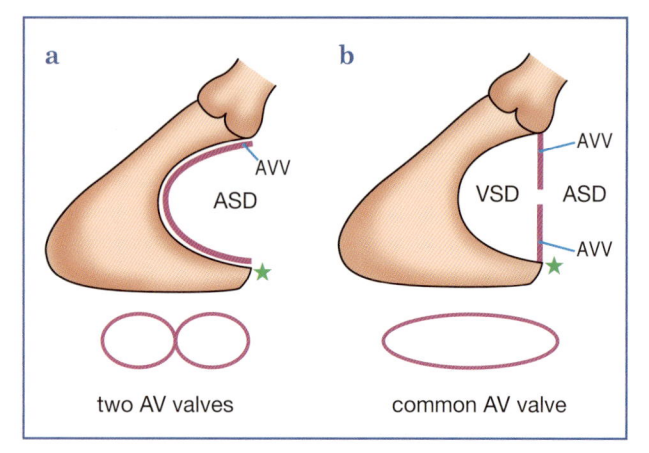

図 2-44　不完全型と完全型の相違点

部分型(不完全型：**a**)は房室弁(AVV：━━)が scooping した心室中隔頂上部に付着して房室弁が左右2つにわかれ(two AV valves)、心房間交通(ASD)のみになるが、完全型(**b**)では房室弁が free floating して共通房室弁(common AV valve)になり、ASD と心室間交通(VSD)が生じる．★：房室結節．

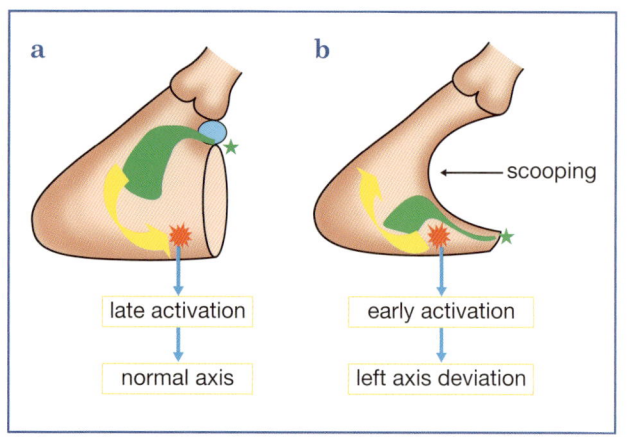

図 2-45　房室中隔欠損の左軸偏位

正常心(**a**)では心室中隔後下方が最後に興奮するが、房室中隔欠損(**b**)では同部が先に興奮して左軸偏位になる．

　Scooping に伴う刺激伝導系の特徴は房室結節の後方偏位と非貫通非分枝束(non-penetrating, non-branching bundle, NPNBB)の出現である[7]．I 章-3の図 1-13(22 ページ)に示したように NPNBB は Down 症にもみられ、本症と Down 症の類似点であり、本症が Down 症にしばしば合併することも合わせて発生学的因果関係が興味深い(79 ページ II 章-4 参照)．

　本症の電気生理学的特徴である心電図上の左軸偏位は scooping が原因である(図 2-45)．正常心では左脚が心室中隔上部から心尖部方向に広がり、心室中隔後下方が最後に興奮するが、本症では scooping により房室結節〔CN(AVN)〕-貫通束(PB)-NPNBB が後下方偏位するため心室中隔後下方が先に興奮して心電図で左軸偏位になる[8]．この電気生理学的特徴は形態異常に伴う本質的変化であり、手術によって変化するものではない[9]．もう1つの特徴である P-R 間隔の延長は結節間伝導時間が単純に延長するためであり、これも scooping に起因すると考えられている[10]．

　CN(AVN)は大動脈弁直下から離れて心臓後部にあり、冠静脈洞と posterior bridging leaflet の弁輪に隣接している(図 2-46a)．PB は心室中隔頂上部で posterior bridging leaflet 弁輪直下にあり、心室中隔頂上部の右側に刺入した第1針は PB から NPNBB への移行部の刺激伝導系中枢部から離れている(図 2-46b)．NPNBB はその後も posterior bridging leaflet の線維組織に包まれて心室中隔頂上部を走行するので右室側に刺入した第2針も十分に安全である(図 4-46c)．NPNBB の続きである分枝束(BB)も心室中隔頂上部にあり、posterior bridging leaflet の腱索を支えるために後方伸展してきた TSM に置いた第3針も安全である(図 2-46d)．

　刺激伝導系の再構築像を右室側からみると(図 2-47)、CN(AVN)は後方偏位し、PB も後方に寄っている．本症の冠静脈洞の位置はさまざまであるが、それには左右されず AV conduction axis は、常に心室中隔が AV junction、すなわち房室弁輪と交差するところにある[11]．長い NPNBB は欠損孔下縁に沿って心内膜下を走行し、共通後尖(posterior bridging leaflet)最先端の腱索を越えて分岐束(Bif B)になり、右脚(RBB)へ移行する．この際、右脚は共通前尖(anterior bridging leaflet)最下端の腱索(正常心の MPC に類似)には届かない．左室側からみると(図 2-47)、共通後尖腱索が付着する欠損孔後下縁に沿って長い NPNBB が走行しており、心室中隔後下部が最初に興奮して左軸偏位になるのがよく理解できる(図 2-45)．

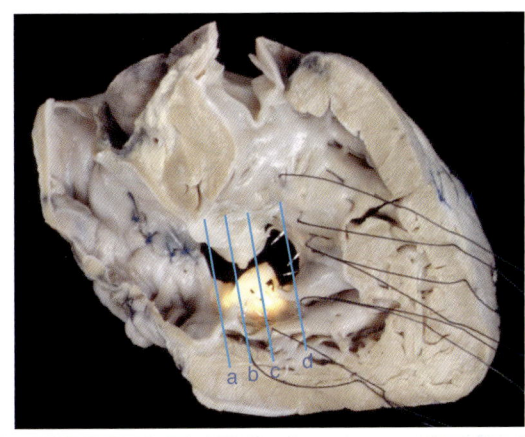

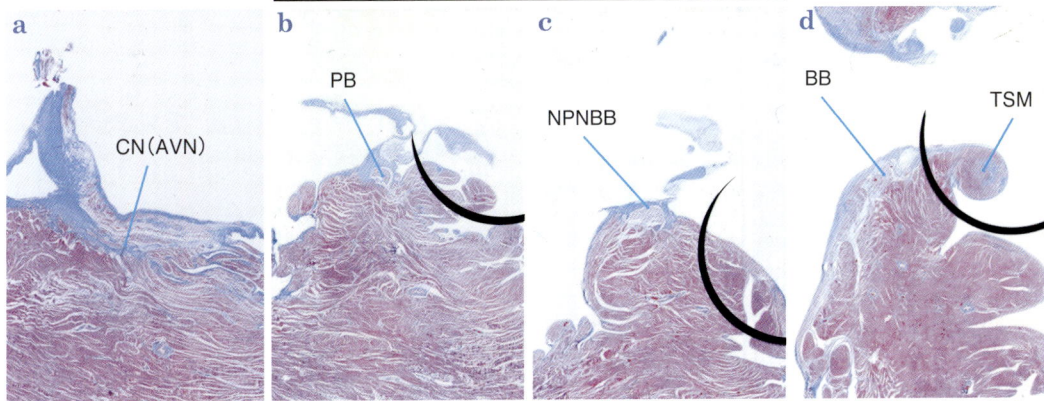

図 2-46　完全型房室中隔欠損の刺激伝導系と縫合針
a：房室結節（CN，AVN）．b：PB を避ける縫合針．c：NPNBB を避ける縫合針．d：TSM を使って BB-Bif B を避ける縫合針．

　VSD パッチの連続縫合は scooping した欠損孔の前縁から始めるが，ここは右脚からも離れ，最も安全な領域である（図 2-48）．右脚に近づいたら想定右脚線と平行に刺入-刺出して右脚ブロック回避に努める（図 2-49：図 2-46d に相当）．Bif B 付近の損傷は二枝ブロックの原因になるので刺出点が辺縁から 2〜3 mm は離れるように慎重に縫合を進める（図 2-50：図 2-46c に相当）．縫合糸 d-c で右脚を越えるが，パッチがマットレスの役割を果たすので右脚への圧力が減じて右脚ブロックを避けることが可能になる．NPNBB の損傷は完全房室ブロックになるので共通後尖の下では辺縁から 2〜4 mm 離れながら細かい腱索の間を進み，右側後方の弁輪に到達する（図 2-51：図 2-46b に相当）．

　"人"字縫合法（upside-down 'Y'）では，完全型に対する two patch 法の VSD 縫合線は共通後尖の右側（三尖弁）弁輪に向かい，ASD 縫合線は共通後尖の左側（僧帽弁）弁輪に向かう．そのため両者が"人"字（逆 Y 字）型になる（図 2-52）．完全型の ASD 縫合線は VSD パッチ上縁の前半部分で結節縫合糸を共有し，共通前尖と共通後尖の一部をサンドイッチ状に挟む形になる．部分型の ASD パッチの結節縫合糸は前半部分では三尖弁中隔尖側におき，後半部分は心室中隔を跨いで僧帽弁側に渡り，水平マットレス 2 針を僧帽弁尖におき，心室中隔から離れたところで僧帽弁輪そのものに水平マットレス 2〜3 針おいてから欠損孔上縁〔一次中隔の下縁（inferior lim）で tendon of Todaro が走行している〕の連続縫合に移る（図 2-52a）．心室中隔を跨いで僧帽弁に渡るところで CN（AVN）-PB と NPNBB に近づくので注意する．この点，完全型では ASD パッチ縫合線は VSD パッチを介して NPNBB が走る欠損孔後下縁から十分に離れているので安

Ⅱ. 各論

左室　　　　　　　　　　　　　　　　　　　　　右室

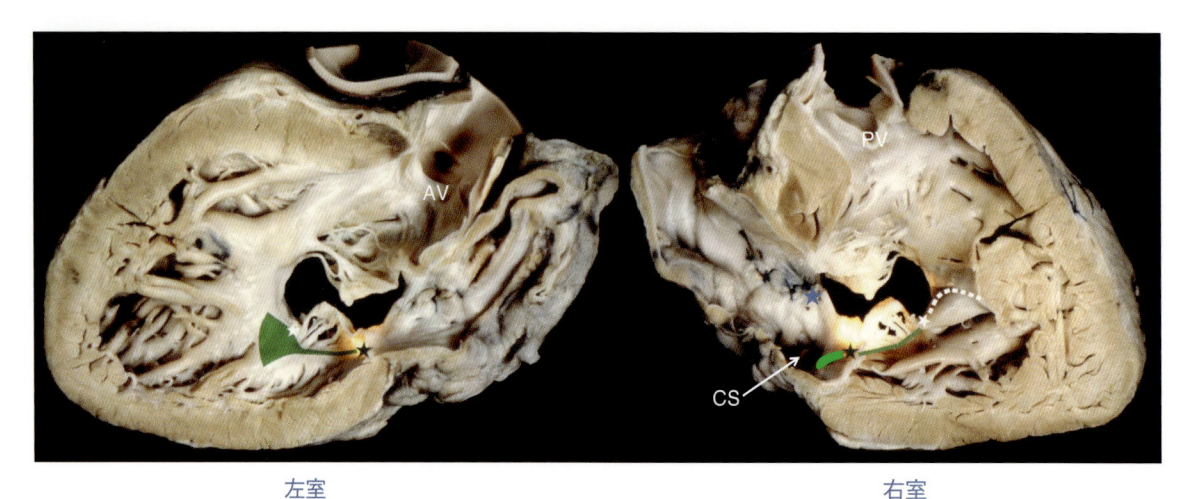

図 2-47　完全型房室中隔欠損 刺激伝導系の再構築像
右室側からみると房室結節が冠静脈洞に近く，左室側からみると刺激伝導系が大動脈弁から遠く離れているのがわかる．青の星：正常心における PB の位置，しずく状の緑：後方偏位した CN（AVN），緑の星：PB，緑線：NPNBB，白の星：Bif B，白点線：心内膜下走行の RBB，緑扇：LBB，略語は前出．

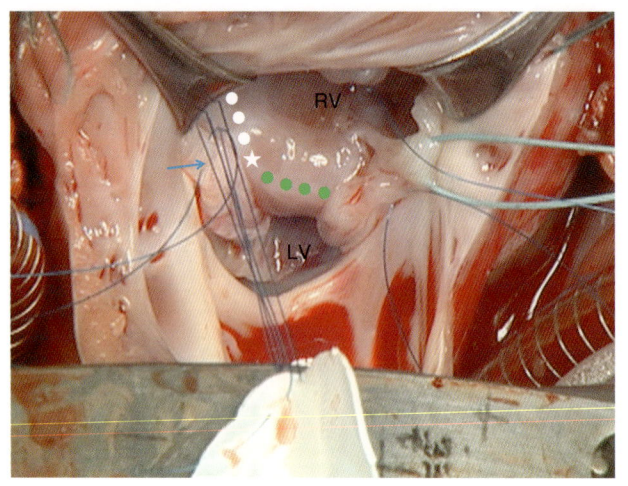

図 2-48　scooping した VSD 前縁の縫合糸（青矢印）
右脚前方の最も安全な領域．●：NPNBB，☆：Bif B，○：RBB．略語は前出．

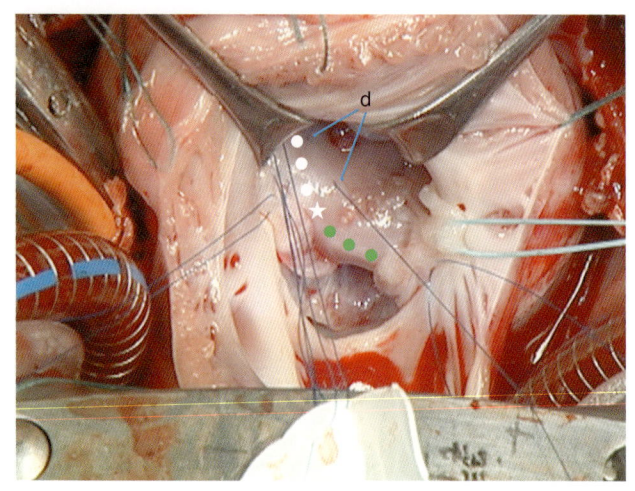

図 2-49　右脚を避ける縫合糸 d（図 2-46d に相当）．
記号は図 2-48 と同様．

全である．"人"字縫合法で生じた共通後尖の三角部分は左室−右房間の膜性中隔と同様の位置づけになる．

"人"字縫合法により，PB を含む房室伝導路中枢部の損傷を避けるとともに冠静脈洞（CS）を右房側に還流することができ(図 2-53)，僧帽弁輪に沿う ASD パッチ縫着線が僧帽弁輪固定リングの役割も兼ねる．すなわち"人"字縫合法は一石三鳥の方法である．冠静脈洞を左房側に還流させる縫合線は transitional cell zone（TZ）を損傷する可能性があり，推奨できない．

完全型の VSD 閉鎖により生じた僧帽弁側の裂隙（cleft）は安全に閉鎖できるが，部分型では cleft 基部が心室中隔頂上部に近いので NPNBB の損傷に注意が必要である．

3. 房室中隔欠損

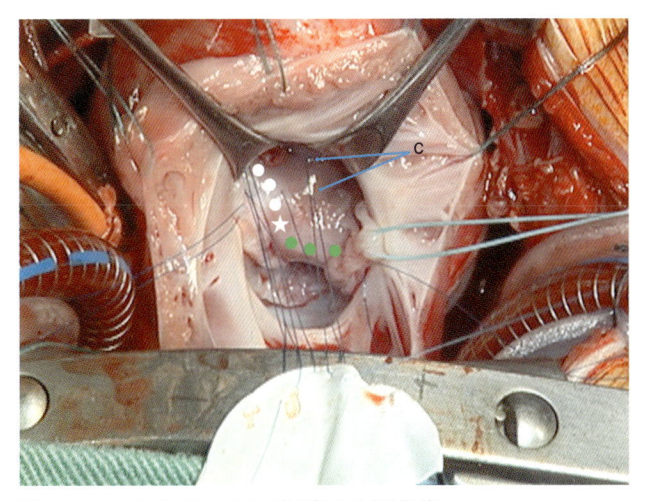

図 2-50　Bif B-NPNBB を避ける縫合糸 c
（図 2-46-c に相当）
記号は図 2-48 と同様.

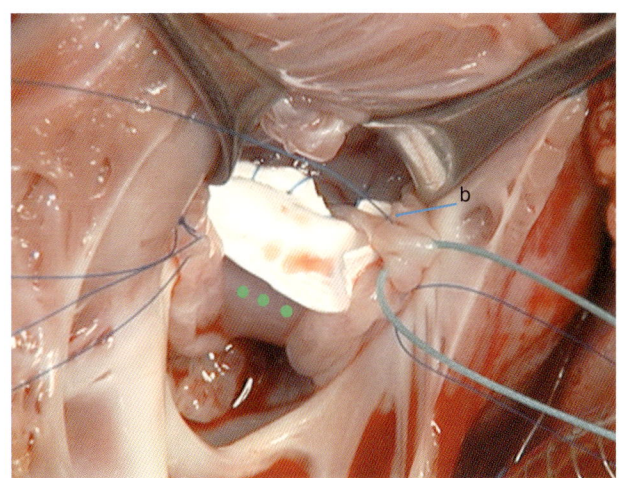

図 2-51　NPNBB を避ける縫合糸 b（図 2-46b に相当）
パッチは共通後尖の右側腱索の下をくぐらせる．記号は図 2-48 と同様.

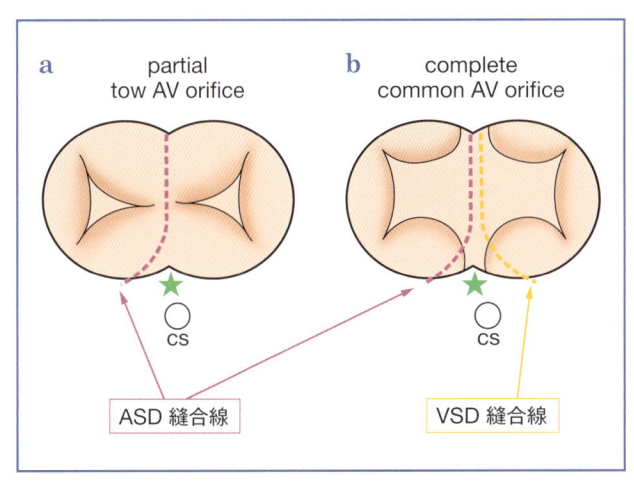

図 2-52　"人"字縫合法（upside-down 'Y'）
★：房室結節．略語は前出.

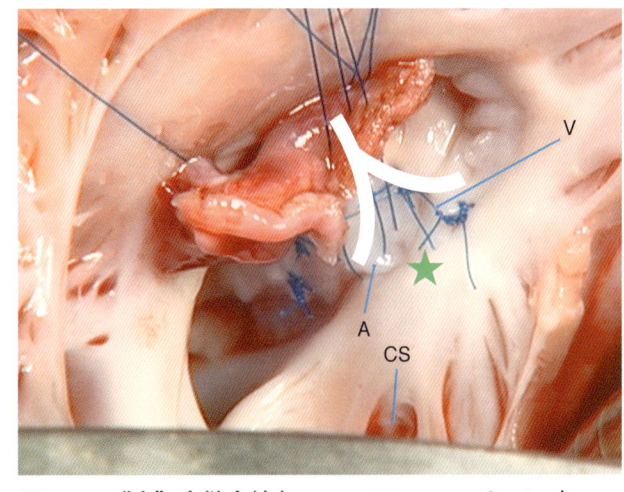

図 2-53　"人"字縫合線（trans atrial surgeon's view）
ゴアテックッスパッチによる VSD 縫合線（V）と自己心膜パッチによる ASD 縫合線（A）が"人"字型を作り，CN（AVN）-PB（★）の損傷を避け，冠状脈洞（CS）を右房側に還流させる.

文献

1. Van Mierop LH, Alley RD, Hausel HW, Stranahan A : The anatomy and embryology of endocardial cushion defects. J Thorac Cardiovasc Surg 1962 ; 43 : 71-83.
2. Becker AE, Anderson RH : Atrioventricular septal defects: What's in a name? J Thorac Cardiovasc Surg 1982 ; 83 : 461-469.
3. Rastelli GC, Weidman WH, Kirklin JW : Surgical repair of the partial form of persistent common atrioventricular canal, with special reference to the problem of mitral valve incompetence. Circulation 1965 ; 31 : SUPPL 1 : 31-35.

4. Rastelli G, Kirklin JW, Titus JL : Anatomic observations on complete form of persistent common atrioventricular canal with special reference. Mayo Clin Proc. 1966 ; 41 : 296-308.
5. Jacobs JP, Mavroudis C, Jacobs ML, Maruszewski B, Tchervenkov CI, Lacour-Gayet FG, Clarke DR, Yeh T Jr, Walters HL 3rd, Kurosawa H, Stellin G, Ebels T, Elliott MJ ; STS Congenital Database Taskforce; Joint EACTS-STS Congenital Database Committee : What is operative mortality? Defining death in a surgical registry database : a report of the STS Congenital Database Taskforce and the Joint EACTS-STS Congenital Database Committee. Ann Thorac Surg 2006 ; 81 : 1937-1941.
6. Anderson RH, Neches WH, Zuberbuhler JR, Penkoske PA : Scooping of the ventricular septum in atrioventricular septal defect. J Thorac Cardiovasc Surg 1988 ; 95 : 146.
7. Kurosawa H, Becker AE : Atrioventricular conduction in congenital heart disease. Surgical anatomy. Springer-Verlag. Tokyo, Berlin, New York, 1987 ; p87-96.
8. Feldt RH, DuShane JW, Titus JL : The atrioventricular conduction system in persistent common atrioventricular canal defect : correlations with electrocardiogram. Circulation 1970 ; 42 : 437-444.
9. Goodman DJ, Harrison DC, Cannom DS : Atrioventricular conduction in patients with incomplete endocardial cushion defect. Circulation 1974 ; 49 : 631-637.
10. Waldo AL, Kaiser GA, Bowman Jr FO, Malm JR : Etiology of prolongation of the P-R interval in patients with an endocardial cushion defect. Further observations on internodal conduction and the Polarity of the Retrograde P Wave. Circulation 1973 ; 48 : 19-26.
11. Ho SY, Gerlis LM, Toms J, Lincoln C, Anderson RH : Morphology of the posterior junctional area in atrioventricular septal defects. Ann Thorac Surg 1992 ; 54 : 264-270.

4 Down 症候群：Trisomy 21

　Down 症には，心室中隔欠損（VSD）や房室中隔欠損（AVSD）が高頻度に合併する．STS Database によれば[1]，Down 症の VSD 閉鎖術は non-Down の VSD 閉鎖術より完全房室ブロックの発生率が高いといわれており，Down 症の刺激伝導系に特異性がある可能性がある．完全型 AVSD と Down 症の組み合わせが多い点に注目し，両者の発生機序に共有点があるのではないかと考え，中隔欠損のない intact septum Down 症 5 例の刺激伝導系を調べた．Down 症の膜性中隔は心室中隔の scooping を覆う形でいずれの症例も正常心より大きかった（図 2-54）．図 1-13（22 ページ）に示したように，5 例すべてが，AVSD ほど長くはないが，非貫通非分枝束（NPNBB）を有していた．組織像でみると心室中隔の scooping を覆う大きな膜性中隔（MS）の直下で，心室中隔頂上部に NPNBB がある（図 2-55）．NPNBB の長さと膜性中隔の面積を組織像の 2 次元構築より正確に算出して比較すると r＝0.87 という高い正の相関が得られた（図 2-56）．これは心室中隔の scooping が大きいほど NPNBB が出現し，その長さも長くなる傾向にあることを示しており，Down 症と AVSD の合併発生機序の解明に役立つ所見と考えられる．

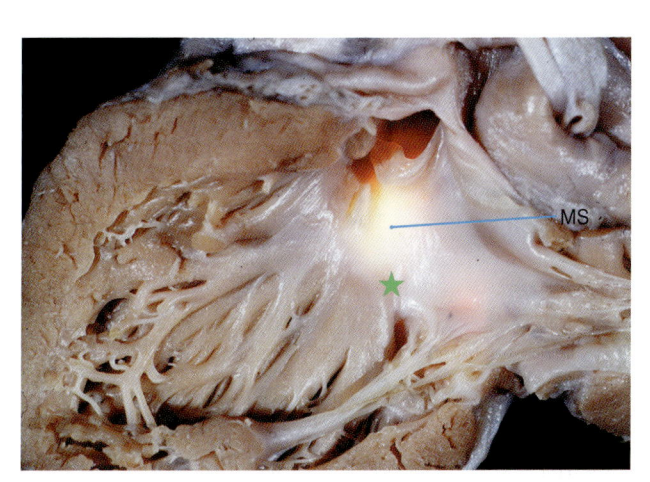

図 2-54　Down 症の左室
心室中隔の scooping がみられ，大きな膜性中隔（MS：右室側から透光）に覆われて intact septum になっている．貫通束（PB：★）は後下方に偏位し，大動脈弁から離れる．

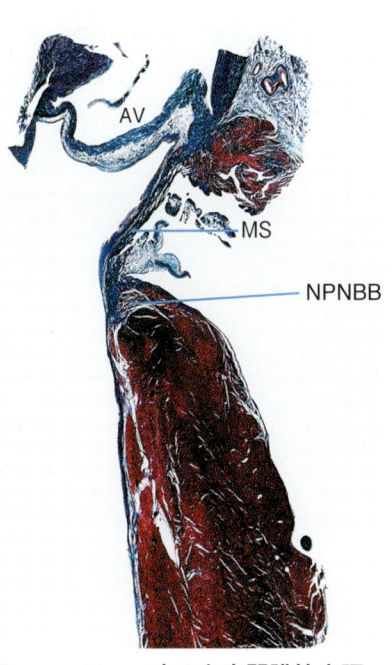

図 2-55　Down 症の心室間膜性中隔
心室中隔頂上部にある NPNBB は大きな膜性中隔（MS）により大動脈弁（AV）から離されている．

II. 各論

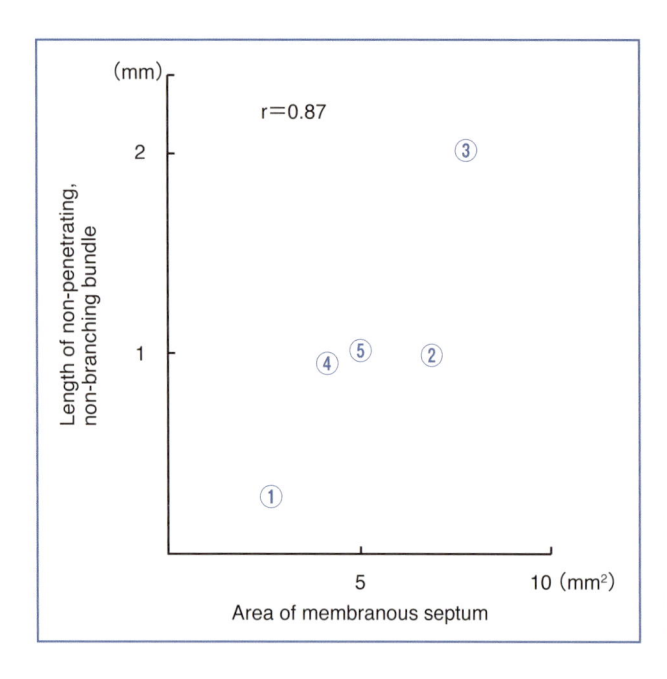

図 2-56 Down 症の膜性中隔の面積と NPNBB の長さの対比
膜性中隔の面積と NPNBB の長さは高い正の相関を示している.
①〜⑤は図 1-13 の Case 1〜5.

　Down 症の発生機序については第 21 染色体上で 2 つの遺伝子 DSCR1, DYRK1A が NFATc 転写因子を阻害することが関与しているといわれ[2], この機序が本症における先天性心疾患の高頻度の合併に関係している可能性がある[3]. 一方, Down 症に合併する先天性心疾患の発生には本症に特有の cytosolic superoxide dismutase (SOD-1) は関与していないともいわれている[4].

　心内膜床の発達消退や scooping と刺激伝導系異常の関係, および Down 症と先天性心疾患の関係の解明は今後の課題である[5,6].

文献

1. Fudge JC Jr, Li S, Jaggers J, O'Brein SM, Peterson ED, Jacobs JP, Welke KF, Jacobs ML, Li JS, Pasquali SK : Congenital heart surgery outcomes in Down syndrome: analysis of a national clinical database. Pediatrics 2010 ; 126 : 315-322.
2. Arron JR, Winslow MM, Polleri A, Chang CP, Wu H, Gao X, Neilson JR, Chen L, Heit JJ, Kim SK, Yamasaki N, Miyakawa T, Francke U, Graef A, Crabtree GR : NFAT dysregulation by increased dosage of DSCR1 and DYRK1A on chromosome 21. Nature 2006 ; 441, 595-600.
3. Korbel JO, Tirosh-Wagner T, Urban AE, Chen XN, Kasowski M, Dai L, Grubert F, Erdman C, Gao MC, Lange K, Sobel EM, Barlow GM, Aylsworth AS, Carpenter NJ, Clark RD, Cohen MY, Doran E, Falik-Zaccai T, Lewin SO, Lott IT, McGillivray BC, Moeschler JB, Pettenati MJ, Pueschel SM, Rao KW, Shaffer LG, Shohat M, Van Riper AJ, Warburton D, Weissman S, Gerstein MB, Snyder M, Korenberg JR : The genetic architecture of Down syndrome phenotypes revealed by high-resolution analysis of human segmental trisomies. Proc Natl Acad Sci USA 2009 ; 106 : 12031-12036.
4. Akinci O, Mihci E, Tacoy S, Kardelen F, Keser I, Aslan M : Neutrophil oxidative metabolism in Down syndrome patients with congenital heart defects. Environ Mol Mutagen. 2010 ; 51 : 57-63.
5. Kumai M, Nishii K, Nakamura K, Takeda N, Suzuki M, Shibata Y : Loss of connexin45 causes a cushion defect in early cardiogenesis. Development 2000 Aug ; 127(16) : 3501-3512.
6. Nishii K, Kumai M, Egashira K, Miwa T, Hashizume K, Miyano Y, Shibata Y : Mice lacking connexin45 conditionally in cardiac myocytes display embryonic lethality similar to that of germline knockout mice without endocardial cushion defect. Cell Commun Adhes 2003 Jul-Dec ; 10(4-6) : 365-369.

5 Ebstein 奇形

　Ebstein 奇形は三尖弁の中隔尖と後尖が心室中隔に沿って右室内に落ち込んだ奇形である．弁尖の落ち込みにより残された部分は電気生理学的には右室であるが血行動態的には右房になっており，"右房化右室(atrialized right ventricle：ARV)" と呼ばれる．

　ARV の出現は房室関係を形態的にも機能的にも大きくゆがめるため，さまざまな異変を生じている．その代表が三尖弁の変形と房室間刺激伝導系の変化である．三尖弁の変形には閉鎖不全，狭窄，稀に閉鎖があり[1,2]，血行動態的破綻の程度もさまざまである．これらに対して種々の外科的治療が試みられてきた．代表的なものは弁輪形成の Hardy 法[3]，ARV を切除または縫縮して大きな前尖だけの一弁(monocusp 化)にする Danielson 法[4〜6]，ARV を縫縮し三尖弁を本来の位置に戻す Carpentier 法[7]，新生児重症例に対して三尖弁を閉鎖して Fontan 手術に向かう Starnes 法[8]，そして弁置換である．しかし軽〜中症例はともかくとして[6]，重症例に対する "corrective surgery" は症状の改善は得られるが "palliative surgery" の意義しかないとも言われ[9]，治療困難例が多い．

　刺激伝導系と周辺形態も ARV の出現により影響を受ける．三尖弁中隔尖弁輪の落ち込み・偏位により心室間膜性中隔(IVMS)が縮小，消失し，逆に房室間膜性中隔(AVMS)が大きくなる．この AVMS と本来の三尖弁中隔尖弁輪との接合線が左室側では AVMS と心室中隔頂上部との接合線になっているのも本症の特徴である．本来の弁輪と AVMS により形成される Koch 三角頂上部にある貫通束(PB)は AVMS の下縁と本来の弁輪の接合線，すなわち左室側では AVMS と心室中隔頂上部との接合線に沿って分枝束(BB)になり，直ちに分岐束(Bif B)-右脚(RBB)に移行する．AVMS 下縁で分岐した右脚は偏位した中隔尖弁輪の流出路側にある薄い TSM 後方伸展の心内膜下を三尖弁前乳頭筋基部に向かって走行する．新生児，乳児では心内膜下走行する右脚を肉眼的に確認できることがある．時にこの右脚が低形成または欠損することもある[10]．このような形態変化のため ARV の中は刺激伝導系が走行しないので縫縮や切除が可能である．一方，Mahaim fibers として知られる nodoventricular fibers や fasciculoventricular fibers[11]，あるいは Kent 束などの accessory pathway を伴うことが多く，上室性頻脈や WPW 症候群を合併しやすいため，これらに対して種々の外科治療やカテーテル治療[12〜15]が試みられてきた．

Ⅱ. 各論

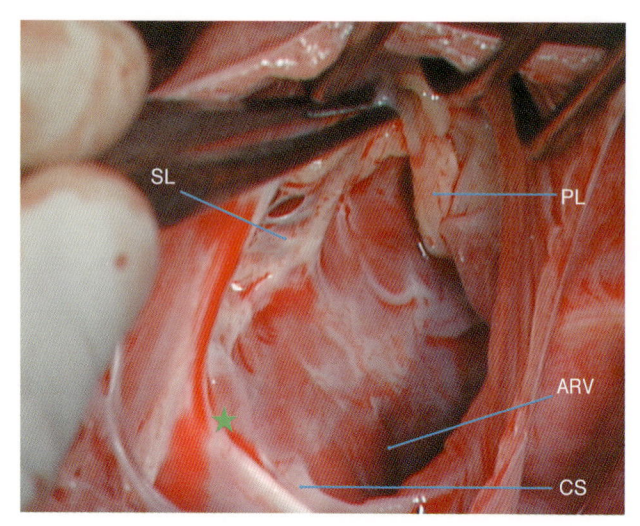

図 2-57　Ebstein 奇形の右心室
SL：偏位した三尖弁中隔尖，PL：偏位した後尖，ARV：右房化右室，CS：冠静脈洞，★：貫通束(PB)．

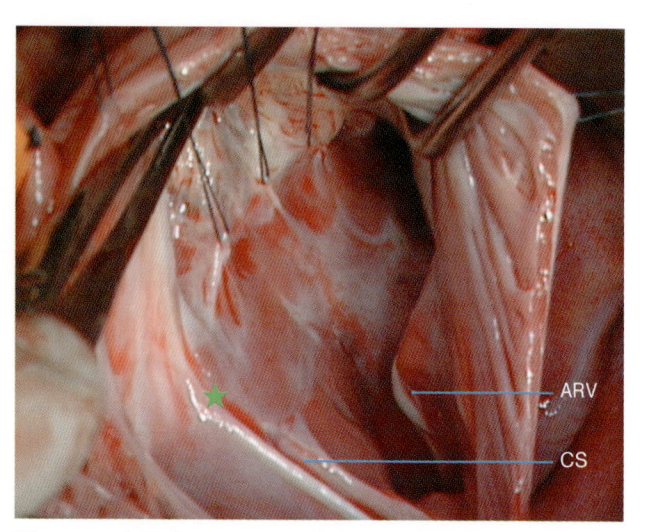

図 2-58　中隔尖にかけた支持糸
略語は前出．

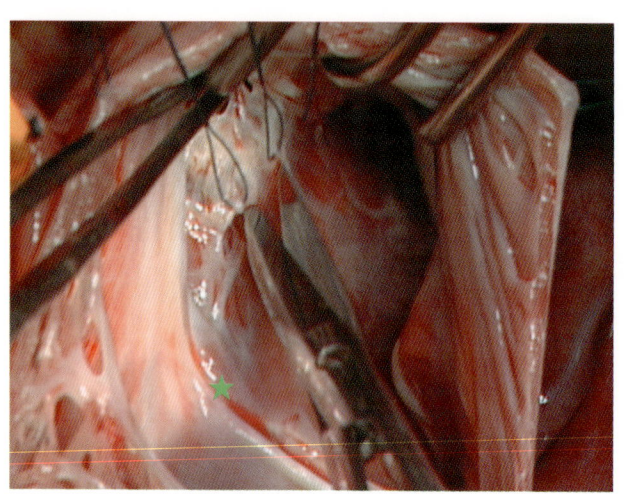

図 2-59　中隔尖の切離

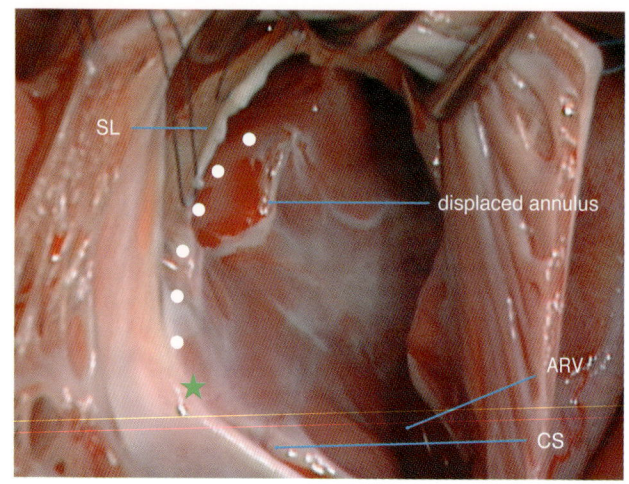

図 2-60　中隔尖の切離
displaced annulus：偏位した弁輪，○：右脚，他の略語は前出．

　Carpentier 法での注意点を以下に示す．右房を展開すると冠静脈洞(CS)に隣接する大きな ARV がみえ，三尖弁中隔尖(SL)は流出路側に偏位して CS から離れる(図 2-57)．房室間刺激伝導系の PB は通常よりも CS に接近しているが，これは ARV が CS を中心線維体(CFB)方向に押しやる形になり，CS が相対的に CFB に近づくためである．
　まず中隔尖(SL)に支持糸をおき，これを引き上げながら中隔尖を切離する(図 2-58～60)．中隔尖を切離して見える心室中隔を偏位した弁輪に沿って右脚が前乳頭筋に向かう(図 2-60)．次いで後尖(PL)を ARV に隣接する弁輪から切離する(図 2-61, 62)．この際，後尖の strut chordae も丁寧に切離し，弁輪から遊離させる(図 2-63)．ARV の縫縮は縦方向に連続縫合で行い，補強のためにプレジェット糸による結節縫合をおく(図 2-64, 65)．

82

5. Ebstein 奇形

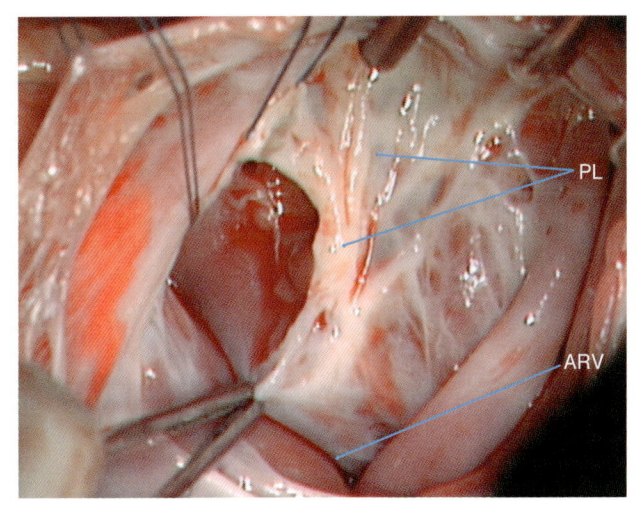

図 2-61 後尖の切離
略語は前出.

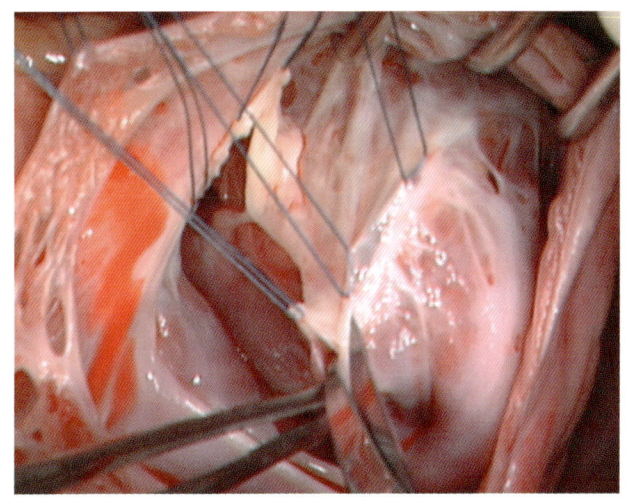

図 2-62 後尖の切離

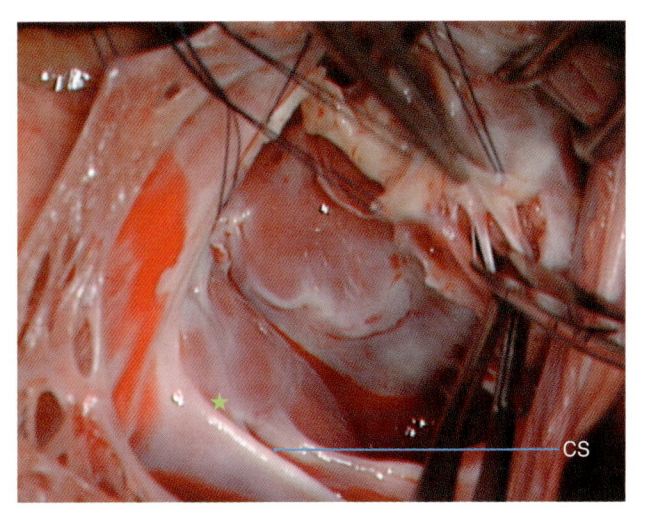

図 2-63 後尖の strut chordae の切離
略語は前出. ★：PB.

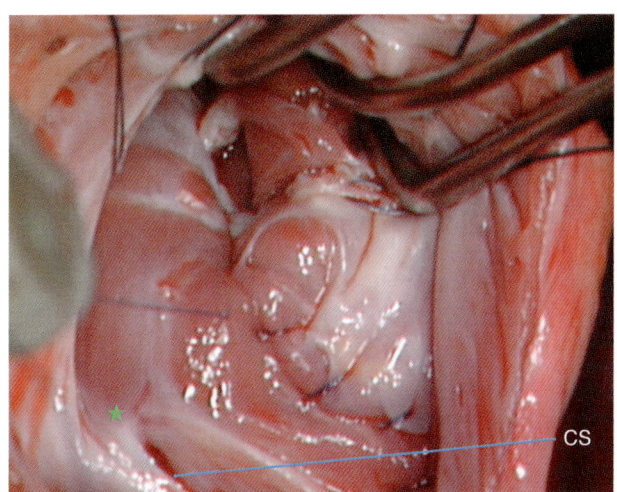

図 2-64 右房化右室の連続縫合
略語は前出. ★：PB.

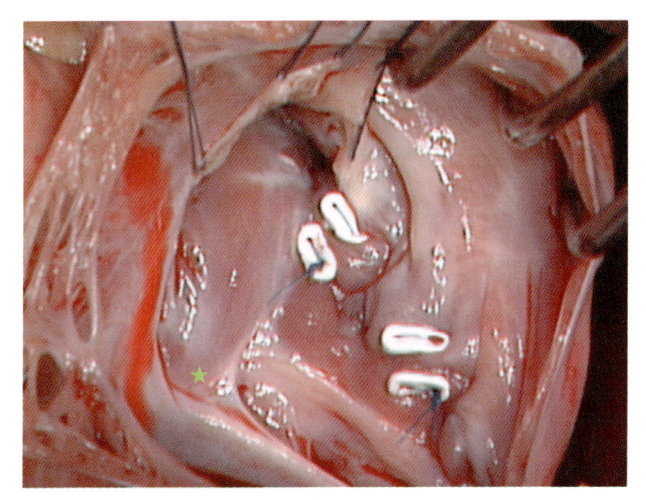

図 2-65 右房化右室縫縮の補強
プレジェット糸で連続縫合を補強する. ★：PB.

Ⅱ. 各論

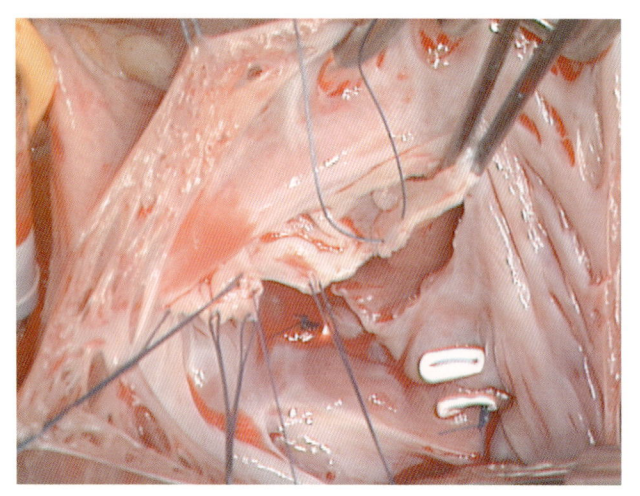

図 2-66 後尖の縫着

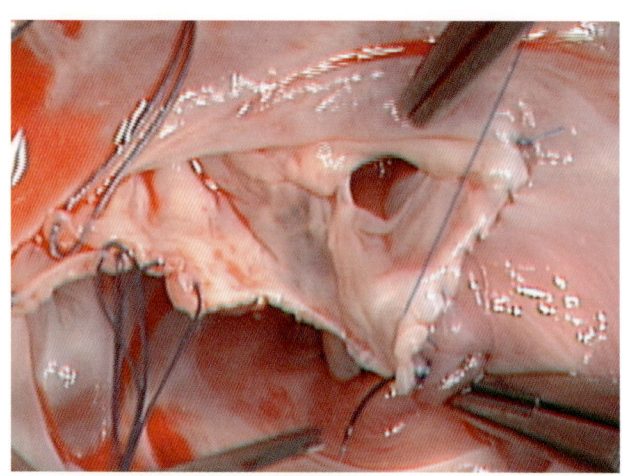

図 2-67 本来の弁輪への縫着

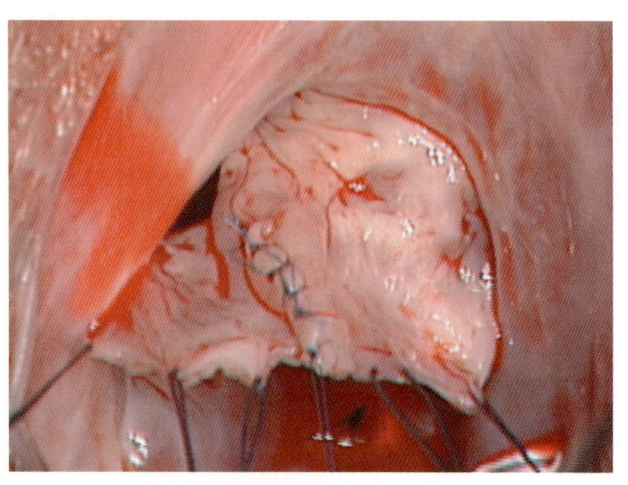

図 2-68 中隔尖と後尖の縫合

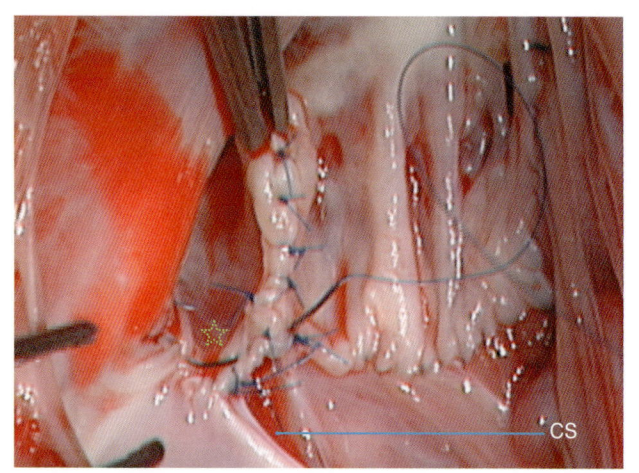

図 2-69 中隔尖の冠静脈洞前縁への縫着
☆：弁尖の裏にある PB，他の略語は前出．

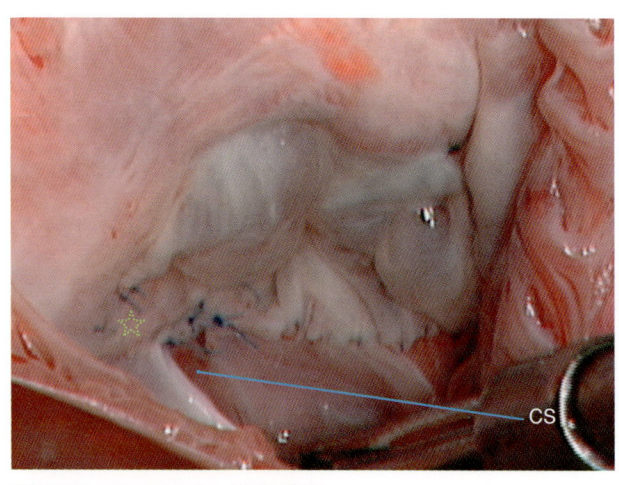

図 2-70 Carpentier 法の終了
PB は中隔尖縫着線の右室側にある．水試験で coaptation は良好．☆：弁尖の裏にある PB，他の略語は前出．

84

次に，後尖を右房側に移動して本来の弁輪に縫着する．この際，縫縮された ARV をすべて右室側に入れることもあれば(図 2-66, 67)，縫着線が縫縮された ARV を横切る場合もある．最後に中隔尖と後尖を縫合して本来の弁輪に縫着するが，この場所は CS の前縁に相当するので PB が新三尖弁の右室側に入る(図 2-68, 69)．これらの一連の手技が終了すると三尖弁機能が回復し，良好な coaptation が得られる(図 2-70)．

●●●● 文献

1. Lev M, Liberthson RR, Joseph RH, Sten CE, Eckner FA, Kunske RD, Miller RA : The pathologic anatomy of Ebstein's disease. Arch Pathol 1970 ; 90 : 334-343.
2. Anderson KR, Zuberbuhler JR, Anderson RH, Becker AE, Lie JT : Morphologic spectrum of Ebstein's anomaly of the heart : a review. Mayo Clin Proc 1979 ; 54 : 174-180.
3. Hardy KL, May IA, Webster CA, Kimball KG : Ebstein's anomaly : A functional concept and successful definitive repair. J Thorac Cardiovasc Surg 1964 ; 48 : 927-940.
4. McFaul RC, Davis Z, Giuliani ER, Ritter DG, Danielson GK : Ebstein's malformation. Surgical experience at the Mayo Clinic. J Thorac Cardiovasc Surg 1976 ; 72 : 910-915.
5. Danielson GK, Fuster V : Surgical repair of Ebstein's anomaly. Ann Surg. 1982 ; 196 : 499-504.
6. Brown ML, Dearani JA, Danielson GK, Cetta F, Connolly HM, Warnes CA, Li Z, Hodge DO, Driscoll DJ : The outcomes of operations for 539 patients with Ebstein anomaly. J Thorac cardiovasc Surg 2008 ; 135 : 1120-36, 1136. e1-7.
7. Carpentier A, Chauvaud S, Mace L, Relland J, Mihaileanu S, Marino JP, Abry B, Guibourt P : A new reconstructive operation for Ebstein's anomaly of the tricuspid valve. J Thorac Cardiovasc Surg 1988 ; 96 : 92-101.
8. Starnes VA, Pitlick PT, Bernstein D, Griffin ML, Choy M, Shumway NE : Ebstein's anomaly appearing in the neonate. A new surgical approach. J Thorac Cardiovasc Surg 1991 ; 101 : 1082-1087.
9. Ng R, Somerville J, Ross D : Ebstein's anomaly : late results of surgical correction. Eur J Cardiol 1979 ; 9 : 39-52.
10. Ho SY, Golz D, McCarthy K, Cook AC, Connell MG, Smith A, Anderson RH : The atrioventricular junctions in Ebstein malformation. Heart 2000 ; 83 : 444-449.
11. Gallagher JJ, Smith WM, Kasell JH, Benson DW Jr, Sterba R, Grant AO : Role of Mahaim fibers in cardiac arrhythmias in man. Circulation 1981 ; 64 : 176-189.
12. Sealy WC, Gallagher JJ, Pritchett EL, Wallace AG : Surgical treatment of tachyarrhythmias in patients with both an Ebstein anomaly and a Kent bundle. J Thorac Cardiovasc Surg 1978 ; 75 : 847-853.
13. Iwa T, Teranaka M, Tsuchiya K, Misaki T, Watanabe Y : Simultaneous surgery for Wolff-Parkinson-White syndrome combined with Ebstein's anomaly. Interruption of multiple accessory conduction pathways. Thorac Cardiovasc Surg 1980 ; 28 : 42-47.
14. Cappato R, Schluter M, Weiss C, Antz M, Koschyk DH, Hofmann T, Kuck KH : Radiofrequency current catheter ablation of accessory atrioventricular pathways in Ebstein's anomaly. Circulation 1996 ; 94 : 376-383.
15. Khositseth A, Danielson GK, Dearani JA, Munger TM, Porter CJ : Supraventricular tachyarrhythmias in Ebstein anomaly: management and outcome. J Thorac Cardiovas Surg 2004 ; 128 : 826-833.

6 Fallot 四徴症

　Fallot 四徴症心内修復術の最終目標は正常の中心静脈圧を得ることである[1]．これは良好な心機能を意味し，肝障害や腎障害を予防し，通常の運動能力を維持し，患児の長期 QOL を良好に保つことを可能にする．I 章-5 で述べたように，本症で VSD の遺残短絡を生じると急激な肺血流増大と心室容量負荷増大のため狭小心室容積が正常範囲を超えて一気に拡大し，急激な両心不全を必ずきたす(図 1-45, 46；44 ページ参照)．

　1985 年に導入された Conotruncal repair 法(図 2-71)は membranous flap (MF)を用いた完璧な VSD 閉鎖と必要最小限の一弁付きパッチで理想的な右室流出路再建を目指す方法であり[2〜5]，手術のすべてを右室流出路-肺動脈の "conotruncal potion" に限定して行うため Conotruncal repair 法と命名された．2010 年までの 300 例を超える症例で完全房室ブロックは 1 例も発生しておらず，きわめて良好な長期遠隔成績が得られている(図 2-72, 73)[1,6〜8]．

　Conotruncal repair 法の主役は完璧な VSD 閉鎖である．刺激伝導系の研究[9〜13]で明らかになった本症の特徴的形態である MF と TSM 後方伸展を利用する VSD 閉鎖法[14,15](図 2-74)は，完全房室ブロック，遺残短絡，三尖弁機能不全を防止するきわめて精度の高い術式であり，小児心臓外科を目指す外科医は必ず習得することが望ましい．Conotruncal repair 法のもう 1 つの柱である右室流出路再建術は，肥厚筋過切除[16,17]や大きすぎる流出路パッチの問題を解決し[18]，漏斗部(流出路)中隔(IS, OS)が欠損する特殊な型の問題点を整理し[19]，Standardized patch infundibuloplasty[20]として確立された(図 2-75)．小動物である魚が総動脈幹に無数の弁を有することにヒントを得て導入した一弁付きパッチを用いた本法は[1,2](図 2-76)，世界中に広まる普遍的な術式になった[21,22]．今後は再生医学による自己組織弁の登場が待たれる[23]．

　本症における刺激伝導系の特徴は分枝束(BB)が左側偏位することである．図 1-10(19 ページ)で述べたように，本症では右室の圧負荷増大と容量負荷減少による求心性肥大が TSM 後方伸展の肥厚を招来し，outlet VSD の下縁に付着する MPM (MPC)を支えながら MF に連なる．この TSM 後方伸展が MF 下縁を走行する AV bundle 中枢部の右側を覆う形になるため BB が左室側に偏位し，VSD 下縁から離れる(図 2-77, 78)．

　一方，本症の VSD が outlet 型であるため貫通束(PB)は VSD から離れているが分岐束(Bif B)付近が VSD 下縁に接近する非定型的 Fallot 四徴症がある．その 1 例は perimembranous outlet VSD でありながら BB の一部と Bif B および右脚(RBB)起始部が下縁心内膜下に露出する形である(図 2-79, 80)．TSM 後方伸展が VSD 下縁と大きな MF を覆うため MF は縦に細長くなり，PB-BB は TSM 後方伸展と心室中隔頂上部に挟まれ，左室側に寄っている(図 2-79a)．BB の大部分は TSM 後方伸展に押されて左室側に寄っているのでここの縫合針は安全で完全房室ブロックは生じない(図 2-79b)．しかし Bif B 付近は下縁に露出しているので，ここに縫合針をかければ左脚前枝ブロックを伴う二枝ブロックになる(図 2-79c)．その後右脚は通常の Fallot 四徴症と同様に TSM に覆われて心筋内走行を続ける(図 2-79d)．

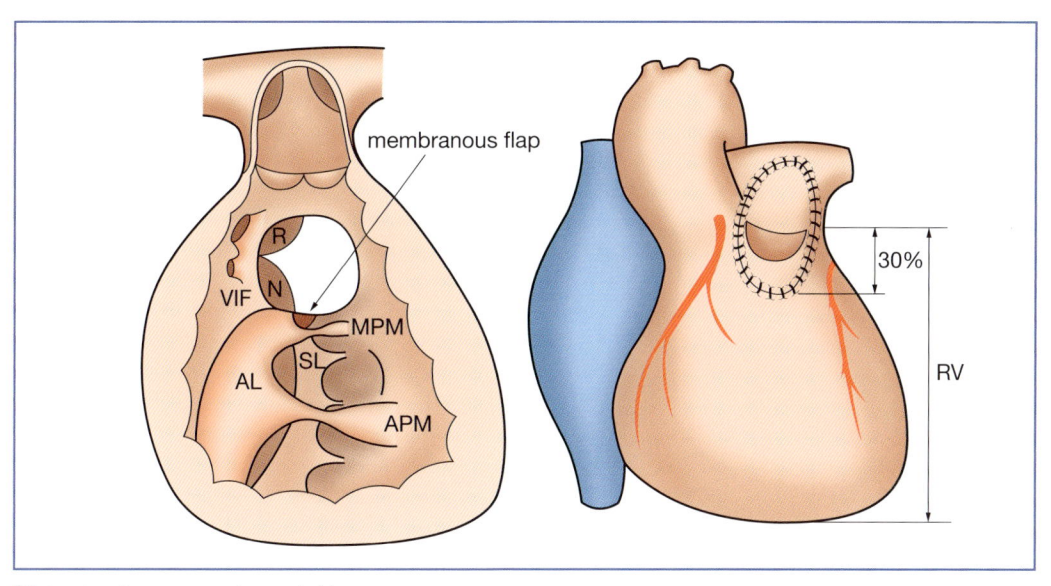

図 2-71　Conotruncal repair 法
MF（membranous flap）を利用した VSD 閉鎖と infundibuloplasty の長さが右室の 30％に限定された一弁付きパッチによる右室流出路再建を行う．両術式が"conotruncal potion"に限局するためこの名称がつけられた．
R：大動脈弁右冠尖，N：大動脈弁無冠尖，VIF：ventriculoinfundibular fold，AL：三尖弁前尖，SL：三尖弁中隔尖，MPM：medial papillary muscle，APM：前乳頭筋，RV：右室．

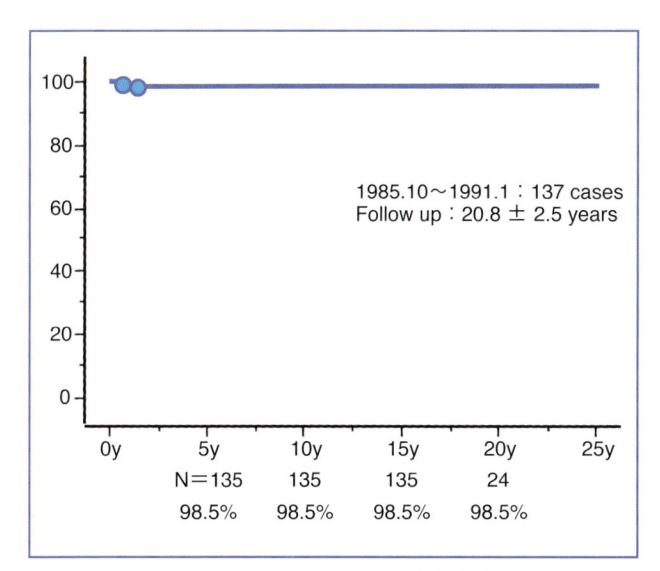

図 2-72　Conotruncal repair 法の累積生存率
20 年以上遠隔で 98.5％と高い生存率を維持している．

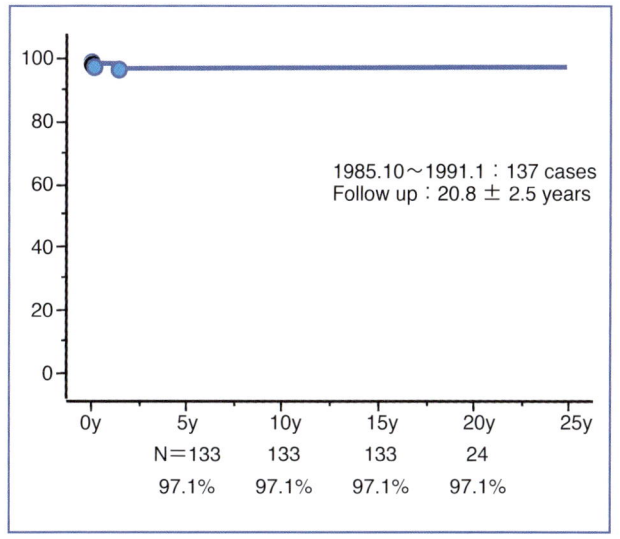

図 2-73　Conotruncal repair 法の死亡と再手術の合算回避率
20 年以上の長期遠隔で合算回避率が 97％以上の良好な経緯である．

II．各論

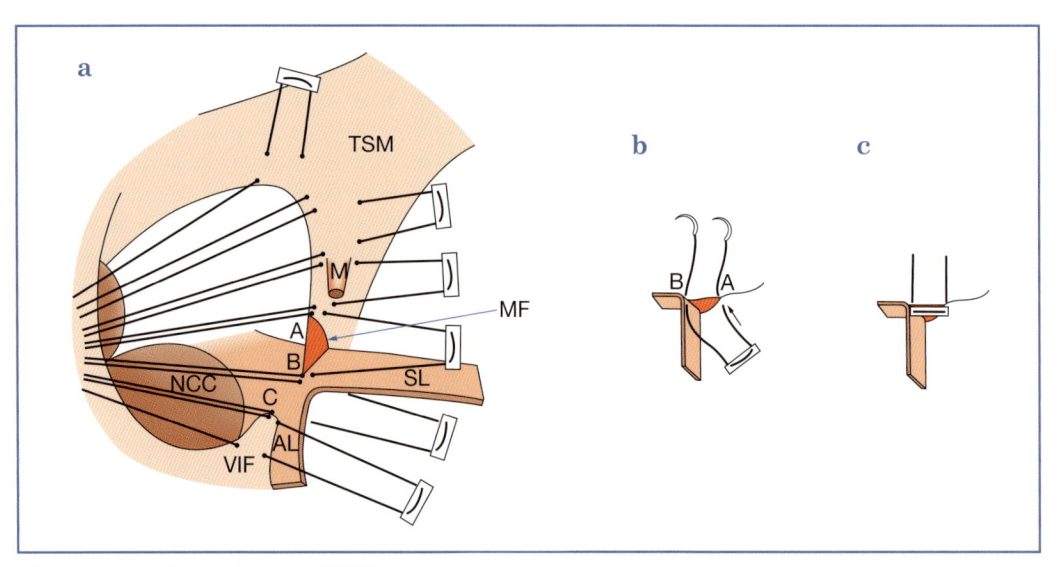

図 2-74 MF を用いた VSD 閉鎖法
a：定型的 Fallot 四徴症における MF を用いた VSD 下縁の縫合糸のかけ方
b：MF への縫合糸のかけ方
c：プレジェットをフィットさせて MF を補強する
A 点は MF と TSM 後方伸展の接合部，B 点は MF と三尖弁－僧帽弁－大動脈弁間線維性連絡との接合部．C 点は VIF と CFB の接合部．NCC：大動脈弁無冠尖．TSM：trabecula septomarginalis，MF：membranous flap，M：MPM，他の略語は前出．

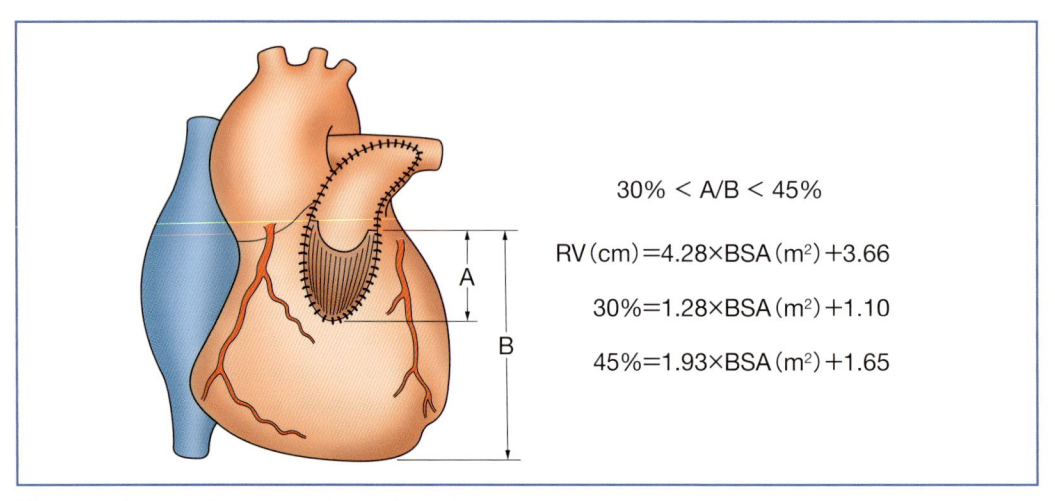

$30\% < A/B < 45\%$

$RV(cm) = 4.28 \times BSA(m^2) + 3.66$

$30\% = 1.28 \times BSA(m^2) + 1.10$

$45\% = 1.93 \times BSA(m^2) + 1.65$

図 2-75 Standardized patch infundibuloplasty
肺動脈弁下の右室流出路にかかる infundibuloplasty のパッチの長さ A は体表面積より計算した右室全長 B から術前にあらかじめ算出できる．

6. Fallot 四徴症

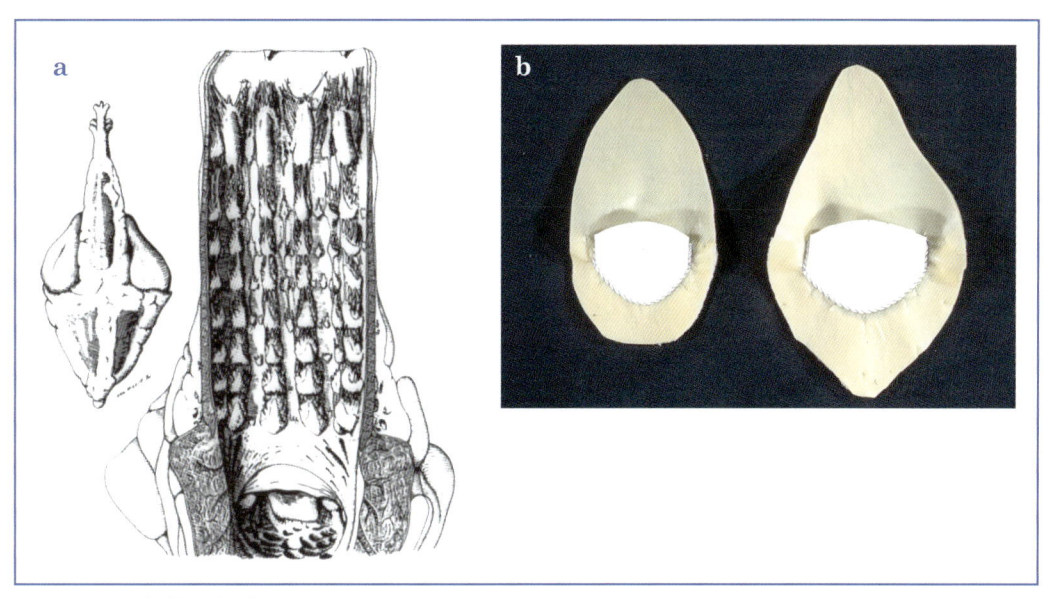

図 2-76　一弁付き心膜パッチ
a：フロリダ半島に生息する小魚の心臓（Florida 大学 Van Mierop 教授のご厚意による）．総動脈幹に無数の弁がある．
b：PTFE 一弁つき異種心膜パッチ．左は通常の Fallot 四徴症用パッチ，右は肺動脈閉鎖型用のパッチ．

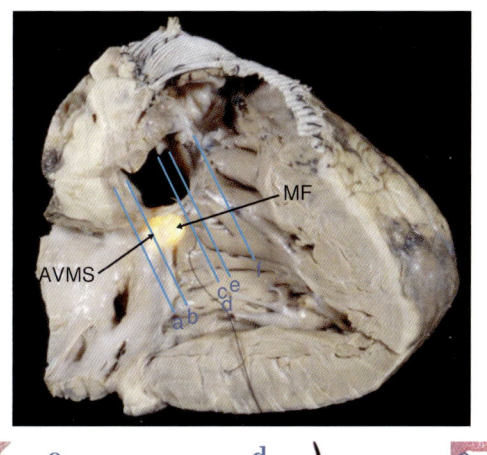

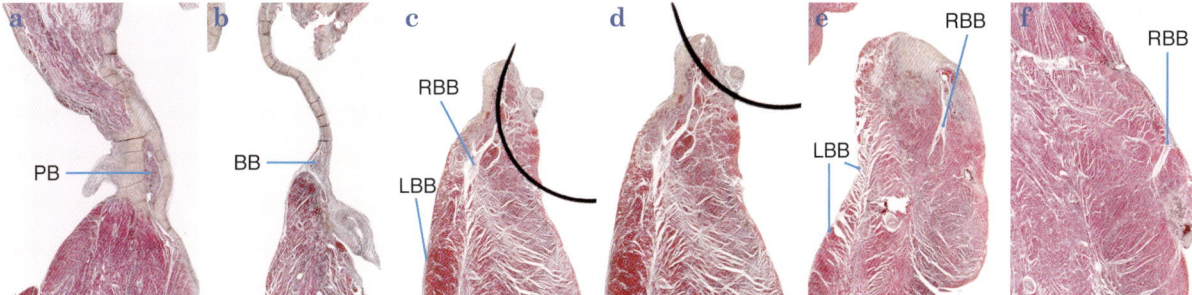

図 2-77　定型的 Fallot 四徴症の組織像
大きな MF を後下縁に持つ perimembranous outlet VSD．三尖弁中隔尖弁輪が膜性中隔を房室間膜性中隔（AVMS）と心室間膜性中隔（IVMS）の遺残である MF に分けている．MF と TSM 側の VSD 下縁は緩やかな弧を描いている．
a：中心線維体の一部である AVMS 後下縁の中をやや右寄りで正常心のように通過する PB．b：大きな AVMS の下縁で心室中隔頂上部を通過する BB．c：標本に刺入した縫合針は左室側の LBB から遠く離れ，左室側で分岐して心筋内走行する RBB からも離れている．d：c と同じ場所．ここは手術で図 2-74，89 の A 点のイメージで刺入する大事な箇所である．
e：右室側を TSM に厚く覆われて心筋内走行する RBB．f：TSM 体部で心内膜下に出てきた RBB．

Ⅱ．各論

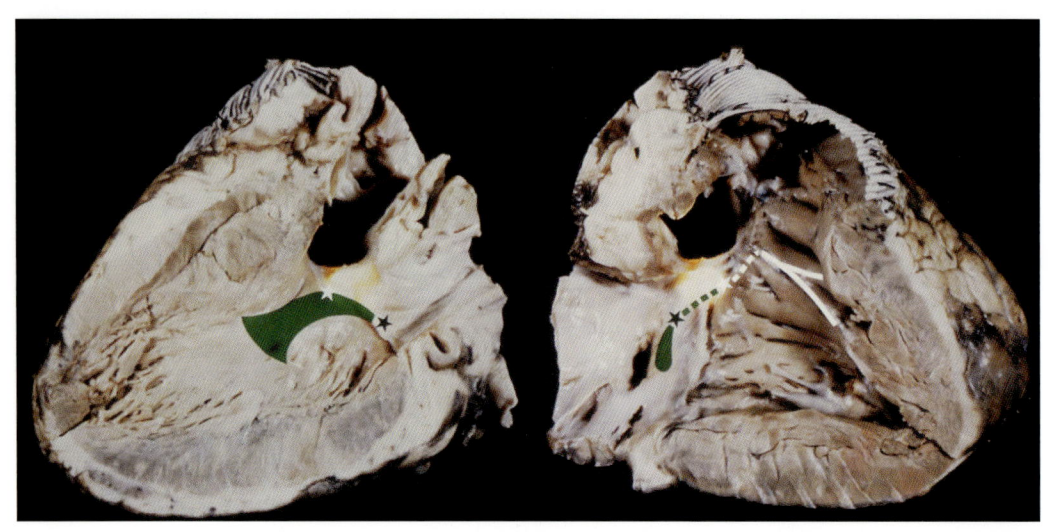

左室　　　　　　　　　　　　　　　　　右室

図 2-78　定型的 Fallot 四徴症
BB と Bif B のすべてが VSD 下縁から離れている．記号は図 2-2 参照．

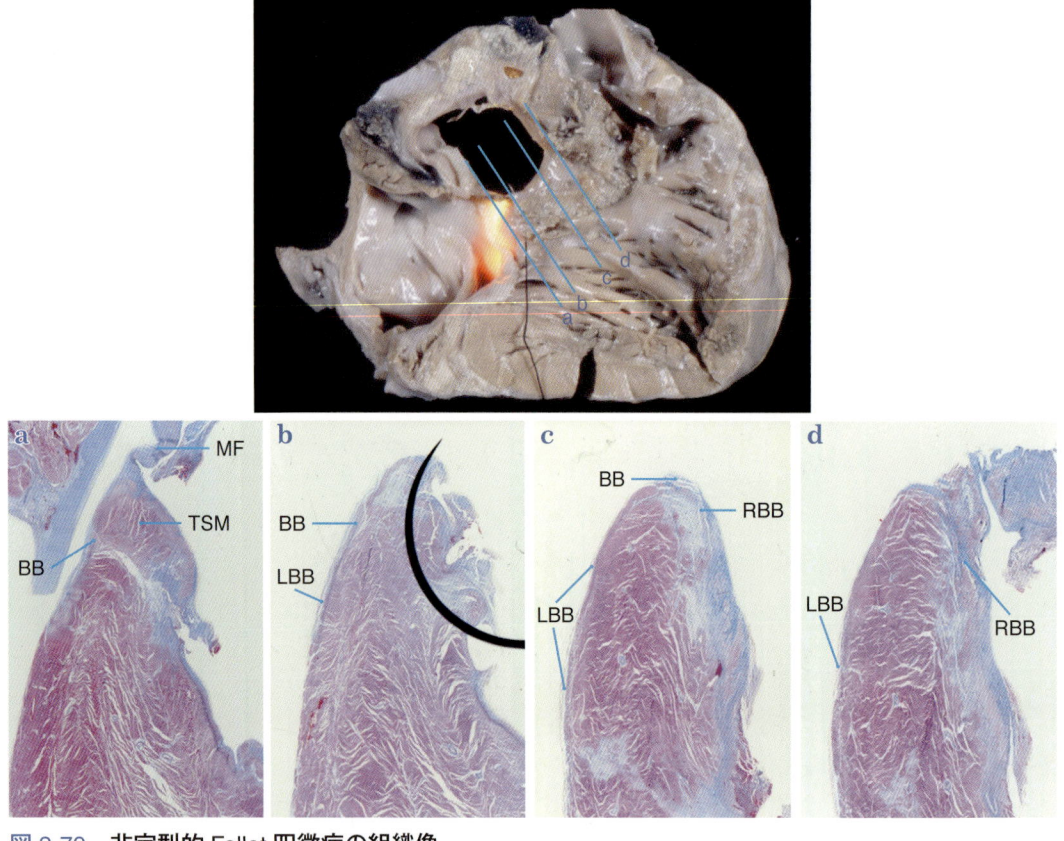

図 2-79　非定型的 Fallot 四徴症の組織像
a：TSM 後方伸展が心室間膜性中隔（IVMS）の遺残である大きな MF の下半分を覆うため PB が MF から離れ，PB に続く BB は心室中隔頂上部との間に挟まれて左室側に寄っている．**b**：TSM が VSD 下縁を覆うため BB の大部分は左室側に寄っている．このためここに刺入した縫合針は安全である．**c**：Bif B 付近は心室中隔頂上部にあり VSD 下縁に露出している．**d**：RBB は薄く心筋内走行する．

6. Fallot 四徴症

左室　　　　　　　　　　　　　右室

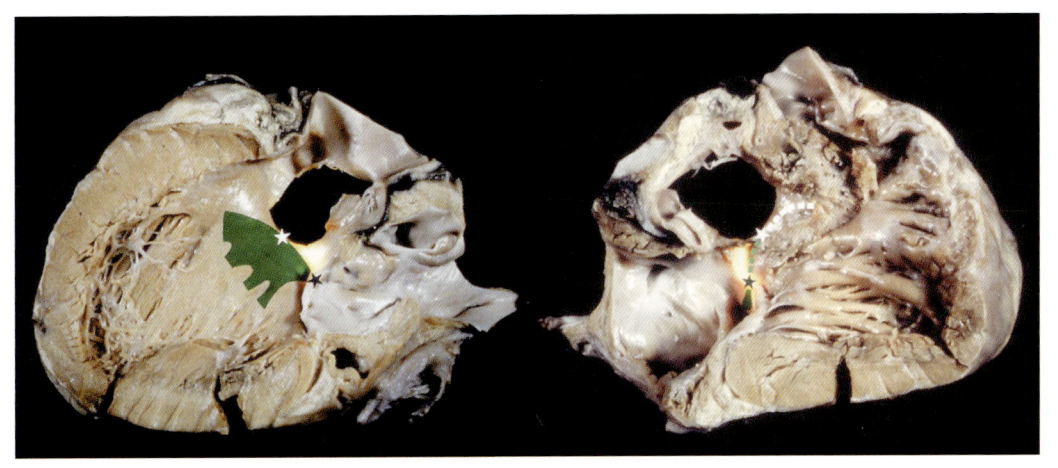

図 2-80　非定型的 Fallot 四徴症
刺激伝導系の再構築像．MF と VSD 下縁は緩やかな弧を描いているがわずかにくびれて，心尖部方向に少し切れ込んでいる．そのため Bif B 付近が下縁に露出している．

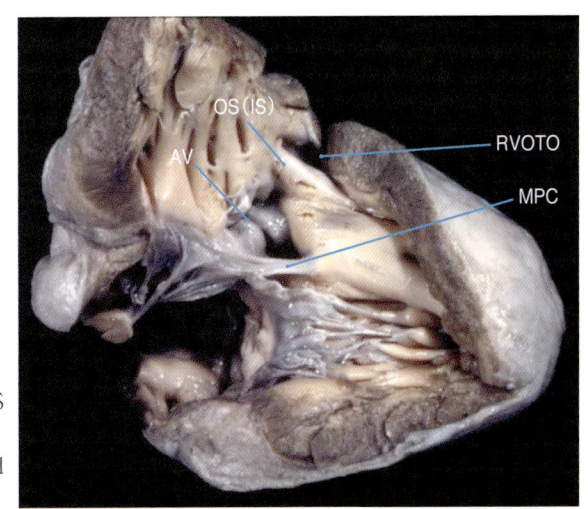

図 2-81　非定型的 Fallot 四徴症
AV：右方偏位して騎乗した大動脈弁，OS(IS)：前方偏位した流出路(漏斗部)中隔，RVOTO：右室流出路狭窄，MPC：medial papillary complex

　次の例は流出路(漏斗部)中隔〔OS(IS)〕の前方偏位に伴い，右室流出路狭窄(RVOTO)と perimembranous outlet VSD が出現し，大動脈弁(AV)が右方偏位して心室中隔に騎乗した基本形態が一見定型的な Fallot 四徴症である(図 2-81〜83)．定型的 Fallot 四徴症にみられるように MPC は MF としっかり融合している．しかしながら本例では MPC と融合した大きな MF が TSM 前脚からなる VSD 前縁と鋭角をなし，この角が心尖部方向に延びている．そのため分岐束(Bif B)が VSD 下縁に接近し，この点が図 2-79，80 に似て非定型的 Fallot 四徴症になる所以である．

91

II. 各論

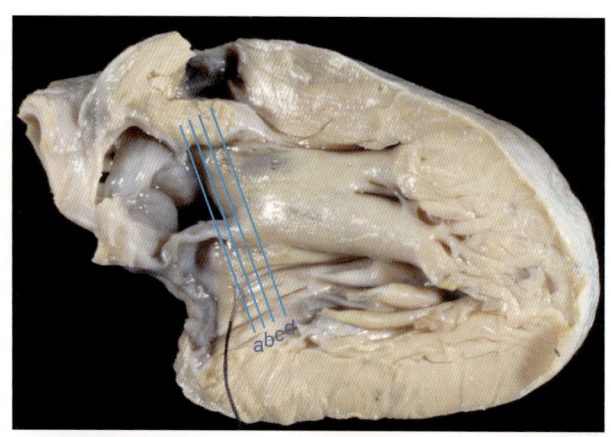

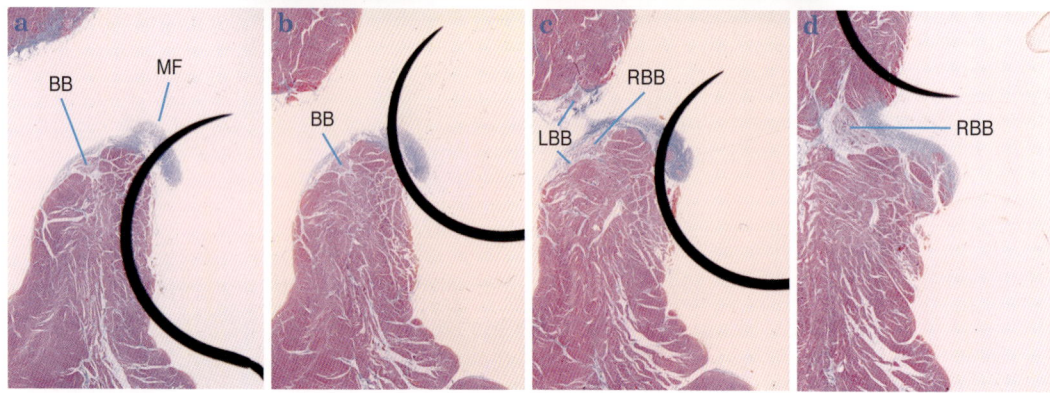

図 2-82 非定型的 Fallot 四徴症の組織像

MPC と融合した大きな MF が TSM 前脚からなる VSD 前縁と鋭角をなし，この角が心尖部方向に延びている．略語は前出．
a：TSM に刺入してから再び MF を通るこの縫合針は実際の手術では用いない．MF と TSM の接合点である図 2-74A 点は図 b のように行う．b：図 2-74 の A 点はこのイメージで刺入する（標本写真では刺入してない）．c：A 点に接する図 2-90 の #2 針はこのイメージで刺入する（標本写真では刺入してない）．d：RBB 損傷を避ける図 2-90 の #3 針はこのイメージで TSM 前脚に刺入する（標本写真では刺入してない）．

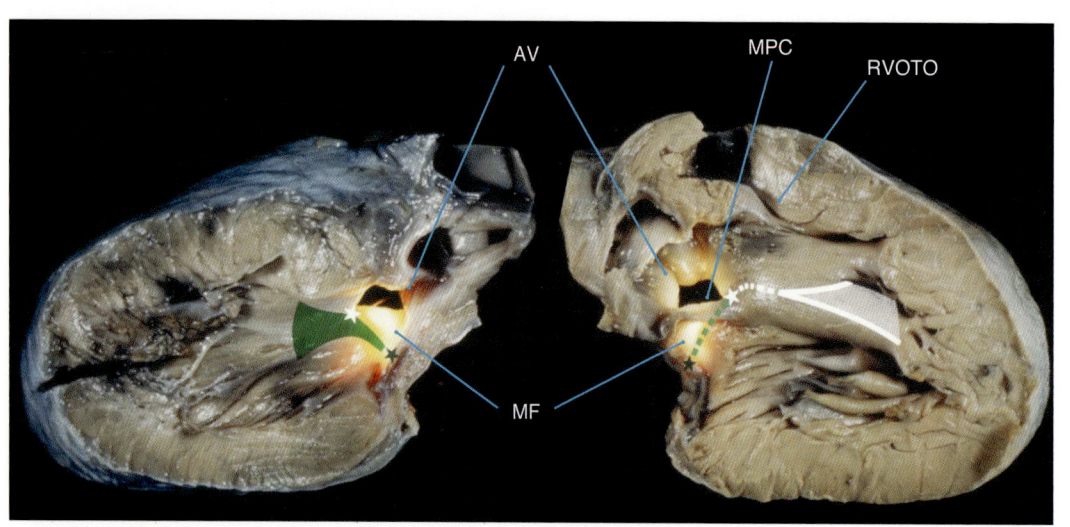

図 2-83 非定型的 Fallot 四徴症刺激伝導系の再構築像

PB（緑の星）と BB（右室側緑点線，左室側緑実線）は MF を介して perimembranous outlet VSD から離れているが Bif B は下縁に接近している．白い星：Bif B，白点線：心筋内走行する RBB，白実線：心内膜下に広がる RBB，MPC：右室側で MF と融合した MPC，RVOTO（右室流出路狭窄），AV：右室側に騎乗した大動脈弁．

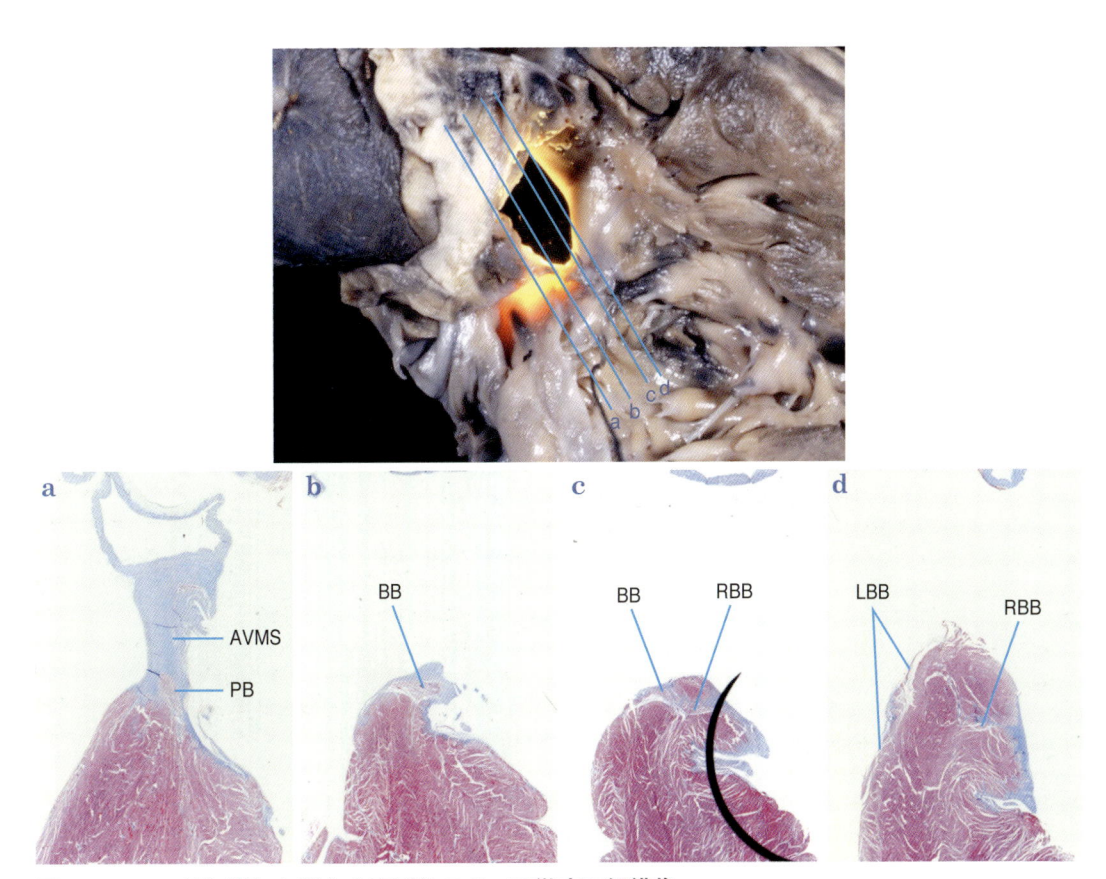

図 2-84　MF が欠損した稀な非定型的 Fallot 四徴症の組織像
a：PB は心室中隔頂上部で AVMS 下端を貫通している．b：ほとんど欠損した MF 内の BB．c：縫合針は心室中隔頂上部に露出した Bif B 付近の BB と RBB 起始部に近い．d：RBB は TSM 後方伸展に覆われて心筋内走行をする．略語は前出．

　最後の非定型例は Fallot 四徴症の数％にしかみられない MF 欠損例である(図 2-84, 85)．この場合，房室間膜性中隔(AVMS)はしっかり存在するため，PB と BB 前半部分は VSD 下縁から離れているが，MF の欠損により BB 末端と Bif B が VSD 下縁に露出してくるので慎重な運針が必要である．perimembranous outlet VSD ではあるが縦長の卵形をしており，MPC と融合した房室間膜性中隔(AVMS)よりなる後縁と TSM 前脚よりなる前縁が鋭角をなして inlet 方向に深く切れ込んでいる．この切れ込み程度は図 2-80 より顕著である．そのため BB と Bif B が一点に集中して VSD 下縁に露出するので(図 2-85)，後述するように慎重な運針が必要である．

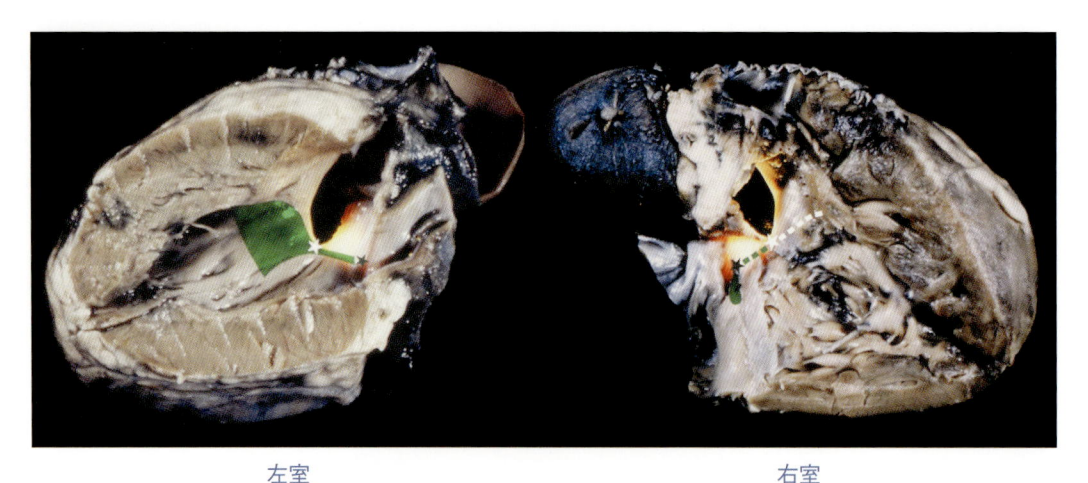

II. 各論

左室　　　　　　　　　　　　　　　右室

図 2-85　MF が欠損した稀な非定型的 Fallot 四徴症
左室−右房間の房室間膜性中隔だけがあり，心室間膜性中隔の遺残である MF は欠損している．そのため BB（右室側縁点線，左室側縁実線）の末端と Bif B（白い星）が鋭角に切れ込んだ VSD 下縁に露出している．他の記号は図 2-2 と同様．

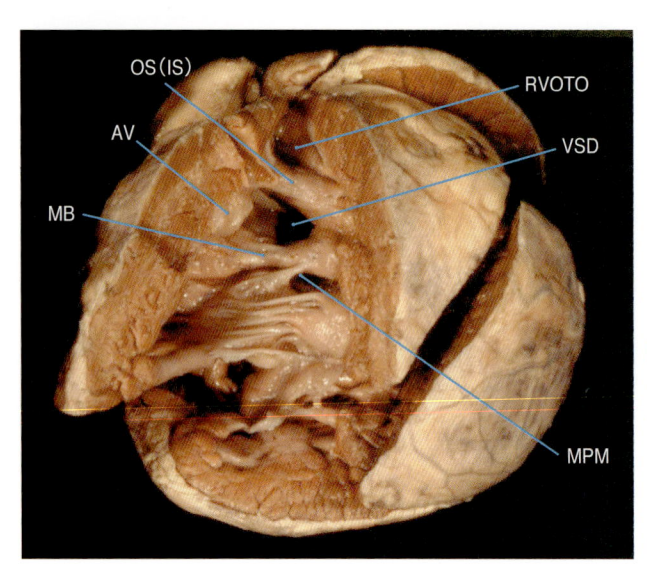

図 2-86　muscular outlet VSD を伴う Fallot 四徴症
OS（IS）が前方偏位して RVOTO と大動脈弁の騎乗を伴う outlet VSD を生じているが，VSD 下縁が muscle bar（MB）により中心線維体から隔てられているため，muscular outlet VSD になっている．MPC 中の最大 papillary muscle である MPM は MB から起始している．
MPM：MPC 中の最大 papillary muscle

　　TSM 後方伸展が VIF に融合して muscle bar を形成すると muscular outlet VSD や doubly committed subarterial VSD となり，図 1-10b（19 ページ）に相当する形になり，PB から Bif B までの AV bundle 中枢部がすべて左室側心内膜下に偏位し，右脚が muscle bar 内を心筋内走行してやがて右室側心内膜下に出てくる（図 2-86〜89）．

6. Fallot 四徴症

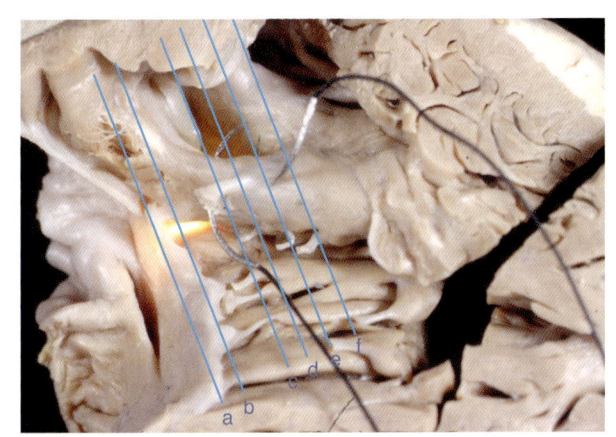

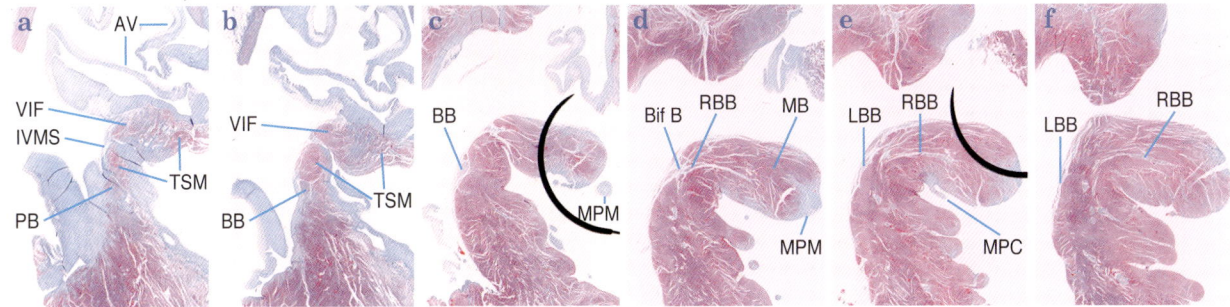

図 2-87　muscular outlet VSD を伴う Fallot 四徴症の組織像
AV：大動脈弁．VIF：ventriculoinfundibular fold．他の略語は前出．
a：先端が 2 方向に分かれた TSM 後方伸展の下部に覆われて IVMS がほとんど消失している．TSM 後方伸展の上部と VIF は融合し始めている．PB は圧迫消失した IVMS 直下で心室中隔頂上部にあるが TSM 後方伸展下部に覆われている．**b**：TSM 後方伸展上部と VIF が融合して大動脈弁直下で MB になりつつある．BB も PB と同様に TSM 後方伸展下部に覆われている．**c**：MB にかけた縫合針は左室側にある BB から遠く離れて安全である．**d**：左室側に寄った Bif B から RBB が分かれる．MB 先端から MPC 中最大の MPM が起始している．**e**：MB 先端の MPM 基部から上方に向けて刺入した縫合針は LBB からは遠く離れているが，MB 内を走行し始めた RBB には近づく．MPC のひとつが MB 奥の下面から起始している．**f**：RBB は MB 中心部を心筋内走行して TSM 体部に向かう．

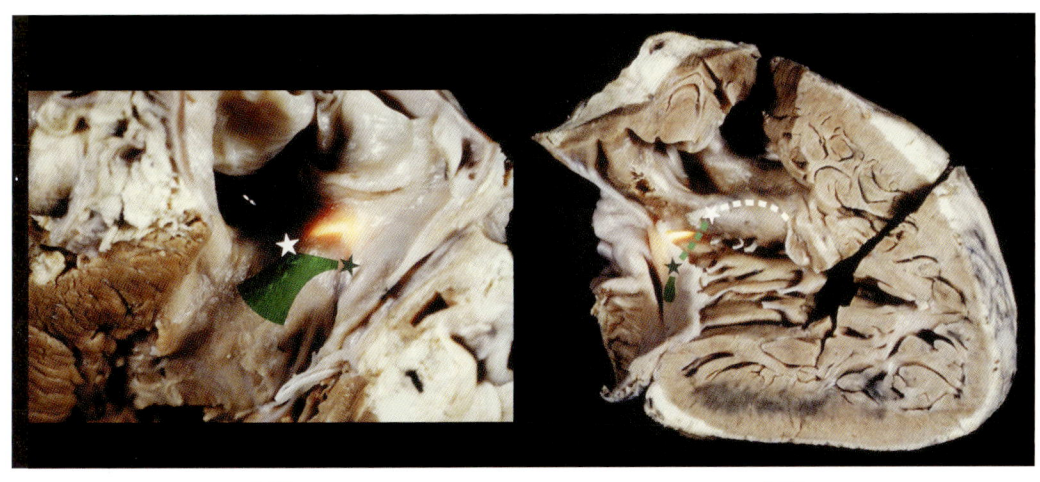

図 2-88　muscular outlet VSD を伴う Fallot 四徴症
刺激伝導系の再構築像．TSM 後方伸展が VIF に融合して muscle bar となり，左室側心内膜下に押しやられた BB は TSM 後方伸展により圧迫された心室間膜性中隔からも離れている．左室側に寄った Bif B（白い星）から出た右脚起始部は右室に向かって筋内走行する（白点線）．この型は図 1-10b に相当する（19 ページ）．他の記号は図 2-2 と同様．

Ⅱ．各論

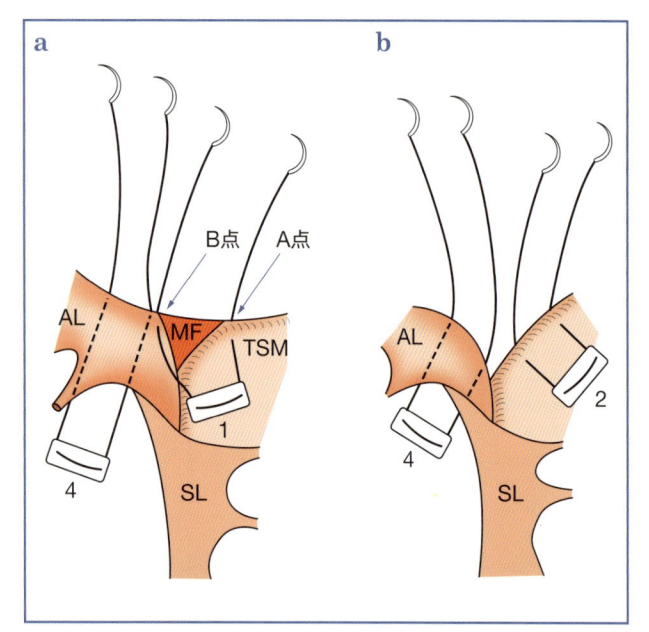

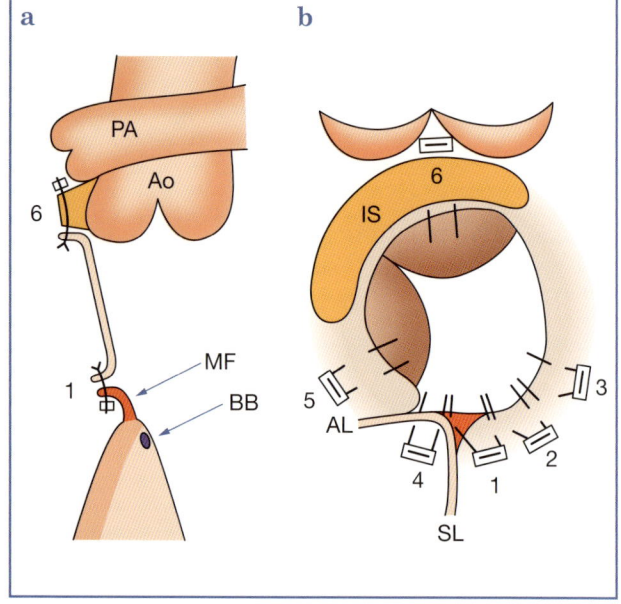

図 2-89　VSD 閉鎖法
a：MF を用いた VSD 閉鎖法．b：MF が欠損した場合の閉鎖法．略語は前出．

図 2-90　Conotruncal repair 法における VSD 閉鎖法
Ao：aorta，PA：pulmonary artery，他の略語は前出．

　Conotruncal repair 法の最大のポイントは MF を利用することにより房室ブロック，遺残短絡，三尖弁障害を防止できることである[1,10,15]．

　MF がある定型的 Fallot 四徴症では(88 ページ図 2-74，89a，90)，まず縫合糸＃1 を MF と TSM 後方伸展の接合部 A 点で TSM 後方伸展の右室側組織を 2 mm 程度すくって補強としながら刺入する(図 2-74a，b，91〜94)．MF と三尖弁-僧帽弁-大動脈弁間線維性連絡との接合部 B 点でも三尖弁輪組織を掬って補強とする(図 2-74b，92〜96)．A，B 点に糸を掛けたら緩やかに糸を引いてプレジェットを薄い MF にフィットさせ，厚い壁になるように補強する(図 2-74c，93b，c，96)．重要なのは薄い MF だけを使うのではなく，MF と隣接組織の接合部を使うことである．縫合糸＃1 は 100 g 程度の優しい張力で結紮する．

　図 2-89a，90b の＃4 は B 点に接して三尖弁-大動脈弁間線維性連絡の三尖弁前尖弁輪に置くが，線維性連絡部が幅広いときは前尖弁輪に沿って VIF まで 1〜3 針置く．MF がある場合の＃4 は 200〜300 g 程度の張力でしっかり結紮しても刺激伝導系への障害はない．

　MF が欠損する場合は(93 ページ図 2-84，94 ページ図 2-85，89b)，CFB(三尖弁-僧帽弁-大動脈弁間線維性連絡)と心室中隔の接点を 1〜2 mm スキップして縫合糸＃2 と＃4 を置く．縫合糸＃4 は 200 g 程度の張力で結紮し，＃2 は 100〜200 g 程度で結紮することによりスキップした隙間はほとんどなくなる．

　MF の有無にかかわらず TSM 後方伸展にかける＃2 は，MPC が MF から離れている場合に両者の間の VSD 下縁がやや薄くなっているので注意する．

　右脚ブロック(RBBB)を避けるために，図 2-90 の＃2 と＃3(図 2-93 の #2' と #3 に相当)の刺入点は 2〜3 mm 離し，刺出点を接近させて八の字を描くように運針する．

6. Fallot 四徴症

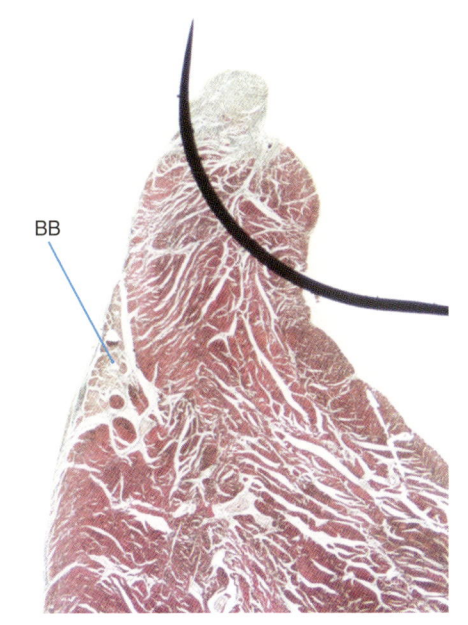

図 2-91 図 2-89 の A 点での刺入のイメージ像
TSM 後方伸展により BB が左室側に寄っているため安全な運針になっている．

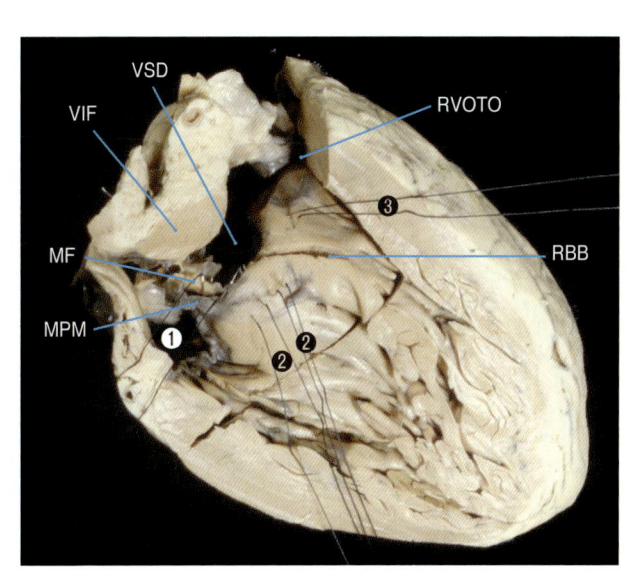

図 2-92 Conotruncal repair 法における VSD 下縁の縫合法
縫合糸 ❶〜❸ は図 2-89, 90 の縫合糸 1〜3 に対応．略語は前出．

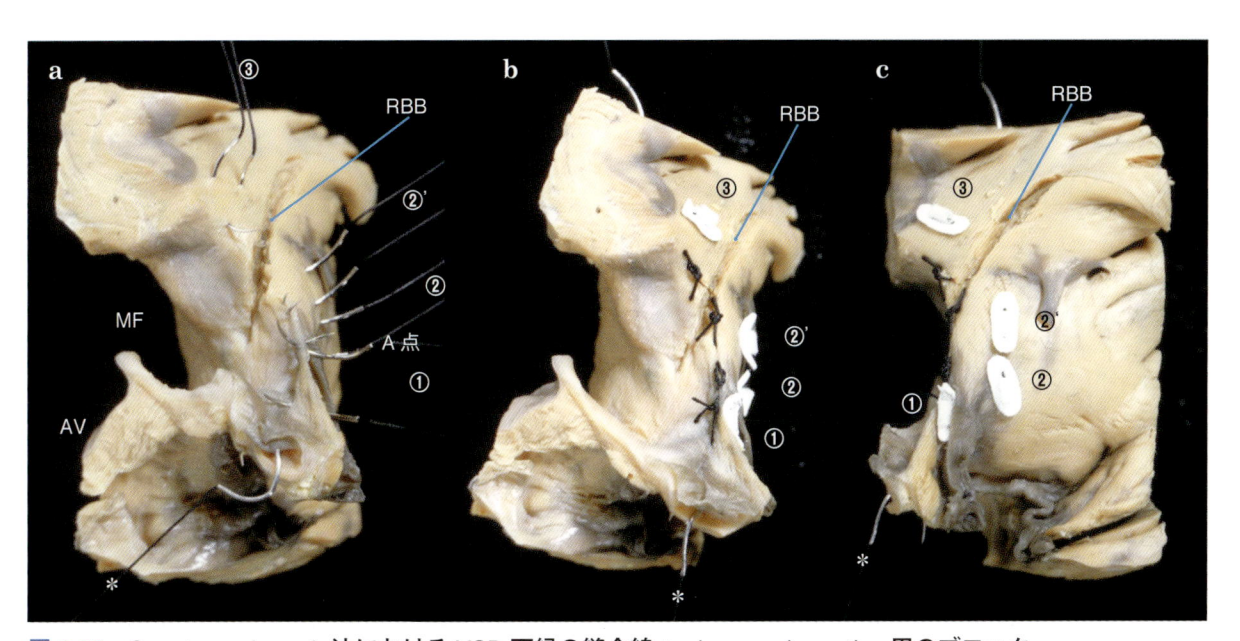

図 2-93 Conotruncal repair 法における VSD 下縁の縫合線：microscopic section 用のブロック
浅見一羊氏（順天堂大学名誉教授）に御教示いただいた方法で右脚（RBB）を dig（掘り出す）してある．プレジェット糸 ①〜③ は図 2-89, 90 の縫合糸 1〜3 に対応．＊：写真撮影用の固定糸．
a：真上からみた VSD 下縁．A 点，B 点は図 2-74，図 2-89 の A 点，B 点と同じ箇所．b：やや左上からみた VSD 下縁．
c：右室側からみた VSD 下縁．

97

Ⅱ. 各論

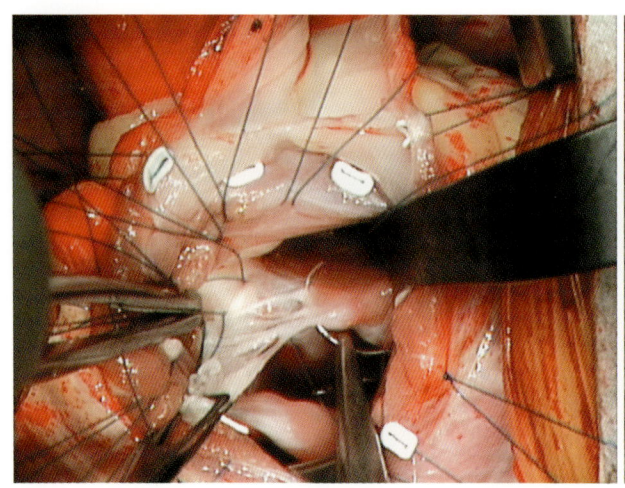

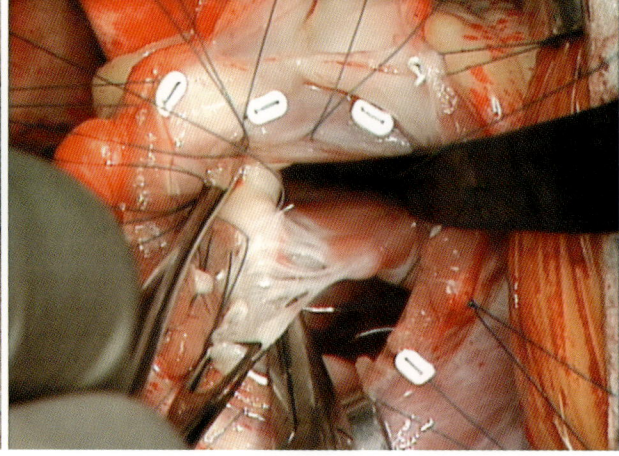

図 2-94　MF と TSM の接合部 A 点での刺入針

図 2-95　MF と VIF の接合部 B 点での刺入針

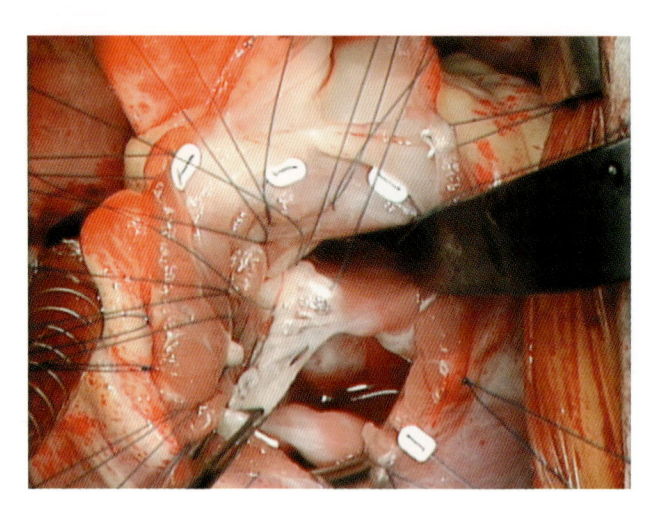

図 2-96　プレジェットによる MF の補強
図 2-93 の A 点と B 点から刺出した糸をゆっくり引いてプレジェットが薄い MF を補強するようにフィットさせる．

　VIF に置く複数の＃5（図 2-90b）は刺出点が大動脈弁輪から 1 mm 離れて平行に並ぶようにし，これに向けてしっかりした運針ができる刺入点を決める．この際，刺入点も心内膜を必ず通すので，VIF の肥厚筋を切除した場合は切り株の根元の心内膜に刺入点を置く．プレジェットが切り株の根元や肉柱の谷間に収まるようにするとパッチ縫着がしっかりして遺残短絡防止の精度が上がる．VIF 周辺は肉柱が複数あり，遺残短絡が起きやすいので細心の注意が必要である．経三尖弁的 VSD 閉鎖法は VIF 周辺の視野が不十分になるのに比べ，短い右室流出路縦切開から良好な視野で VSD を閉鎖する Conotruncal repair 法は確実な術式である．漏斗部中隔に置く＃6（図 2-90）も刺入-刺出が心内膜-心内膜になる運針を徹底する．特に漏斗部中隔の一部を切除した場合は刺出点が必ず右室側の心内膜に来るようにして遺残短絡を防ぐとともに，結紮によりパッチが中隔を左室側に押し込む形になり，術後の右室流出路の血流がより滑らかになる．

文献

1. Kurosawa H, Morita K, Yamagishi M, Shimizu S, Becker AE, Anderson RH : Conotruncal repair for tetralogy of Fallot : Midterm results. 77th Annual Meeting of American Association for Thoracic Surgery. 1997 May. Washington DC, USA. J Thorac Cardiovasc Surg 1998 ; 115 : 351-360.
2. Kurosawa H, Imai Y, Nakazawa M, Momma K, Takao A : Conotruncal repair of tetralogy of Fallot. Ann Thorac Surg 45 : 661-666, 1988.
3. Kurosawa H, Imai Y, Becker AE : Conotruncal repair of tetralogy of Fallot. Perspectives in Pediatric Cardiology. Volume 2. Pediatric Cardiac Surgery Part 1. Edited by Crupi, Parenzan, Anderson. Futura p192-195, 1989.
4. 黒澤博身：Fallot 四徴症の手術．Conotruncal repair 法．手術 1990；44：1247-1253.
5. 黒澤博身，今井康晴，杉山喜崇：Standardized Patch Infundibuloplasty の長期遠隔成績と Conotruncal Repair 法への応用．胸部外科 1990；43：625-628.
6. 黒澤博身，今井康晴，藤原直，福地晋治，東館雅文，松尾浩三，河田政明，高英成，瀬尾和宏，寺田正次，竹内敬昌，三木理：Conotruncal repair 法とその成績．日胸外会誌 1990；38：792-795.
7. Sakamoto T, Ishihara K, Iwata Y, Matsumura G, Yamamoto N, Kurosawa H : Long-term results of conotruncal repair for tetralogy of Fallot : 20 year Tokyo experience. Cardiology in the Young 2007 ; 17 : WSPCHS E-Supplement E-S2 p13, Inaugural Meeting, World Society for Pediatric and Congenital Heart Surgery 2007, Boston.
8. Kurosawa H : Conotruncal repair for tetralogy of Fallot : Longterm results. The 20th Annual Congress of the Association of Thoracic and Cardiovascular Surgeons of Asia. Oct. 28-31, 2010. Beijing, China.
9. 黒澤博身，Becker AE：右脚の外科解剖．胸部外科 1982；35：179-187.
10. Kurosawa H, Becker AE : Modification of the precise relationship of the atrioventricular conduction bundle to the margins of the ventricular septal defects by the trabecula septomarginalis. J Thorac Cardiovasc Surg 1984 ; 87 : 605-615.
11. Kurosawa H, Becker AE : The significance of the trabecular septomarginalis in modifying the surgical anatomy of the conduction bundle in subarterial and muscular outlet ventricular septal defect. Congenital Heart Disease: causes and processes. Edited by Nora JJ, Takao A. Futura. New York pp579-589, 1984.
12. Kurosawa H, Becker AE : Surgical anatomy of the atrioventricular conduction bundle in anomalous muscle bundle of the right ventricle with subarterial ventricular septal defect. Pediatr Cardiol 1985 ; 6 : 157-160.
13. Kurosawa H, Becker AE : Atrioventricular conduction in congenital heart disease. Surgical anatomy. Springer-Verlag. Tokyo, Berlin, New York 1987. p97-144.
14. 黒澤博身，橋本明政：刺激伝導系の解剖学的特徴を利用した Fallot 四徴症 VSD 閉鎖法．日胸外会誌 1983；31：690-691.
15. Kurosawa H, Becker AE : Surgical anatomy of the atrioventricular conduction bundle in tetralogy of Fallot. New findings relevant to the position of sutures. J Thorac Cardiovasc Surg 1988 ; 95 : 586-591.
16. 黒澤博身，久米弘洋，森川哲夫，窪田倭，高安俊介，今井康晴，今野草二：Fallot 四徴症根治手術．右室流出路筋切除を行なわない方法．心臓 1973；5：1655-1662.
17. 黒澤博身，今井康晴，今野草二：Fallot 四徴症心内修復術における右室心筋過切除の問題．胸部外科 1977；30：379-385.
18. 黒澤博身：Fallot 四徴症心内修復術における patch infundibuloplasty．その適切な長さと基準式．日胸外会誌 1978；26：785-808
19. 黒澤博身，柳沢正敏，開沼康博，小柳仁，今井康晴，橋本明政，今野草二，安藤正彦，高尾篤良：円錐中隔全欠損型 Fallot 四徴症．形態学的および外科治療上の問題点．胸部外科 1976；29：229-238
20. Kurosawa H, Imai Y, Nakazawa M, Takao A : Standardized patch infundibuloplasty for tetralogy of Fallot. J Thorac Cardiovasc Surg 1986 ; 92 : 396-401

21. Yamagishi M, Kurosawa H, Nomura K, Kitamura N : Fan-shaped expanded polytetrafluoroethylene valve in the pulmonary position. J Cardiovasc Surg(Torino) 2002 ; 43 : 779-786.
22. Miyazaki T, Yamagishi M, Nakashima A, Fukae K, Nakano T, Yaku H, Kado H : Expanded polytetrafluoroethylene valved conduit and patch with bulging sinuses in right ventricular outflow tract reconstruction. J Thorac Cardiovasc Surg 2007 ; 134 : 327-332.
23. Shin'oka T, Matsumura G, Hibino N, Naito Y, Watanabe M, Konuma T, Sakamoto T, Nagatsu M, Kurosawa H : Midterm clinical result of tissue-engineered vascular autografts seeded with autologous bone marrow cells. J Thorac Cardiovasc Surg 2005 ; 129 : 1330-1338.

7 両大血管右室起始症

両大血管右室起始症(double outlet right ventricle：DORV)にはさまざまな定義，分類，術式がある．これらを外科的観点から整理しておく．

A DORVの定義

"両大血管の半分以上が右室起始"という"50%ルール"がDORVの厳密な形態学的定義であるが，臨床的には90%ルールが実務的とする考えもある[1,2]．本書では形態学的正確さを期して"両大血管の半分以上が右室起始"をDORVとする．

B DORVの位置づけ

DORVは本来，独立した疾患ではなく，さまざまな基本型からの亜型であり，ICD 11に登場するDORV "TGA type"，DORV "TOF type"，DORV "VSD type"のように，基本型(TGA，TOF，VSD)に付随する診断名が適切である[3,4]．

C DORVのVSD

通常のVSDはsecondary interventricular foramen (S-IVF)のことであり，200% DORVのVSDはprimary interventricular foramen (P-IVF)のことである[5〜7] (図2-97)．Neufeld[8]に代表される従来の分類は2つのIVFを明確に分けなかったために分類，呼称に混乱を招いてきた．なお150〜190% DORVのVSDは心室中隔の直線上にあるoverriding aorta/pulmonary trunkが上縁であり，P-IVF, S-IVF, overriding aorta/pulmonary trunkにより囲まれた三角域(cone of space beneath overriding aorta/pulmonary trunk)を二分する形になる．

手術に際して，通常のVSDでは"パッチ閉鎖(patch closure)"と呼ぶが，DORVでは"心室内血流路再建(intraventricular rerouting)"と呼ぶ．前者は平面的かつほぼ円形にパッチ縫着するが，後者は3次元的に斜めにかつ楕円形にパッチ縫着するという違いはあるが，両者ともS-IVFのパッチ閉鎖という点では本質的に同じである[9〜11] (図2-97)．

DORVのVSDは基本的には流出路型(outlet) VSDであり，P-IVFとS-IVFは下縁を共有しているので刺激伝導系に関してはoutlet VSDと同様の注意が必要である．ただし，P-IVFは左室の唯一の出口であり，手術でこれを閉鎖することはない．

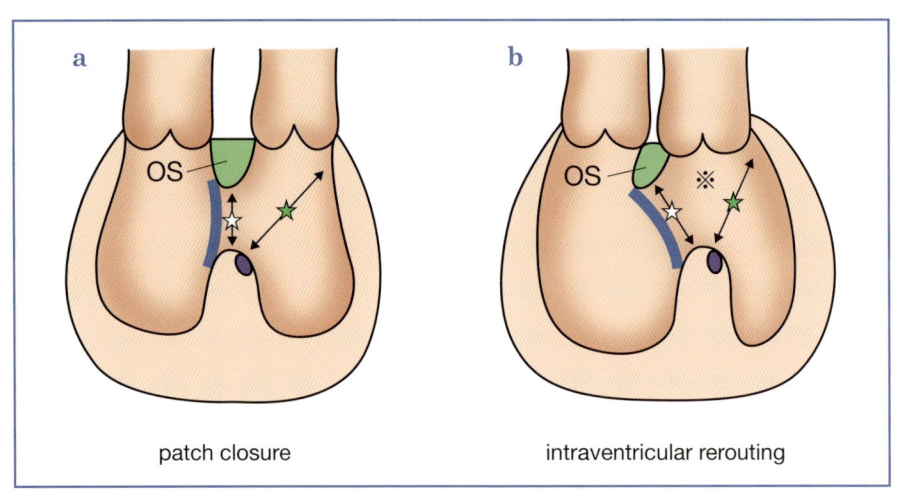

図 2-97　DORV の VSD
a：通常の VSD は secondary interventricular foramen (S-IVF：白い星)．b：200% DORV の VSD は primary interventricular foramen (P-IVF：緑の星)．同じ S-IVF を閉鎖しても VSD の場合は patch closure，DORV の場合は intraventricular rerouting と呼ぶ．P-IVF，S-IVF，overriding aorta/pulmonary trunk により囲まれた三角域(※)を cone of space beneath overriding aorta/pulmonary trunk と呼ぶ．

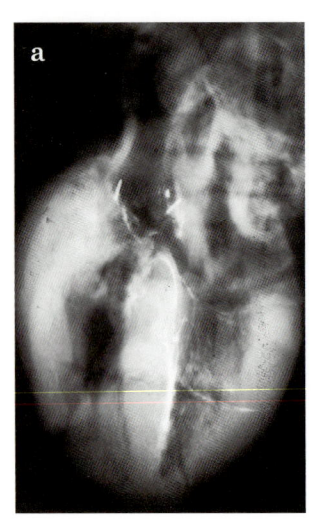

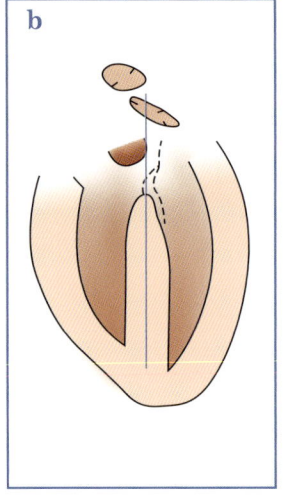

図 2-98　overriding の正確な評価
a：造影剤を中隔面に塗った X 線写真．
b：心室中隔中心線を基準にした騎乗判定．

D overriding の臨床的意義

　Overriding の程度を判定する基準は心室中隔中心線が最適である[6]．厳密な判定法としては心標本の心室中隔に造影剤を塗って X 線写真を矢状面で撮って判定する方法がある (図 2-98)[12]．臨床的には心エコー断層像でかなり正確に判定できる．ただし，"騎乗の程度" を形態学的診断の決定的所見として DORV を独立した疾患と捉えることは外科的観点からは不適当であり[6]，基本型 (TGA，TOF，VSD など) に付随する名称が適切である[3,4]．

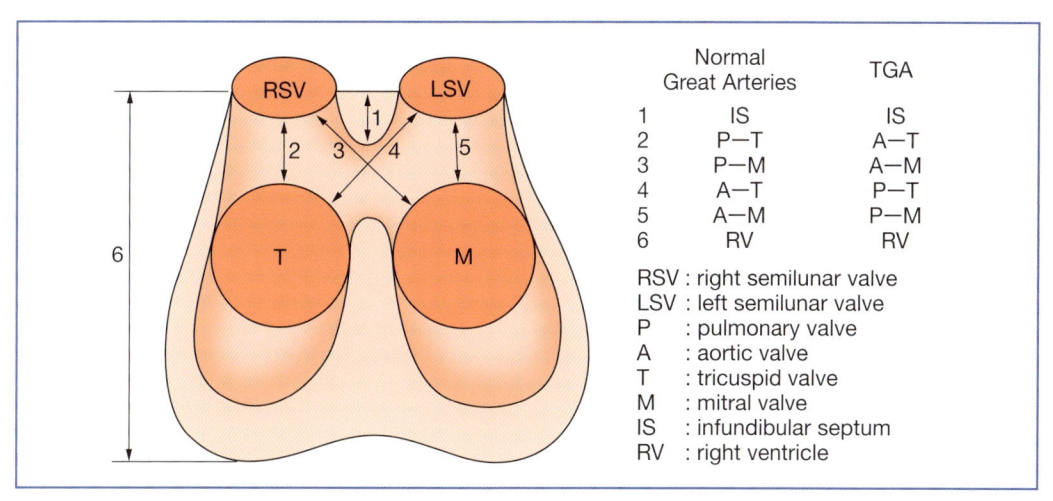

図 2-99　心内形態の測定

E　DORVの診断

心エコー検査で半月弁-房室弁間の距離を測定すれば[13]，正確な形態診断だけでなく適切な術式選択ができる(図 2-99，100)[10]．

基本型を明確にするため心室-大血管関係正位(concordant VA connections)のNGA (normal great arteries)群と心室-大血管関係逆位(discordant VA connections)のTGA (transposition of the great arteries)群に分ける．NGAとTGAの鑑別ポイントは(表 2-1)，心エコー検査で肺動脈弁-三尖弁間(P-T)が大動脈弁-僧帽弁間(A-M)より長ければNGA群，大動脈弁-三尖弁間(A-T)が肺動脈弁-僧帽弁間(P-M)より長ければTGA群である．心血管造影で肺動脈が前方心室から起始すればNGA群，大動脈が前方心室から起始すればTGA群．冠動脈は傾向をみるだけであるが，Shaher 9,4型ならNGA群，Shaher 1,2型ならTGA群の可能性が高い[10,14]．

F　DORVの発生-形態-術式の関連

DORVを正確に診断して適切な手術を行うためには，正常心を含むNGA群とTGA群の形態的特徴を詳細に観察し，発生学的考察も参考にして，臨床的観点からわかりやすく分類することが必要である．この際，VSDのないintact septumが存在する正常心，完全大血管転位症，'posterior' TGA[15,16]，解剖学的修正大血管位置異常症[17]の4つの形の存在をNGA，TGAの発生の中でどのように位置づけるかがポイントになる．

NGA，TGAの発生に関する代表的な2つの説を比較してみる．

① Goorのrotation説[18]はconotruncusが時計方向に回転しながら反転(inversion)する際，回転が少なく，反転が不十分のまま留まったのがTGA，半分ほど回転したのがDORV，十分回転してほぼ180°反転した状態が正常心を含むNGAというものである(図 2-101)[18]．

しかし，このGoor説ではintact septumが存在する正常心，完全大血管転位症，'posterior' TGA，解剖学的修正大血管位置異常症の四形の存在を合理的に説明することができない．

次に，② Van Mieropのmalseptation(straight septum)説[19]を解説する(図 2-102)．

II. 各論

表2-1 NGA と TGA の鑑別ポイント

1. Echocardiogram (Short axis)

   P-T ＞ A-M ＝ NGA
   A-T ＞ P-M ＝ TGA

2. Angiocardiogram

   anterior PA ＝ NGA
   anterior Ao ＝ TGA

3. Coronary

   Shaher 9 or 4 ＝ NGA
   Shaher 1 or 2 ＝ TGA

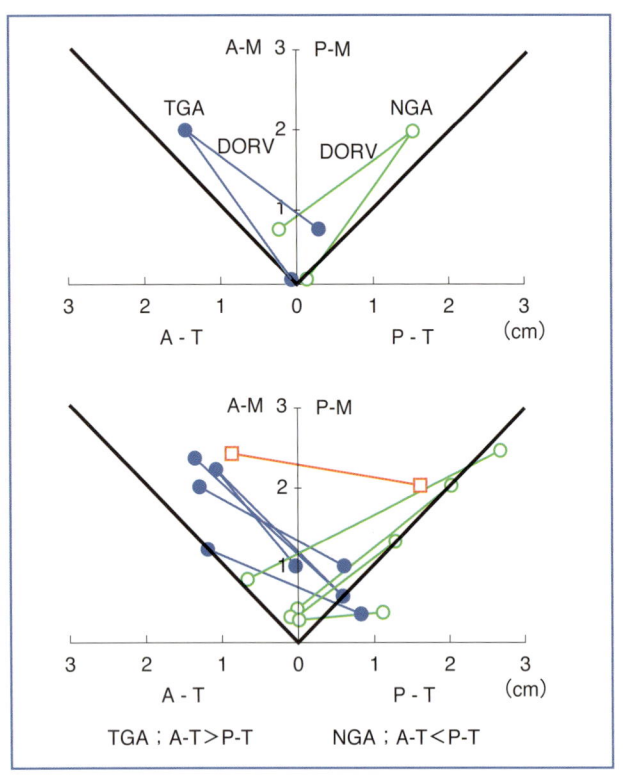

図 2-100　DORV における半月弁−房室弁間距離
上図は理論値，下図は Florida 大学の標本での実測値．
○：NGA 群，●：TGA 群，□：鑑別が難しい中間群．

　正常心では dextrosuperior truncus swelling (DSTS) が dextrodorsal conus swelling (DDCS) に連なり，sinistroinferior truncus swelling (SITS) が sinistroventral conus swelling (SVCS) に連なる[5]．TGA では pulmonary intercalated valve swelling (PIVS) が sinistrosuperior truncus swelling (SSTS) になって SVCS に連なり，aortic intercalated valve swelling (AIVS) が発達して dextroinferior truncus swelling (DITS) になって DDCS に連なる．つまり pulmonary and aortic intercalated valve swelling (PIVS & AIVS) が truncus septum をつくる．そして正常心では truncus septum を形成する truncus swelling が TGA 群では intercalated valve swelling として働く．つまり TGA は truncus swellings が立場を逆にして発達し (malseptation)，conotruncal septum がねじれずにまっすぐになった (straight septum) とする説である．

　Van Mierop 説と Goor 説のどちらが発生学的により妥当であるかは未解決の課題である．
　しかし，VSD のない intact septum の症例が存在する正常心，完全大血管転位症，'posterior' TGA，解剖学的修正大血管位置異常症の 4 つの形は，Van Mierop 説に基づく conotruncal criss cross[7,13] の考えで明解に分類することが可能であり，それゆえにこの考え方は外科的にも有用である．

G conotruncal criss cross (CCC)

　AV connections が concordant であれ discordant であれ，後方大血管は左室から起始し，前方大血管は右室から起始する．したがって，concordant AV connections では後方大血管は右方

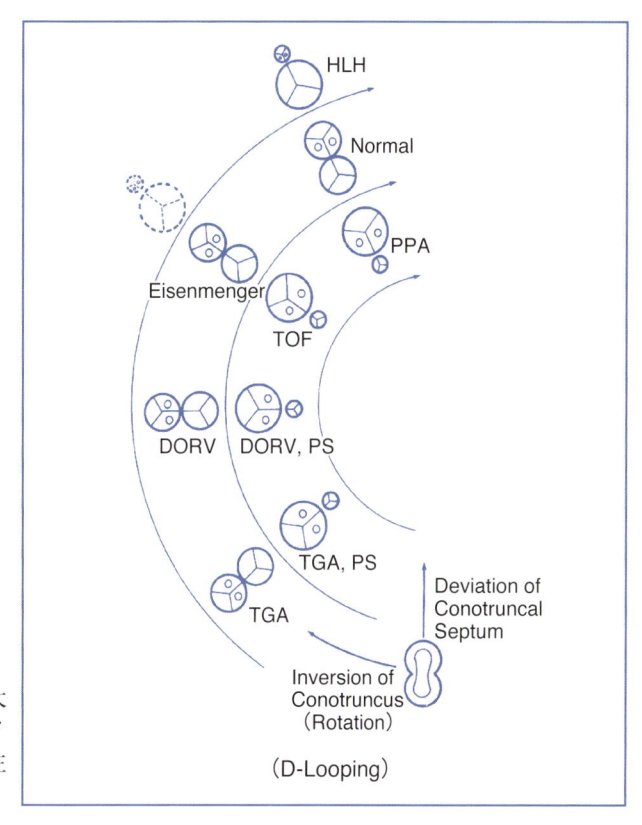

図 2-101　Goor の rotation 説
TGA：完全大血管転位症，PS：肺動脈狭窄，DORV：両大血管右室起始症，TOF：Fallot 四徴症，Eisenmenger：アイゼンメンジャー症候群，PPA：純型肺動脈閉鎖症，HLH：左心低形成症候群．

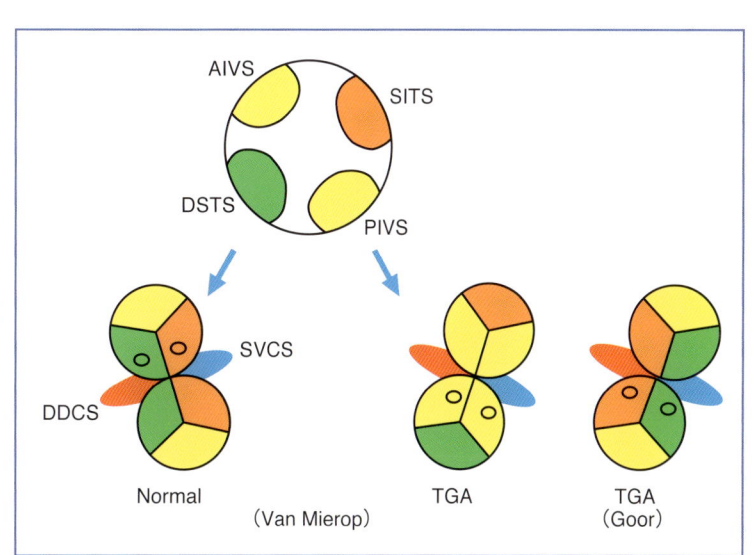

図 2-102　Van Mierop の straight septum 説と Goor の rotation 説の違い
AIVS：aortic intercalated valve swelling，
PIVS：pulmonary intercalated valve swelling，
SITS：sinistroinferior truncus swelling，
DSTS：dextrosuperior truncus swelling，
DDCS：dextrodorsal conus swelling，
SVCS：sinistroventral conus swelling

偏位し，前方大血管は左方偏位する可能性を持っている．この両者が同時に起こると conotruncal criss cross (CCC) の状態になる (図 2-103)[7,13]．

CCC では dextroposition と levoposition が同時に起こるため，S-IVF と P-IVF が交差し，前方大血管が右室流出路を伴って左室に連なり，TGA 型の CCC では解剖学的修正大血管位置異常症のように"前方大動脈が漏斗部を伴って左室起始する"形ができあがる (図 2-104)[7,10,11]．NGA 型の CCC では"前方肺動脈が漏斗部を伴って左室起始する" 'posterior' TGA になる (図 2-104〜107)．なお前方大血管の levoposition だけが起こると両大血管左室起始症になる[10]．

II. 各論

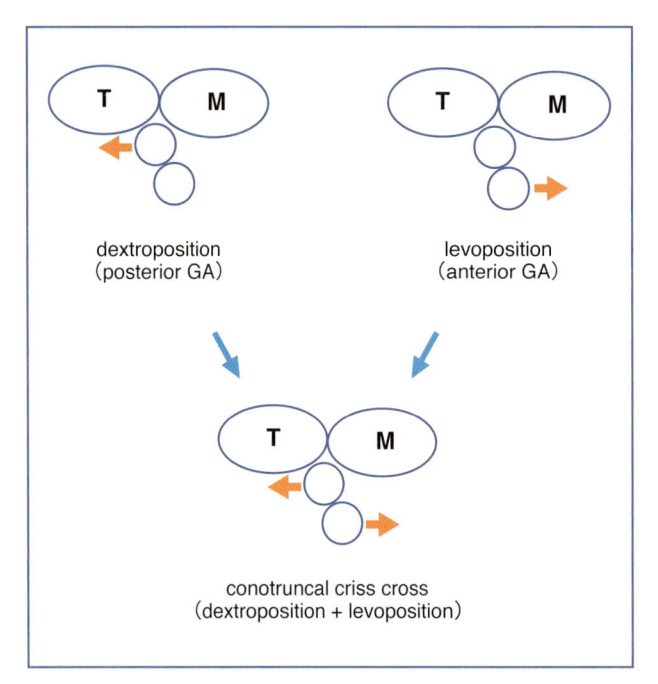

図 2-103 conotruncal criss cross

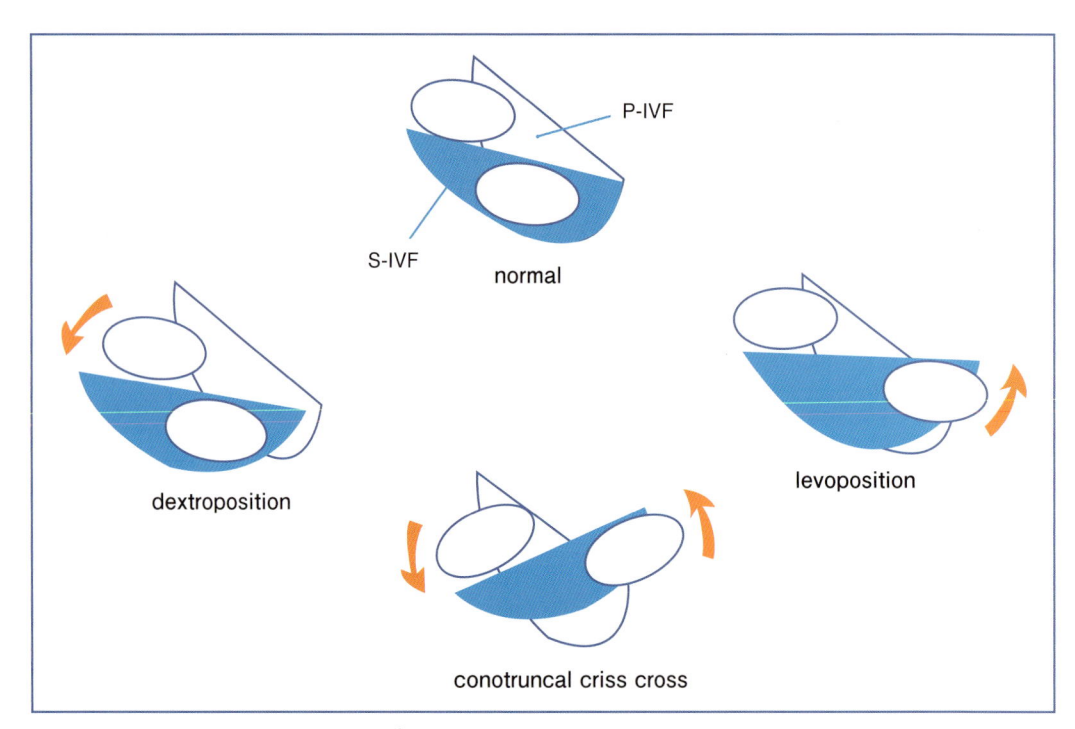

図 2-104 conotruncal criss cross と interventricular foramen

　　Concordant AV connections における CCC の特徴(表 2-2)は，大血管の空間的位置関係が右後方-左前方，前方大血管の下にある流出路型 outlet VSD(単純なパッチ閉鎖が可能)，intact septum では VSD の遺残と考えられる左室流出路の心室中隔にあるくぼみ，VSD が大きい場合は左室-右後方大血管への優先的血流路(心室内 rerouting が可能)，右後方大血管直下の狭窄，VSD 下縁を TSM 後方伸展が覆う，並列心耳などである[10].

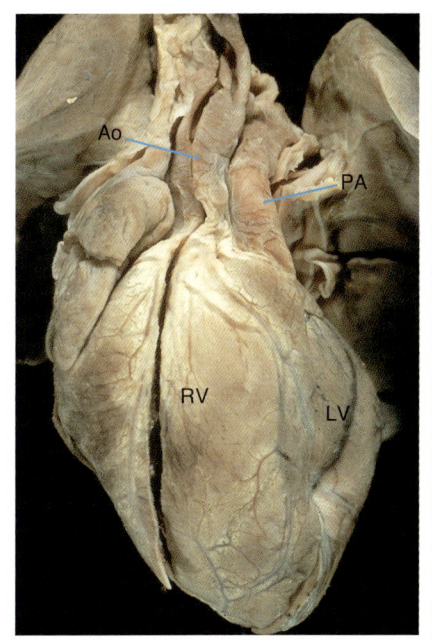

7. 両大血管右室起始症

図 2-105 'posterior' TGA（右前方面）
アムステルダム大学病理 S64/563. 左前方肺動脈-右後方大動脈. Ao：大動脈, PA：肺動脈, RV：右室, LV：左室

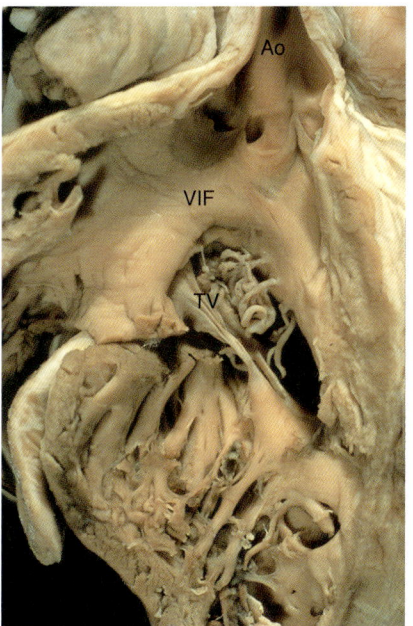

図 2-106 'posterior' TGA の右室
右後方大動脈弁は短い VIF で三尖弁(TV)から隔てられている．

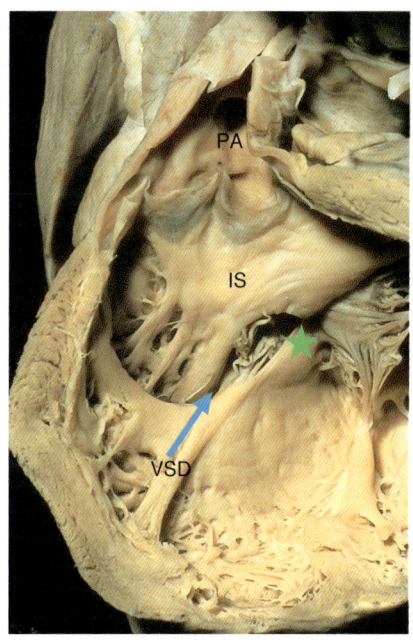

図 2-107 'posterior' TGA の左室
左前方肺動脈は長い漏斗部(IS)を伴って左室側に偏位して左室起始になり，僧帽弁から遠く離れている．漏斗部と心室中隔のギャップはくぼみとなりスリット状の小さい VSD が開いている．★：貫通束(PB)

1. right-posterior, left-anterior great arteries
2. outlet VSD beneath left anterior GA
   (simple patch is possible)
3. dimple beneath left anterior GA at left aspect of ventricular septum
4. preferential route from LV to right posterior GA
   (intraventricular rerouting is possible) in large VSD
5. subarterial narrowing beneath right posterior GA
6. TSM covers lower margin of VSD
   (left sided position of main conduction bundle)
7. juxtaposition of atrial appendage

表 2-2 conotruncal criss cross の特徴

H AV connections と DORV

　Concordant AV connections で intact septum があるのは正常心，大血管転位症(TGA, SDD)，'posterior' TGA，解剖学的修正大血管位置異常症(SDL)の 4 基本型であり，discordant AV connections でも同様に 4 基本型がある (図 2-108)．

　NGA 系で後方大動脈が右方偏位したのが SDN(NGA)型 DORV，前方肺動脈の左方偏位が加わり CCC になったのが true (original) Taussig-Bing，究極の CCC で intact septum になるのが 'posterior' TGA．TGA 系で後方肺動脈が右方偏位したのが TGA 型 DORV の false (spurious) Taussig-Bing，前方大動脈の左方偏位が加わり CCC になったのが SDL 型 DORV，CCC の究極が intact septum を含む SDL である (図 2-109)[5,13,17,20]．

II. 各論

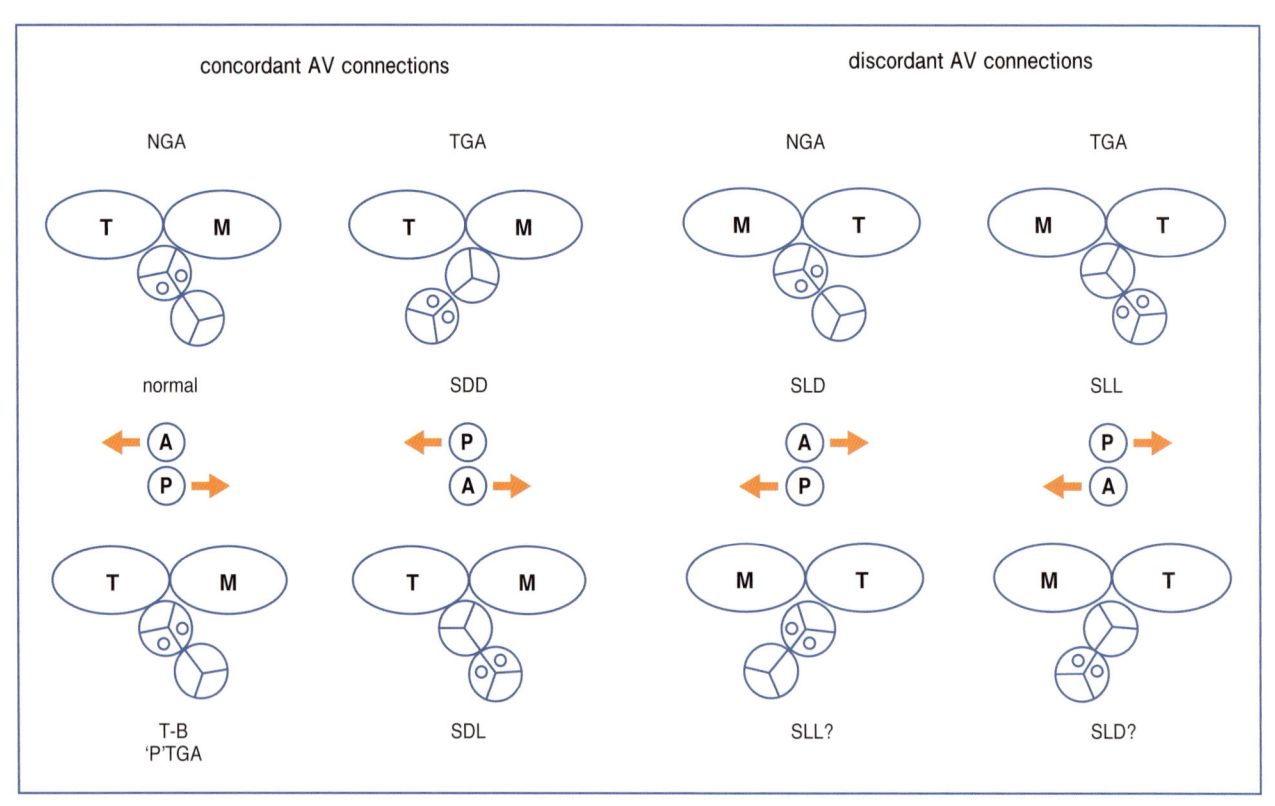

図 2-108 intact septum の 8 基本型
SDD：完全大血管転位，T-B：Taussig-Bing heart，'p' TGA：posterior TGA，SDL：解剖学的修正大血管位置異常，SLL：修正大血管転位，SLD：isolated ventricular inversion，SLD？，SLL？：幻の heart.

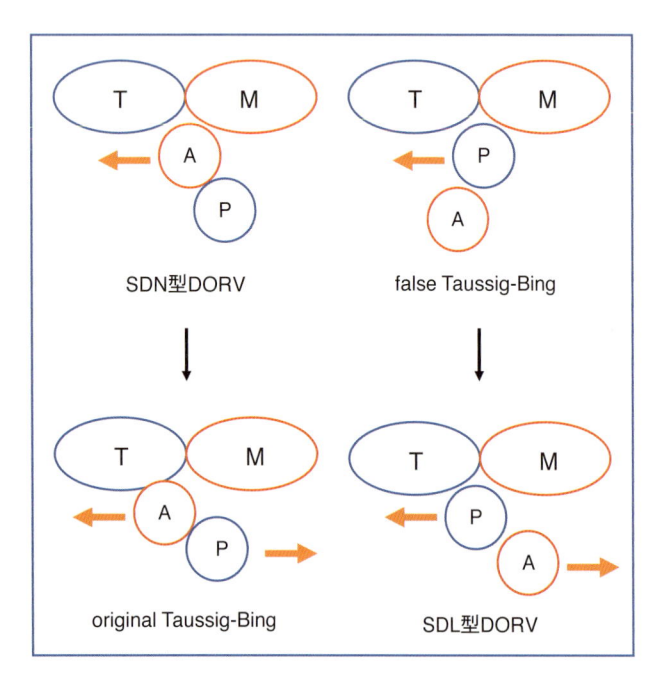

図 2-109 concordant AV connections における DORV の 4 基本型

I Taussig-Bing anomaly

　Helen Taussig と Richard Bing が報告した論文のタイトルは "Complete Transposition of the Aorta and a Levoposition of the Pulmonary Artery" であった(図 2-110)[21]．臨床的には cyanosis があり Eisenmenger complex の様相を呈していたが，"生直後からの cyanosis という所見が Eisenmenger complex とはまったく違う疾患を示唆していた" と記している．そしてカテーテル検査で肺動脈酸素飽和度が右室酸素飽和度を 4.4 volumes％上回っていたことより，PDA あるいは肺動脈の騎乗と high VSD による左室-肺動脈間交通のためと考えられたが，連続性雑音がなく末梢動脈血酸素飽和度が 57％しかなかったことより PDA の存在は否定的であった．そこで最終的に肺動脈は左室の血流を直接受けているという結論に達し，臨床診断を Transposition of the great vessels とした．その後，剖検で"肺動脈はほぼ正常の位置"から起始し，"left anterior PA"と記され，大動脈弁は肺動脈弁と心室中隔に隣接していることが明らかにされた．さらに心室中隔上部が右室側に"ずれる(deviate)"ため，結果的に肺動脈が前方で VSD に騎乗する形になっていた．冠動脈は正常心と同じパターンと表現されているが，この症例を完全大血管転位症とみなせば Shaher 9 型になる[14]．この original 症例の剖検心に造影剤を塗って X 線写真を撮影した Hinkes は針金を固定した両大血管が心室中隔中心線より右室側にあり，DORV であると結論した(図 2-111)[12]．この X 線写真をみると肺動脈弁が大動脈弁より上位にあり，left anterior PA，Shaher 9 型の所見を合わせれば表 2-1(104 ページ)より本例が TGA 型ではなく NGA 型 DORV とすることが妥当であることが明らかである．

　Taussig-Bing heart (図 2-112) を TGA 型 DORV と分類する考えが多いが，Van Mierop は NGA 型 outlet VSD で後方大動脈が心室中隔へ騎乗して右室側まで偏位し，前方肺動脈は少し右方偏位した前方心室中隔に対して相対的に少し左方偏位した状態とし，original Taussig-Bing と呼び，TGA 型 DORV の false Taussig-Bing と区別した[20]．つまり正常心の CCC 型である．

　結論として，true (original) Taussig-Bing は NGA-CCC 型 DORV，false Taussig-Bing は TGA-dextroposition 型 DORV，そして TGA-CCC 型 DORV が解剖学的修正大血管位置異常症(anatomically corrected malpositionof the great arteries)となる(図 2-113)[7,17]．

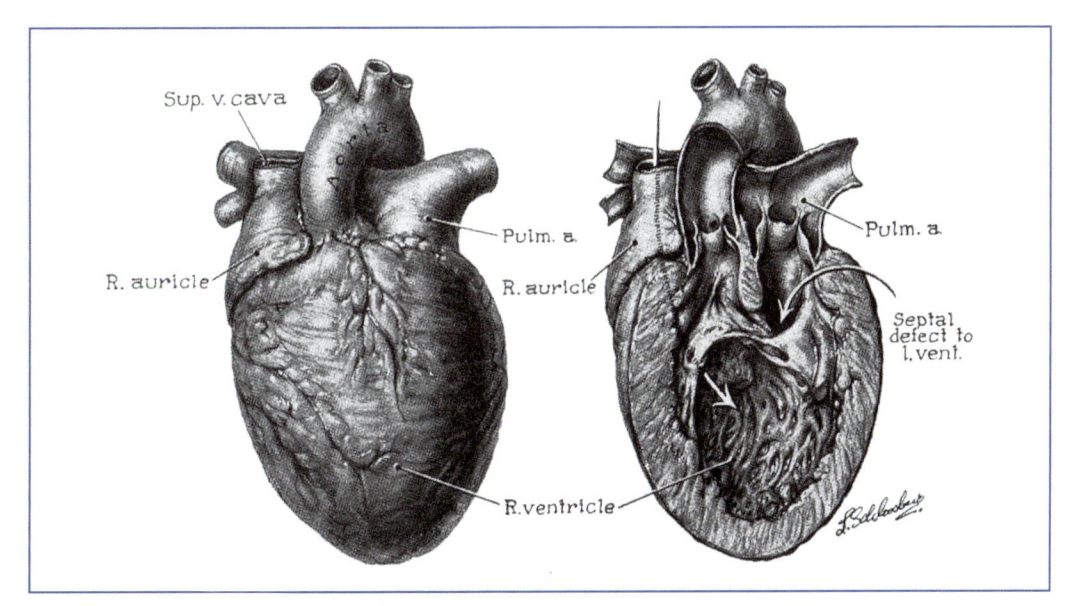

図 2-110　Taussig-Bing の原図[20]

Ⅱ. 各論

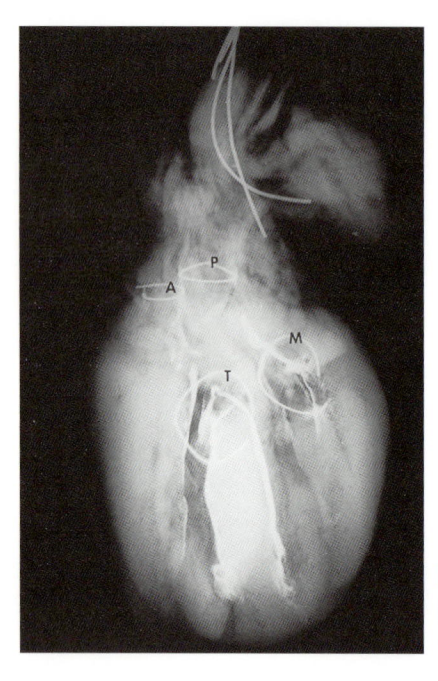

図 2-111 Taussig-Bing
Hinkes が撮影した original heart [12]
（Amsterdam 大学 Becker 教授より提供）.

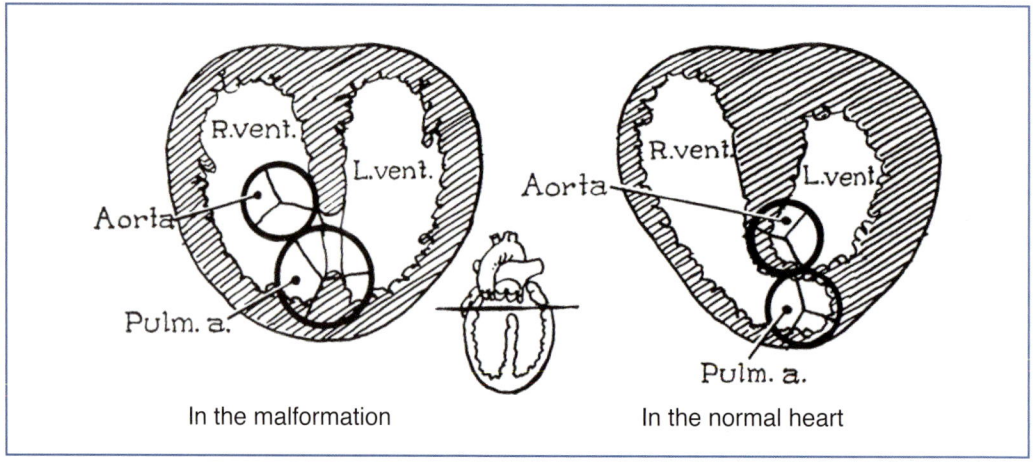

図 2-112 Taussig-Bing の原図 [20]

J Taussig-Bing anomaly の手術

　NGA-CCC 型 DORV である original Taussig-Bing と TGA-dextroposition 型 DORV である false Taussig-Bing は血行動態が似ているため同一疾患あるいはスペクトラムをなす類似疾患とみなされることがある[22]．しかし，外科的にみれば心室内 rerouting 術ですむか動脈スイッチ手術が必要か，という大きな違いがあるので，その鑑別は重要である[13]．

　形態的鑑別点の 1 つは空間的両大血管位置関係である．original Taussig-Bing は右後方大動脈-左前方肺動脈で正常心（NGA）に近く，false Taussig-Bing は右前方大動脈-左後方肺動脈で大血管転位症（TGA）に近い（図 2-114）．もう 1 つの鑑別点は流出路中隔（OS）〔漏斗部中隔（IS）〕と VIF の関係である．OS が僧帽弁側の VIF に連なるのが original Taussig-Bing（図 2-113, 115），三尖弁側の VIF に連なるのが false Taussig-Bing である（図 2-113, 116）．

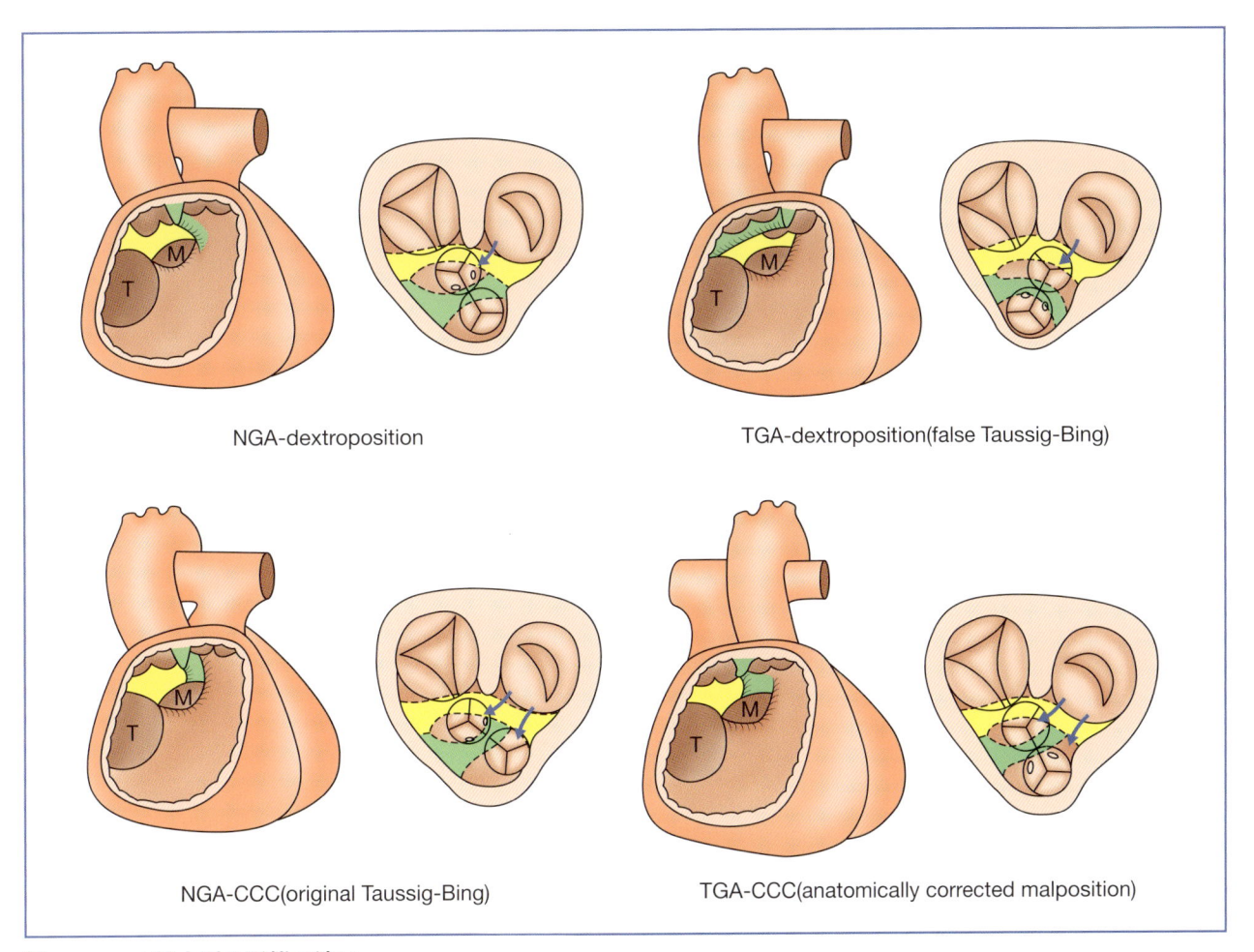

図 2-113　4 基本型の形態の違い
矢印は左室からの血流方向を示す．黄色：VIF，緑色：outlet septum (OS)

　Original Taussig-Bing では Kawashima 法[23]による肺動脈後方での心室内 rerouting ができる（図 2-115, 117a）．この rerouting 縫着線は S-IVF に沿っており，Fallot 四徴症の VSD 閉鎖線と基本的に同じである[10,11]．この肺動脈後方での心室内 rerouting は 'posterior' TGA でも行われたが[24]，original Taussig-Bing と 'posterior' TGA が近似疾患であることから本質的には同じ術式であることも容易に理解できる．小さい VSD や intact septum の 'posterior' TGA になると血行動態的には完全大血管転位に似てくるので動脈スイッチ術の適応になる[25]．

　TGA-dextroposition 型 DORV である false Taussig-Bing は VSD が大きい場合は Patrick-McGoon 法[26]に準じた肺動脈前方での心室内 rerouting も考えられるが（図 2-117b），十分な route の確保が難しいので，S-IVF を閉鎖した上での動脈スイッチ手術が適当である．

Ⅱ. 各論

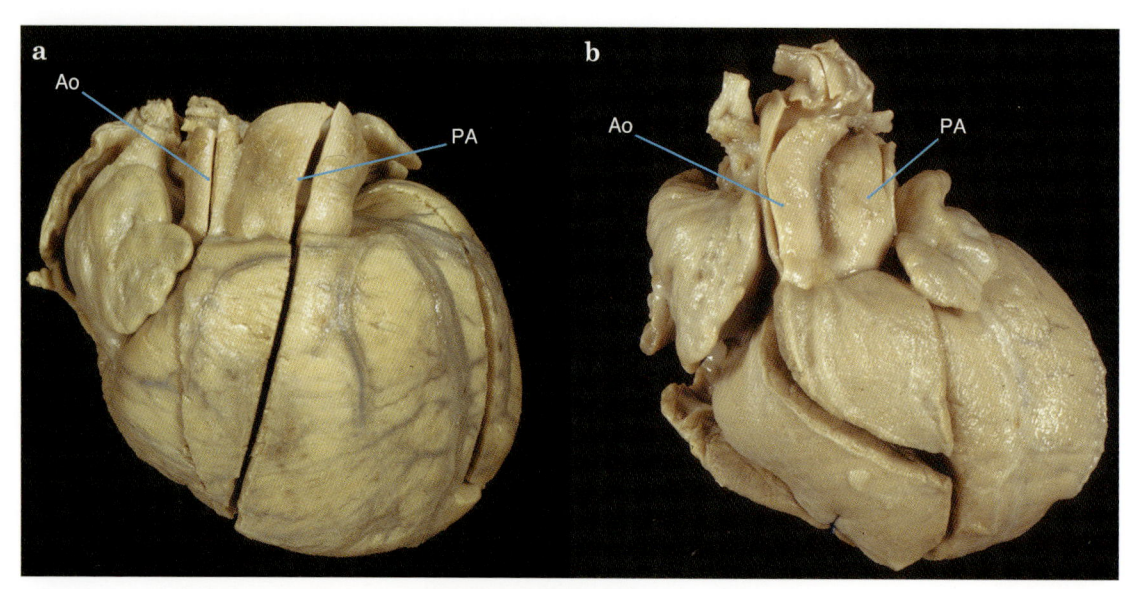

図 2-114 original Taussig-Bing と false Taussig-Bing の違い
a：original Taussig-Bing．空間的両大血管位置関係は右後方大動脈-左前方肺動脈で正常心（NGA）に近い．
b：false Taussig-Bing．空間的両大血管位置関係は右前方大動脈-左後方肺動脈で大血管転位症（TGA）と同じ．

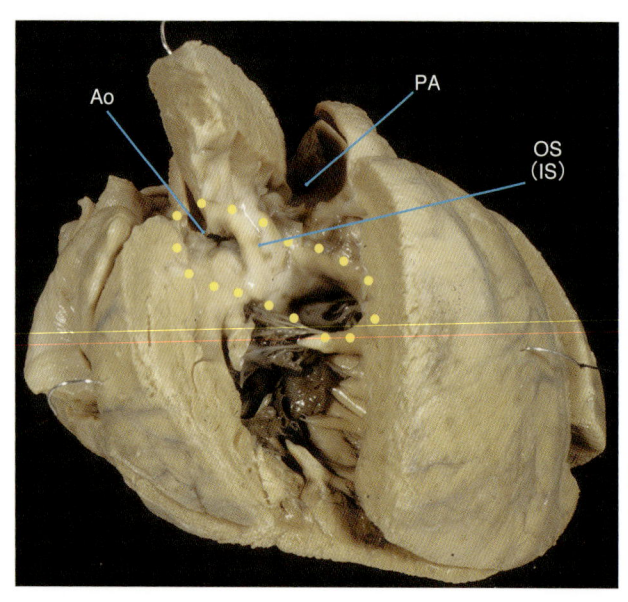

図 2-115 original Taussig-Bing
OS(IS)が僧帽弁側の VIF に連なっている．黄色点線は肺動脈後方での左室 -VSD（P-IVF）- 大動脈 rerouting パッチの縫着線．略語は前出．

7. 両大血管右室起始症

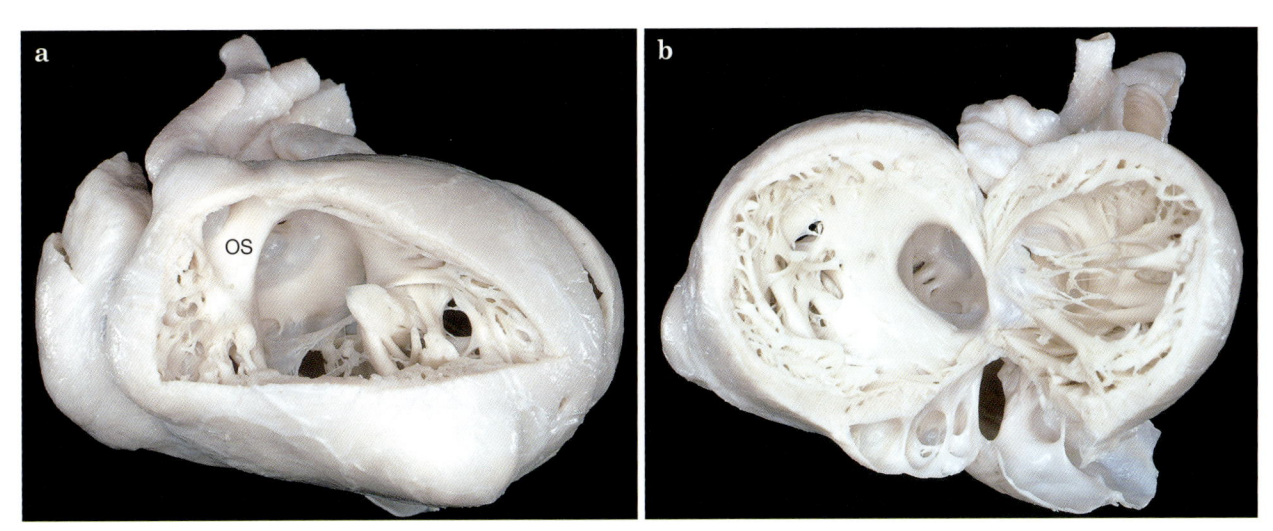

図 2-116　典型的な false Taussig-Bing（Florida 大学病院 71-134）
a：右室．右前方大動脈，左後方肺動脈はともに完全に右室起始．OS が三尖弁側の VIF に連なっている．
b：左室．P-IVF が VSD となり左室からの大血管の起始はない．

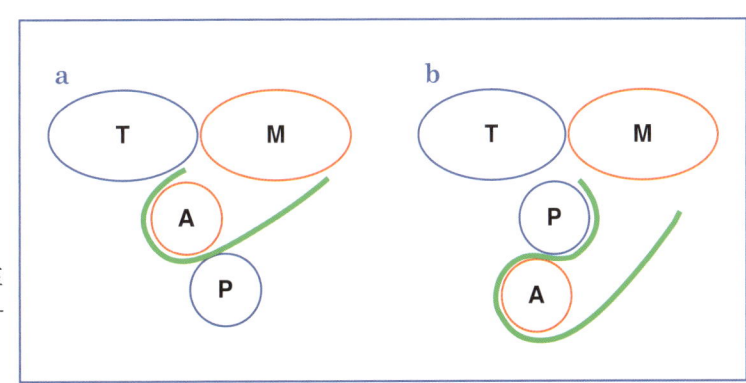

図 2-117　心室内 rerouting 法の違い
original Taussig-Bing（a）では肺動脈後方での左室−大動脈 rerouting が可能であるが，false Taussig-Bing（b）では肺動脈前方での rerouting になり，難しい．━━：rerouting のパッチ．

K　DORV の刺激伝導系

　　DORV の刺激伝導系はその基本型の VSD 下縁に準じており，きわめて多様である[27]．
　　DORV における左室の唯一の出口である VSD（P-IVF）が狭小化し，DORV ではきわめて珍しい closing VSD になっている例では（図 2-118），VSD（P-IVF）が S-IVF と下縁を共有するので刺激伝導系は通常の perimembranous outlet VSD と同様の特徴を有する．PB は房室間膜性中隔（AVMS）直下にあり（図 2-119a），右室圧負荷増大による TSM 後方伸展のため BB は Fallot 四徴症と同様に左室側に偏位して VSD から離れ，VSD は線維組織に囲まれいっそう狭小化している（図 2-119b）．P-IVF と S-IVF の共通下縁である TSM 後方伸展に刺入した第 1，2 針は BB から離れている（図 2-119b,c）．左室心内膜下に扇形に展開する左脚（LBB）から分かれた右脚（RBB）は TSM 後方伸展の心筋内を走行して右室側に向かう（図 2-119d）．刺激伝導系の再構築像をみると刺激伝導系中枢部右室側が TSM 後方伸展により厚く覆われているのがわかる（図 2-120）．なお本例は左前方肺動脈−右後方大動脈，P-T＞A-M の関係にあり，図 2-99，100，表 2-1（103，104 ページ）からみると NGA 型 DORV である．VSD（P-IVF）が狭小で拡大の必要があるときは，下

113

Ⅱ. 各論

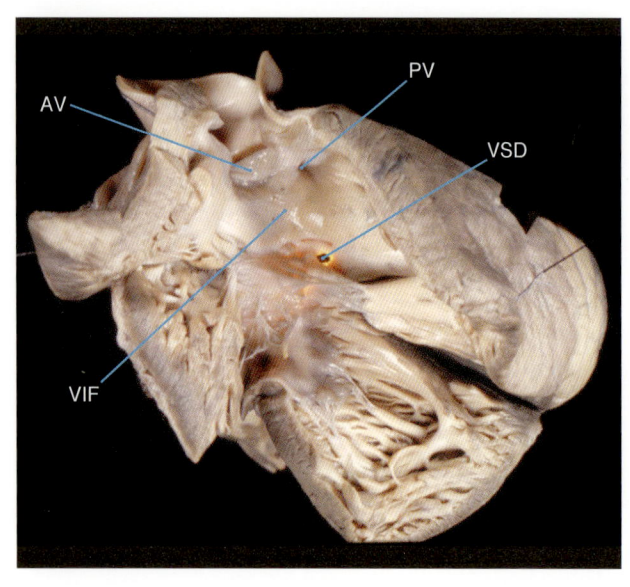

図 2-118　closing VSD を伴う DORV の右室
大きな大動脈弁(AV)とほとんど閉鎖した肺動脈弁(PV)は 100％右室から起始し，幅広い VIF により三尖弁から離れている．左室の唯一の出口である VSD(P-IVF)が高度に狭小化している．S-IVF の上縁にあたる漏斗部中隔は大動脈弁-肺動脈弁間で欠損している．略語は前出．

縁から離れた前上方の TSM 前脚(septal band)領域を切除することはできる(図 2-121)．しかし，同部の広範囲切除は刺激伝導障害をきたさないが心室中隔不全(septal dysfunction)をきたすので，切除せずに心室-大血管導管を用いた他の 2 心室修復術を選択するほうがよい．

左前方肺動脈-右後方大動脈で subpulmonary VSD の DORV では後方大動脈は大幅に dextropose し，前方肺動脈の levopose に伴い流出路中隔(OS, IS)が VSD(P-IVF)を越えて僧帽弁側の VIF に連なり肺動脈弁が心室中隔に騎乗する(図 2-122)．本例は P-T > A-M，左前方肺動脈-右後方大動脈の NGA-CCC 型 DORV，つまり original Taussig-Bing であり(103 ページ図 2-99，104 ページ図 2-100，表 2-1)，levoposition がさらに進むと，OS(IS)は TSM 前脚と align して肺動脈が右室流出路を伴って左室流出路となり，intact septum の 'posterior' TGA になる．これが NGA 型 DORV-original Taussig-Bing-'posterior' TGA のスペクトラムである(106 ページ図 2-104，108 ページ図 2-108)．このように subpulmonary VSD を伴い，original Taussig-Bing へのスペクトラム上にある DORV(図 2-122)では VSD(P-IVF)は左前方に拡大し，肺動脈が levopose して心室中隔に騎乗する．VSD(P-IVF)は outlet 型の特徴を備えており，TSM 後方伸展が VIF に連なり muscle bar となって VSD 下縁を形成している．そして，この太い muscle bar に圧迫される形で心室間膜性中隔が消退している．TSM 後方伸展の一部は MPC となって三尖弁前-中隔尖交連部を支えている．右後方の大動脈は流出路中隔(OS, IS)と VIF の著しい肥厚により弁下狭窄(SAS)が高度になっている(図 2-123, 124)．

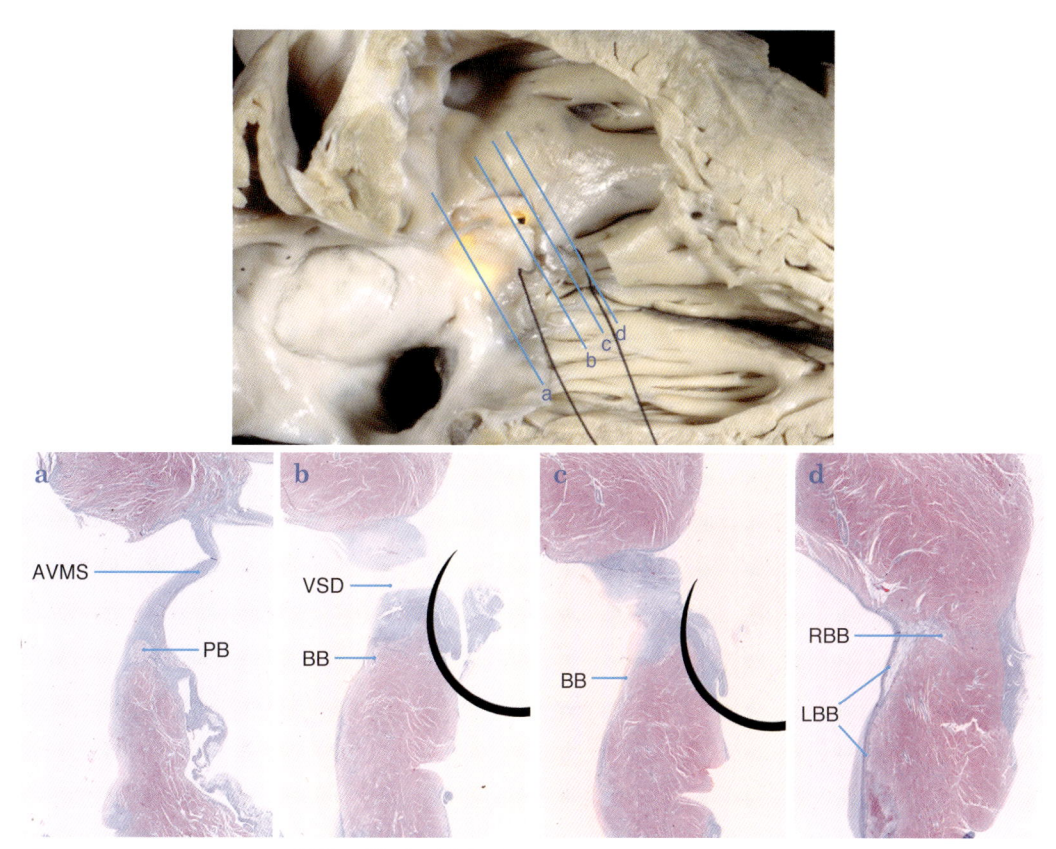

図 2-119 closing VSD の刺激伝導系と縫合針
TSM 後方伸展に刺入した 2 本の縫合針．略語は前出．

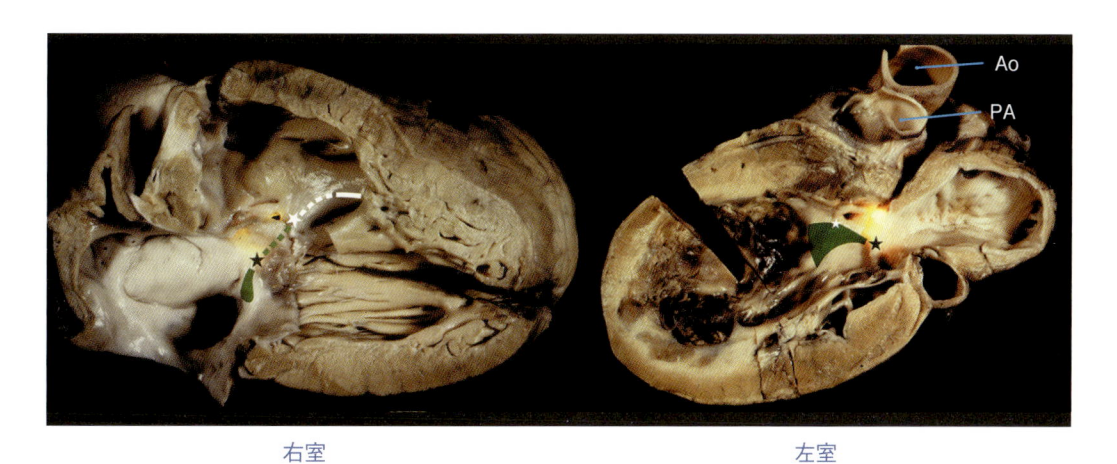

図 2-120 closing VSD 刺激伝導系の再構築像
記号は図 2-2 と同様

II. 各論

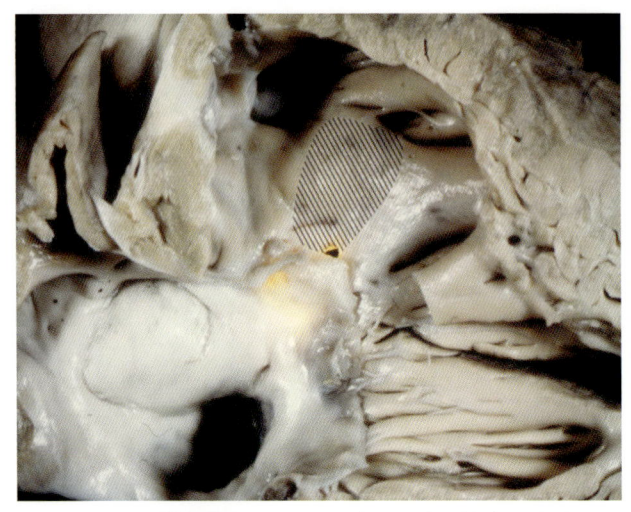

図 2-121 心筋切除による VSD (P-IVF) の拡大：右室
斜線部分は VSD 拡大に際して刺激伝導障害をきたさない切除範囲．

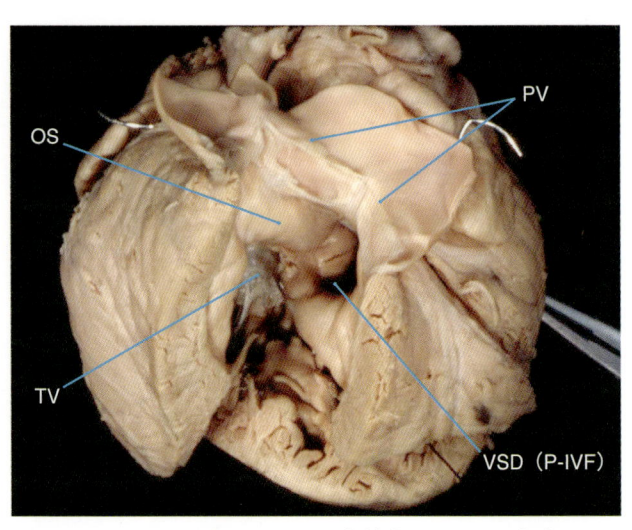

図 2-122 subpulmonary VSD を伴う DORV の右室
左前方肺動脈弁 (PV) 直下の大きな outlet VSD (P-IVF) を介して OS (IS) が左室僧帽弁側の VIF に連なり，肺動脈弁は心室中隔に騎乗するが，大部分は依然として右室起始になっている．TSM 後方伸展が VIF に連なり太い muscle bar になっている．大動脈 (Ao) は右後方にあり隠れてみえない．

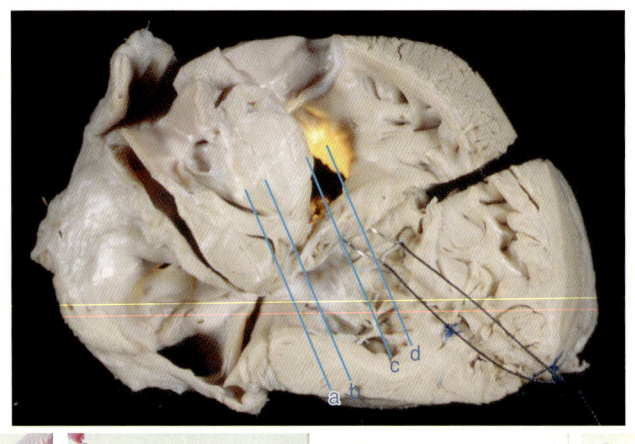

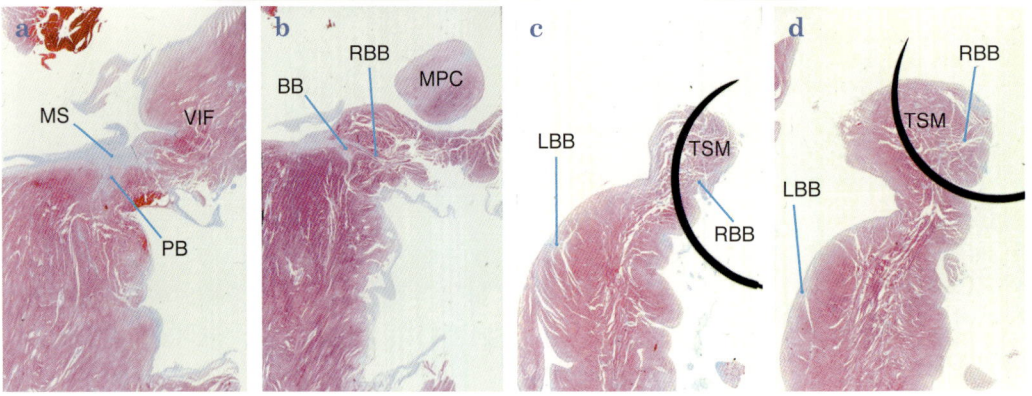

図 2-123 subpulmonary VSD の DORV の刺激伝導系と縫合針
2 本の縫合針が TSM 後方伸展に刺入してある．TSM 後方伸展の一部は MPC になり三尖弁前-中隔尖交連部を支えている．略語は前出．**a**：左室側に寄り遺残膜性中隔 (MS) 直下にある PB，**b**：心筋内の BB と RBB 起始部，**c**：左室心内膜下の LBB から離れているが RBB には近い第 1 縫合針，**d**：左室心内膜下の LBB から十分に離れているが，muscle bar 内を走行する RBB には近い第 2 縫合針．

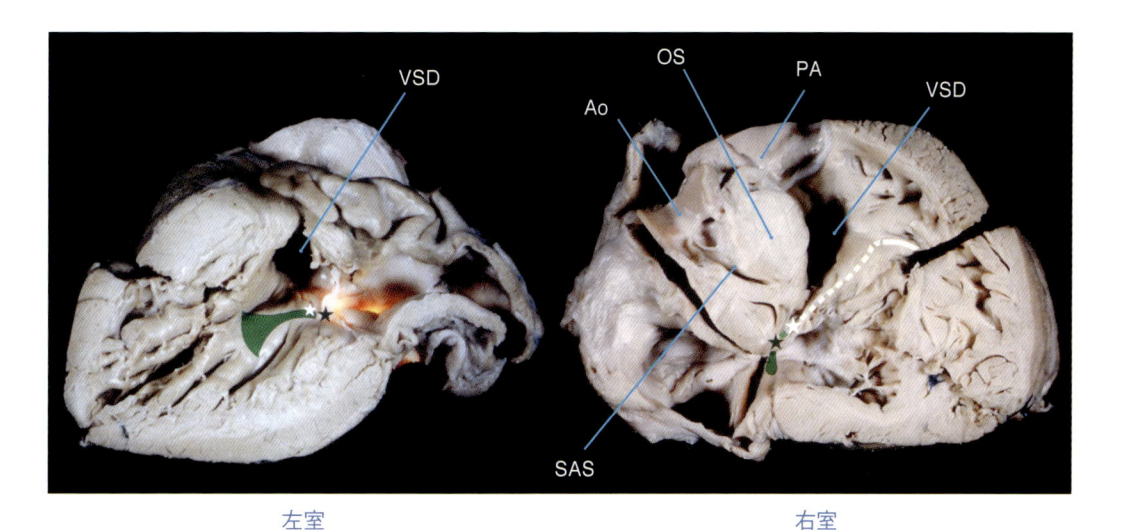

図 2-124　subpulmonary VSD の DORV
刺激伝導系の再構築．短い BB，早期の RBB 起始，大部分が TSM 後方伸展の心筋内を走行する RBB，細長い LBB，VSD（P-IVF）後下縁から離れた刺激伝導系中枢部．SAS：大動脈弁下狭窄．他の略語は前出．

　本例では図 1-8b（18 ページ）のように muscle bar により左室側に押しやられて縮小消退した遺残膜性中隔直下に貫通束（PB）があり（図 2-123a），分枝束（BB）-分岐束（Bif B）は中隔左室側に寄り，LBB は心内膜下にある（図 2-123b）．RBB は左室側から muscle bar 内を走行し（図 2-123c），最終的に TSM 後方伸展基部で右室側に出る（図 2-123d）．刺激伝導系の再構築像でみると左側で起始した RBB が TSM 後方伸展内を前上方に向かって走行するのがわかる（図 2-124）．この例は厚い OS（IS）を十分切除した上で，肺動脈後方で左室-大動脈間の心室内 rerouting すなわち Kawashima 手術を行うことも可能であるが，狭小大動脈弁輪があるので Yasui 手術[28]のほうがよい．心室内 rerouting の縫合線は楕円形に延びた S-IVF を閉鎖することになり，muscle bar のある Fallot 四徴症の VSD パッチ縫着線と基本的に同じである．Yasui 手術では VSD 下縁を形成する TSM 後方伸展から流出路中隔-肺動脈弁輪前面に縫合線をとり，左室-P-IVF-肺動脈の血流路を確保する．

　右前方大動脈-左後方肺動脈，A-T＞P-M（103 ページ図 2-99，104 ページ図 2-100，表 2-1）で TGA 型になる subpulmonary muscular VSD を伴う DORV は，NGA 型とは異なり，OS（IS）が三尖弁側の VIF に連なる定型的な false Taussig-Bing である（図 2-125）．VSD 下縁と刺激伝導系の関係は NGA 型と TGA 型では大差はない．本例でも厚い TSM 後方伸展が VIF に連なり，太い muscle bar を形成し，これに圧迫されて心室間膜性中隔が消退する．PB は左室側に寄り（図 2-126a），厚い TSM 後方伸展の中を VSD から遠く離れて長い NPNBB が心筋内を走行して第 1，2 針からも離れている（図 2-126b,c）．非貫通非分枝束（NPNBB）は次第に BB になり，VSD 先端下部で左室心内膜下に出て Bif B となり，LBB は左室心内膜下を扇状に広がり（図 2-126d），RBB は再び心筋内を走行して右室側に出て上下の枝に分かれる（図 2-126e）．RBB の上方分枝は sling の名残である．本例では一貫して刺激伝導系が VSD から遠く離れているのがわかる（図 2-127）．

　Subpulmonary muscular VSD を伴う false Taussig-Bing のこの例では左後方肺動脈-三尖弁間距離が短いので肺動脈後方での Kawashima 型 rerouting は難しく，流出路中隔を切除しても Patrick-McGoon 型の肺動脈前方での心室内 rerouting も難しい（113 ページ図 2-117）．この場合，TSM 前脚を切除して VSD（P-IVF）を拡大し，VSD 下縁と流出路中隔で形成される S-IVF を閉鎖し，動脈スイッチ手術を行う二心室修復術が妥当な選択肢である（図 2-128）．

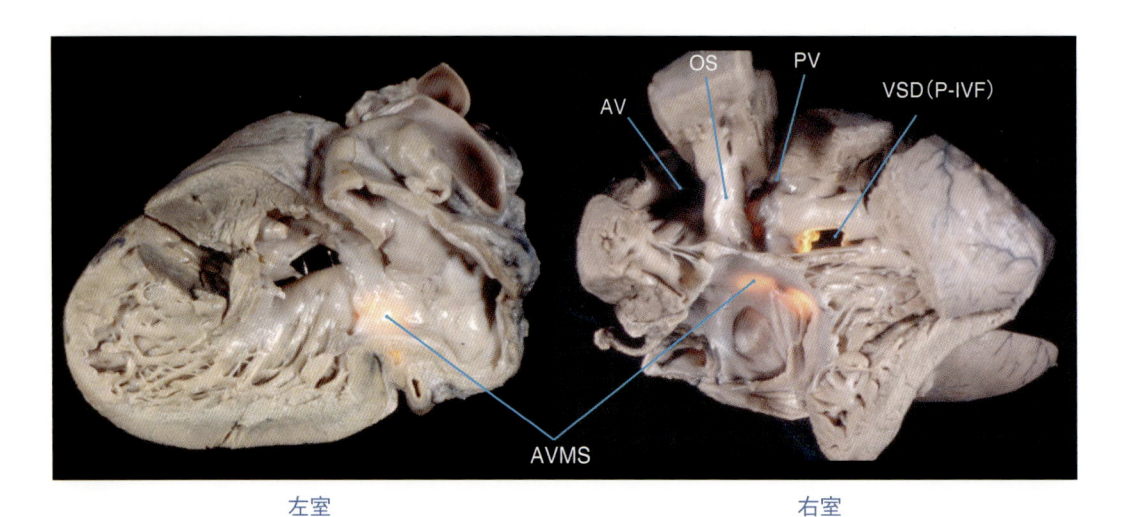

II. 各論

図 2-125 subpulmonary muscular VSD の DORV
大動脈弁（AV）も肺動脈弁（PV）も VIF により三尖弁から隔てられている．流出路中隔（OS）が三尖弁側の VIF に連なる false Taussing-Bing である．房室間膜性中隔（AVMS）はあるが心室間膜性中隔は圧迫されて消失している．VSD は trabecular part に延びて muscular outlet-trabecular 型になっている．略語は前出．

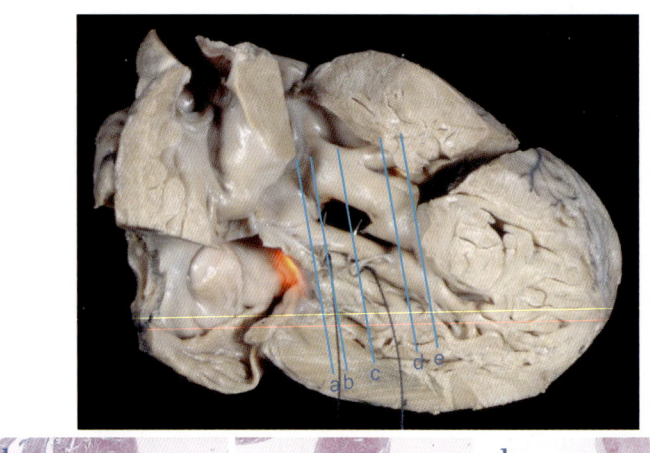

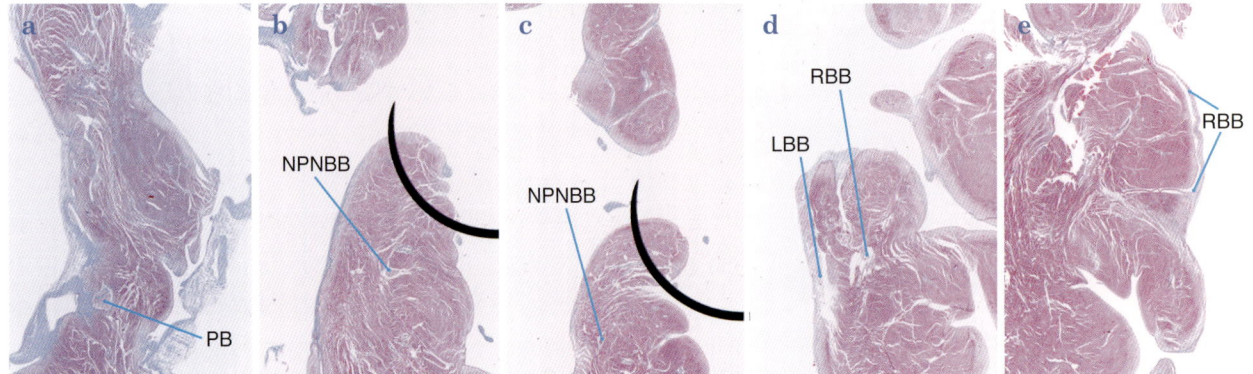

図 2-126 subpulmonary muscular VSD の DORV の刺激伝導系
a：PB，b：心筋内走行する NPNBB，c：左室側に向かう NPNBB，d：左室側心内膜下に近づいた LBB と TSM 心筋内を走行して右室側に向かう RBB，e：右室心内膜下に出た RBB は上下に分岐する．

7. 両大血管右室起始症

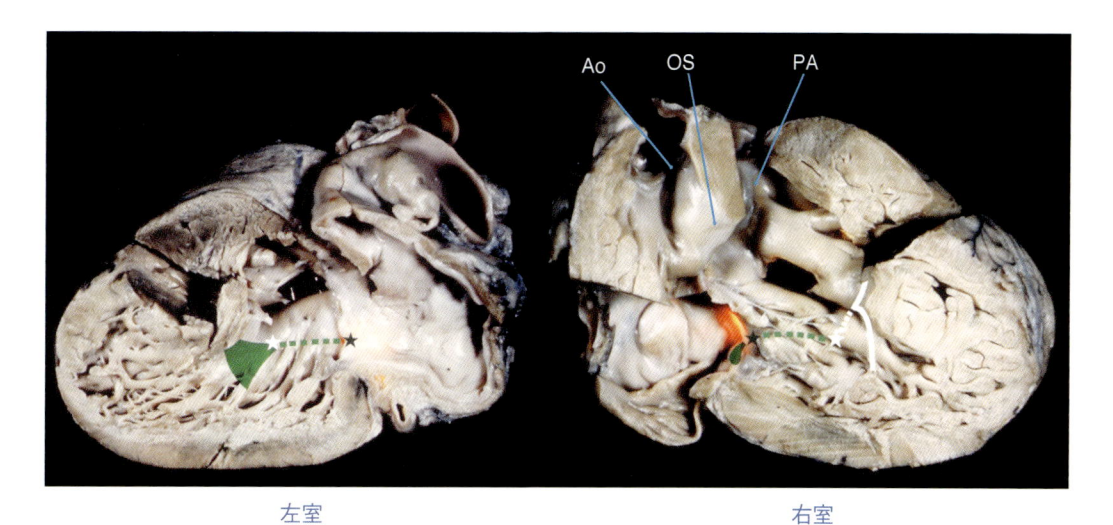

図 2-127　subpulmonary muscular VSD の DORV の刺激伝導系
記号は図 2-2 と同様.

左室　　　　　　　　　　　　　　　　右室

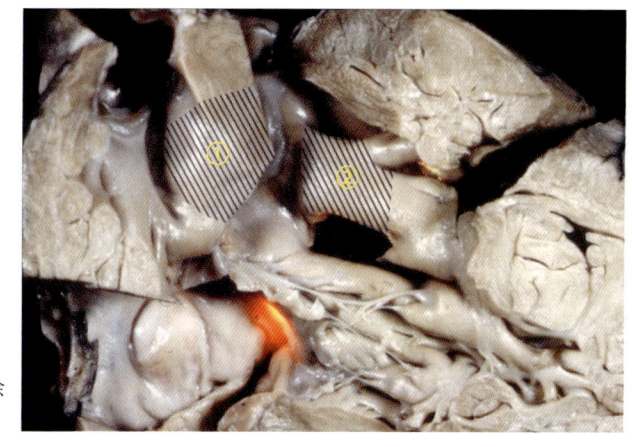

図 2-128　心室内 rerouting のための切除部位
斜線①は流出路中隔の切除範囲，斜線②は TSM 前脚の切除範囲.

●●●● 文献

1. Wilcox BR, Ho SY, Macartney FJ, Becker AE, Gelis LM, Anderson RH : Surgical anatomy of double-outlet right ventricle with situs solitus and atrioventricular concordance. J Thorac Cardiovasc Surg 1981 ; 82 : 405-417.
2. Anderson RH, Becker AE, Wilcox BR, Macartney FJ, Wilkinson JL : Surgical anatomy of double-outlet right ventricle--a reappraisal. Am J Cardiol 1983 ; 52 : 555-559.
3. Kurosawa H, Gaynor JW, Jacobs JP, Jacobs ML, Elliot MJ, Lacour-Gayet F, Tchervenkov CI, Maruszewski B, Mavroudis C : Congenital heart surgery nomenclature and database project. Update and proposed data harvest. Jpn J Thorac Cardiovasc Surg 2002 ; 50 : 498-501.
4. Jacobs JP, Maruszewski B, Tchervenkov CI, Lacour-Gayet F, Jacobs ML, Clarke DR, Gaynor JW, Spray TL, Stellin G, Elliott MJ, Ebels T, Franklin RC, Beland MJ, Kurosawa H, Aiello VD, Colan SD, Krogmann ON, Weinberg P, Tobota Z, Dokholyan RS, Peterson ED, Mavroudis C : The current status and future directions of efforts to create a global database for the outcomes of therapy for congenital heart disease. Cardiol Young 2005 ; 15 Suppl 1 : 190-197.

5. Van Mierop LHS, Alley RD, Kausel HW, Stranahan A : Pathogenesis of transposition complexes. I. Embryology of the ventricles and great arteries. Am J Cardiol 1963 ; 12 : 216-225.
6. 黒澤博身，安藤正彦，今野草二：騎乗 Overriding．その定義と臨床的意義．心臓 1974 ; 6 : 3-15.
7. 黒澤博身，今井康晴，高梨吉則，高尾篤良：両大血管右室起始症の再考察．Transposition の発生と conotruncal criss-cross の概念を中心として．胸部外科 38 : 774-784, 1985.
8. Neufeld HN, Dushane JW, Wood EH, Kirklin JW, Edwards JE : Origin of Both Great Vessels from the Right Ventricle : I. Without Pulmonary Stenosis Circulation 1961 ; 23 : 399-412.
9. 黒澤博身：両大血管右室起始症の分類．Annual review 循環器 1987 ; 215-221.
10. 黒澤博身：両大血管右室起始症．両大血管左室起始症．新外科学大系 19c 心臓の外科（木本誠二名誉監修，和田達雄監修）．中山書店．1991 ; 322-336.
11. 黒澤博身：両大血管右室起始症．日胸外会誌 2001 ; 102 : 578-583.
12. Hinkes P, Rosenquist GC, White RI Jr : Roentgenographic re-examination of the internal anatomy of the Taussig-Bing heart. Am Heart J 1971 : 81 ; 335-339.
13. Kurosawa H, Van Mierop LH : Surgical anatomy of the infundibular septum in transposition of the great arteries with ventricular septal defect. J Thorac Cardiovasc Surg 91 : 123-132, 1986.
14. Kurosawa H, Imai Y, Takanashi Y, Hoshino S, Sawatari K, Kawada M, Takao A : Infundibular septum and coronary anatomy in Jatene operation. J Thorac Cardiovac Surg 91 : 572-583, 1986.
15. Van Praagh R, Perez-Trevino C, Lopez-Cuellar M, Baker FW, Zuberbuhler JR, Quero M, Perez VM, Moreno F, Van Praagh S : Transposition of the great arteries with posterior aorta, anterior pulmonary artery, subpulmonary conus and fibrous continuity between aortic and atrio-ventricular valves. Am J Cardiol. 1971 ; 28 : 621-631.
16. Wilkinson JL, Arnold R, Anderson RH, Acerete F : 'Posterior' transposition reconsidered. Br Heart J 1975 ; 37 : 757-766.
17. 黒澤博身，今井康晴，今野草二，高見沢邦武，安藤正彦，高尾篤良：解剖学的修正大血管転換症．心臓 1972 ; 4 : 1647-1663.
18. Goor DA, Edwards JE : The spectrum of transposition of the great arteries : with specific reference to developmental anatomy of the conus. Circulation 1973 ; 48 : 406-415.
19. Van Mierop LHS, Wiglesworth FW : Pathogenesis of transposition complexes. III. True transposition of the great vessels. Am J Cardiol 1963 ; 12 : 233-239
20. Van Mierop LHS, Wiglesworth FW : Pathogenesis of transposition complexes. II. Anomalies due to faulty transfer of the posterior great artery. Am J Cardiol 1963 ; 12 : 226-232.
21. Taussig H, Bing R : Complete transposition of the aorta and a levoposition of the pulmonary artery. clinical, physiological, and pathological findings. Am Heart J 1949 ; 37 : 551-559.
22. Yacoub MH, Radley-Smith R : Anatomic correction of the Taussig-Bing anomaly. J Thorac Cardiovasc Surg 1984 ; 88 : 380-388.
23. Kawashima Y, Fujita T, Miyamoto T, Manabe H : Intraventricular rerouting of blood for the correction of Taussig-Bing malformation. J Thorac Cardiovasc Surg 1971 ; 62 : 825-829.
24. Cooley DA, Angelini P, Leachman RD, Kyger ER 3rd : Intraventricular repair of transposition complexes with ventricular septal defect. J Thorac Cardiovasc Surg. 1976 ; 71 : 461-464.
25. 山岸正明，今井康晴，黒澤博身，澤渡和男，河田政明，松尾浩三：Original Taussig-Bing 奇形と posterior TGA の中間型症例に対する Jatene 手術（Lecompte 変法）の一例．日胸外会誌 1989 ; 37 : 1266-1271, 1989.
26. Patrick DL, McGoon DC : An operation for double-outlet right ventricle with transposition of the great arteries. J Cardiovasc Surg(Torino) 1968 ; 9 : 537-542.
27. Kurosawa H, Becker AE : Atrioventricular conduction in congenital heart disease. Surgical anatomy. Springer-Verlag. Tokyo, Berlin, New York 1987. P145～173.
28. Yasui H, Kado H, Nakano E, Yonenaga K, Mitani A, Tomita Y, Iwao H, Yoshii K, Mizoguchi Y, Sunagawa H : Primary repair of interrupted aortic arch and severe aortic stenosis in neonates. J Thorac cardiovasc Surg 1987 ; 93 : 539-545.

8 完全大血管転位症

　完全大血管転位症(transposition of the great arteries：TGA)は，房室正位(concordant AV connection)と心室大動脈逆(錯)位(discordant VA connection)の組み合わせを基本とし，intact ventricular septum とさまざまな形の VSD がある．本症は血行動態からみて VSD が必ずしも必要不可欠の存在ではないため，単純(simple or isolated) VSD に匹敵する幅広い形態的多様性がある．これは outlet VSD が基本の Fallot 四徴症との大きな違いである．

　TGA の刺激伝導系が多様であることは以前に指摘されたが，その原因についての詳しい検討はされなかった[1]．その理由は，本症に特徴的な多様な VSD の形態が整理されていなかったためと考えられる．その後の研究で，本症の VSD は muscular 型，perimembranous 型の基本型に加え，outlet, trabecular, inlet 方向への伸展と流出路中隔(OS)〔漏斗部中隔(IS)〕の右方および左方偏位とこれに関連する大血管空間的位置関係が加わり，冠動脈形態も含めてきわめて多様であることが明らかにされた[2,3]．それに加えて，本症の VSD と刺激伝導系の関係に TSM 後方伸展が大きくかかわっていることが解明されるにつれ，VSD の多様性と刺激伝導系の多様性の関連が次第に明らかになってきた[4,5]．

　VSD がない intact septum TGA，いわゆる TGA I 型は右室に圧負荷がかかるため TSM 後方伸展が厚くなり，その先端は左室側まで延びて肺動脈弁下左室流出路狭窄の発生に関与する(図 2-129)．このため TGA I 型では肺動脈弁下に dynamic obstruction といわれる左室流出路狭窄が一時的に出現することがあり，必要なら同部を安全に切除拡大することが可能になる[6]．刺激伝導系は正常心と基本的に同じであるが，厚い TSM 後方伸展に覆われて右脚(RBB)が深く心筋内を走行する(図 2-130)．

　TGA の VSD の特徴は，多様な形態を示すことである．VSD だけを伴う II 型では右室に体心室としての圧負荷が常に加わるが，VSD の大きさによっては左室に圧・容量負荷が常に加わるわけではなく，血行動態が I 型に似たものから肺高血圧を伴う定型的 II 型までさまざまであり，VSD の役割は一定ではない．このため多様な VSD 形態だけでなく右室圧容量負荷の影響を受ける TSM 後方伸展と刺激伝導系との関係も予想しにくくなっている．

　Perimembranous outlet/trabecular VSD でも VSD 上縁にあたる TSM 前方伸展から MPC が起始していることがある(図 2-131)．これは心室大血管関係が右前方大動脈-左後方肺動脈の TGA 型になっているため正常心や Fallot 四徴症の NGA 型の左前方肺動脈と異なり右前方大動脈に向かって右室流出路が右上方に強く彎曲しているためであり，大きな MPC が三尖弁前尖乳頭筋の機能の一部を肩代わりしている．三尖弁-肺動脈弁間に中心線維体(CFB)から派生した線維塊(FTT)があり，肺動脈弁下左室流出路狭窄の原因になっている．この例では VSD 下縁で幅広い TSM 後方伸展が膜性中隔を圧縮し(図 2-132a)，この TSM 後方伸展の下に PB があり(図 2-132b)，長い NPNBB が VSD 下縁から遠く離れている(図 2-132c)．この NPNBB は TSM 後方伸展に覆われて心筋内を走行し，左室心内膜下に出てから分岐束(Bif B)となる(図 2-132d)．右脚は左室側で起始してから TSM 後方伸展内を走行し，VSD 前下縁に近づいてから上行右脚(SRBB)と下行右脚に分かれる．下行右脚は通常の右脚として三尖弁前乳頭筋に向かう．第 2〜4

Ⅱ. 各論

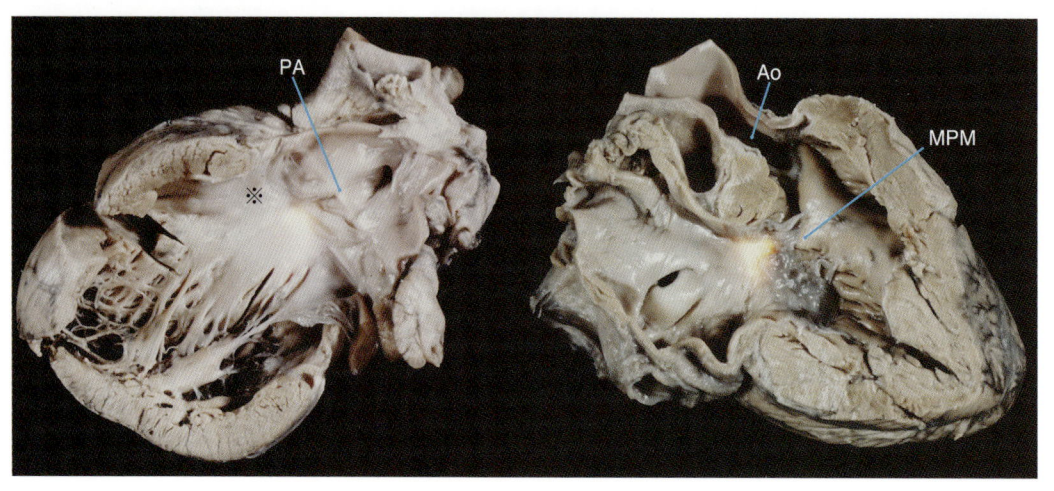

左室　　　　　　　　　　　　　　右室

図 2-129　VSD がない intact septum の TGA
※：TSM が左室側に出たところ．正常心(51 ページ図 2-2)と比較するとわかりやすい．他の略語は前出．

左室　　　　　　　　　　　　　　右室

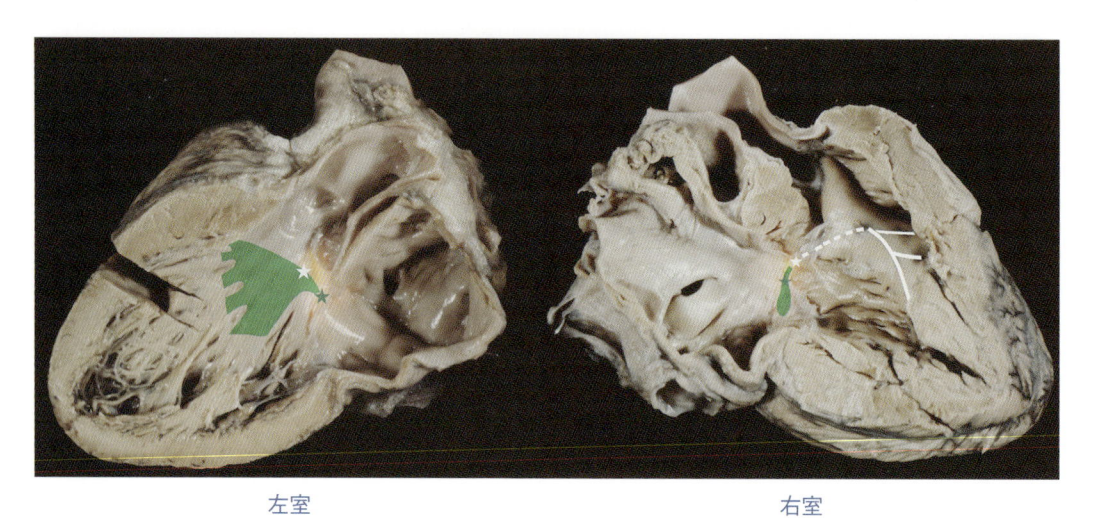

図 2-130　Intact septum TGA の刺激伝導系
記号は図 2-2 と同様．

針(図 2-132b〜d)は TSM 後方伸展に刺入してあり，いずれも刺激伝導系から離れている．上行右脚(SRBB)は VSD 前縁に沿って上行し肺動脈弁輪前方に向かうが，これは sling の遺残である superior bundle と考えられる(図 2-133, 5 ページ図 1-2)．この症例をコンピュータで 3 次元構築し，左室側から眺めると VSD 周囲の sling の状況がよくわかる(図 2-134)．

8. 完全大血管転位症

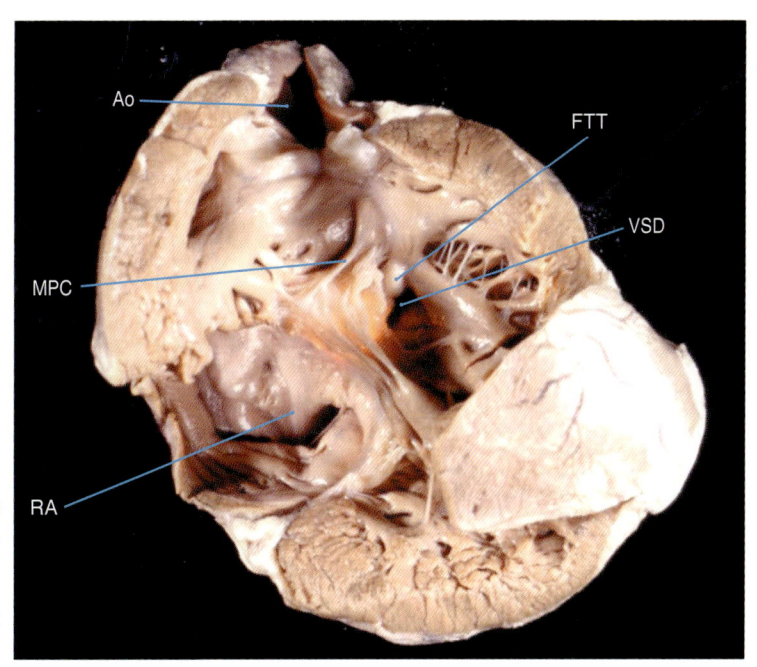

図 2-131 complete transposition with large perimembranous outlet/trabecular VSD の右室
MPC が VSD 上縁にあるにもかかわらず outlet VSD. 略語は前出.

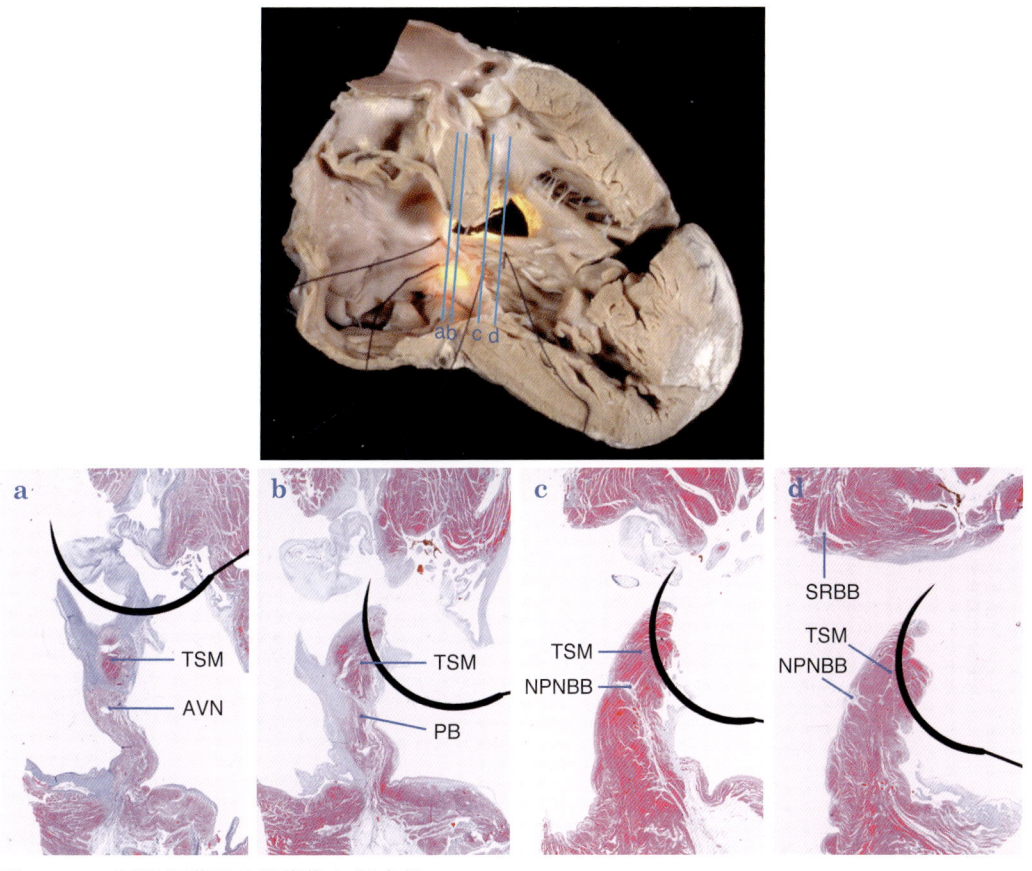

図 2-132 刺激伝導系の組織像と縫合針
SRBB：右脚上行枝 (superior RBB). 他の略語は前出.

123

II. 各論

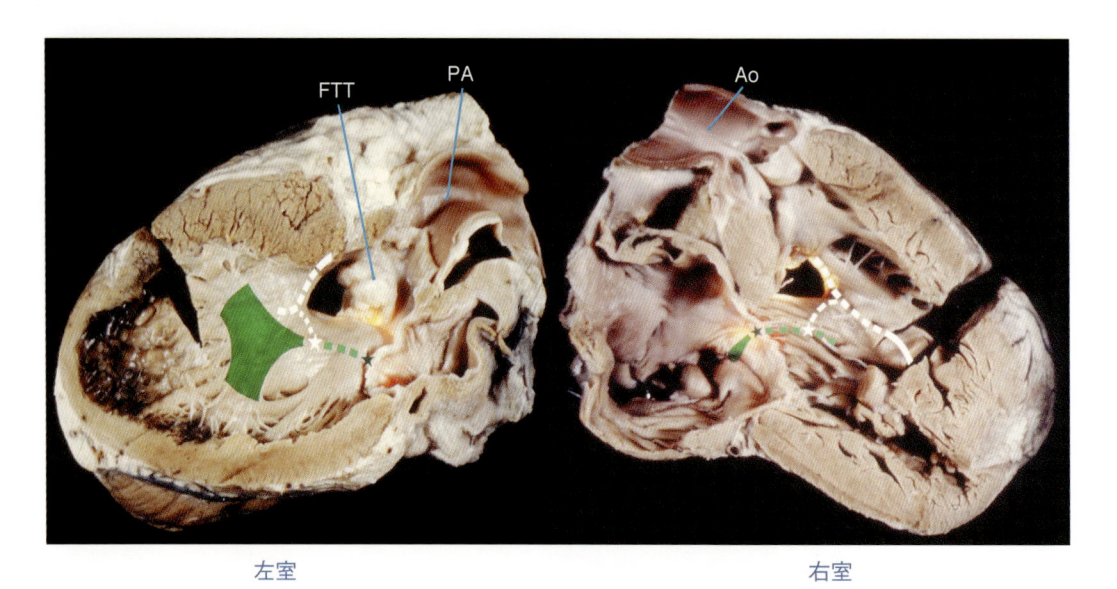

図 2-133 complete transposition with large perimembranous outlet/trabecular VSD, 刺激伝導系の再構築像
略語は前出. 記号は図 2-2 と同様.

左室　　　　　　　　　右室

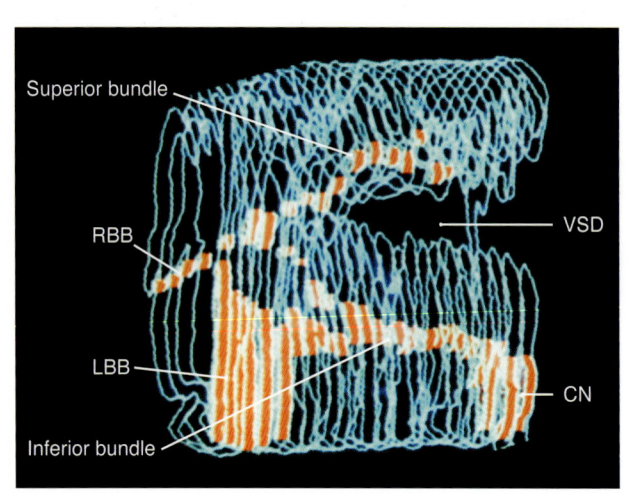

図 2-134 コンピュータによる 3 次元再構築
左室側からみた像. 後方房室結節から出る通常の inferior bundle と前方房室結節に連なるとみられる superior bundle が VSD を囲んで sling を形成している.
略語は前出.

　　Perimembranous trabecular VSD では MPC が VSD を横切ることがある(図 2-135). 左室側から見ると, MPC に支えられる三尖弁前尖が肺動脈弁下の OS に付着して肺動脈弁から隔てられているが, 僧帽弁を介して肺動脈弁とも間接的に線維性連絡を保ち, perimembranous VSD の特徴が明らかになっている.

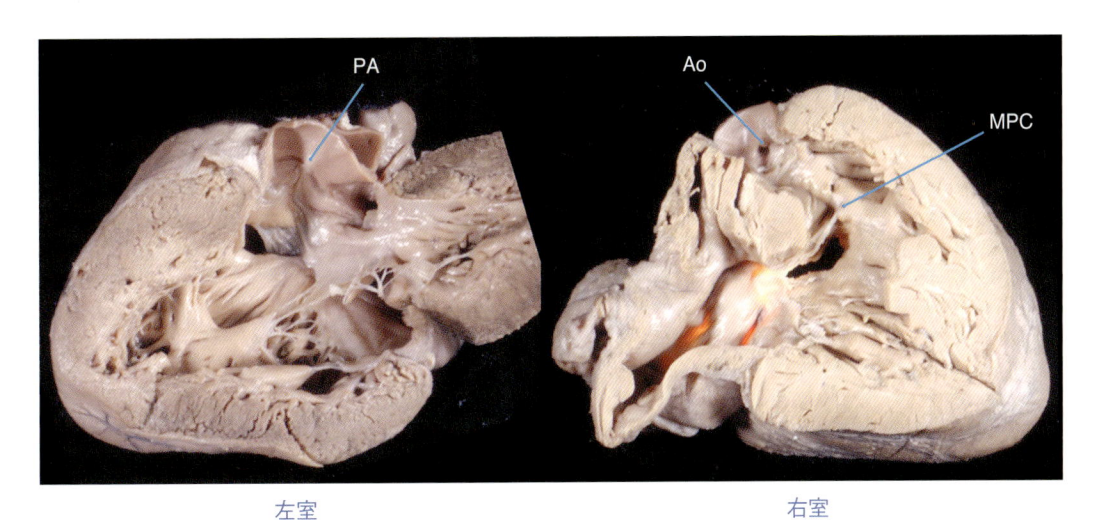

図 2-135　complete transposition with perimembranous trabecular VSD
略語は前出.

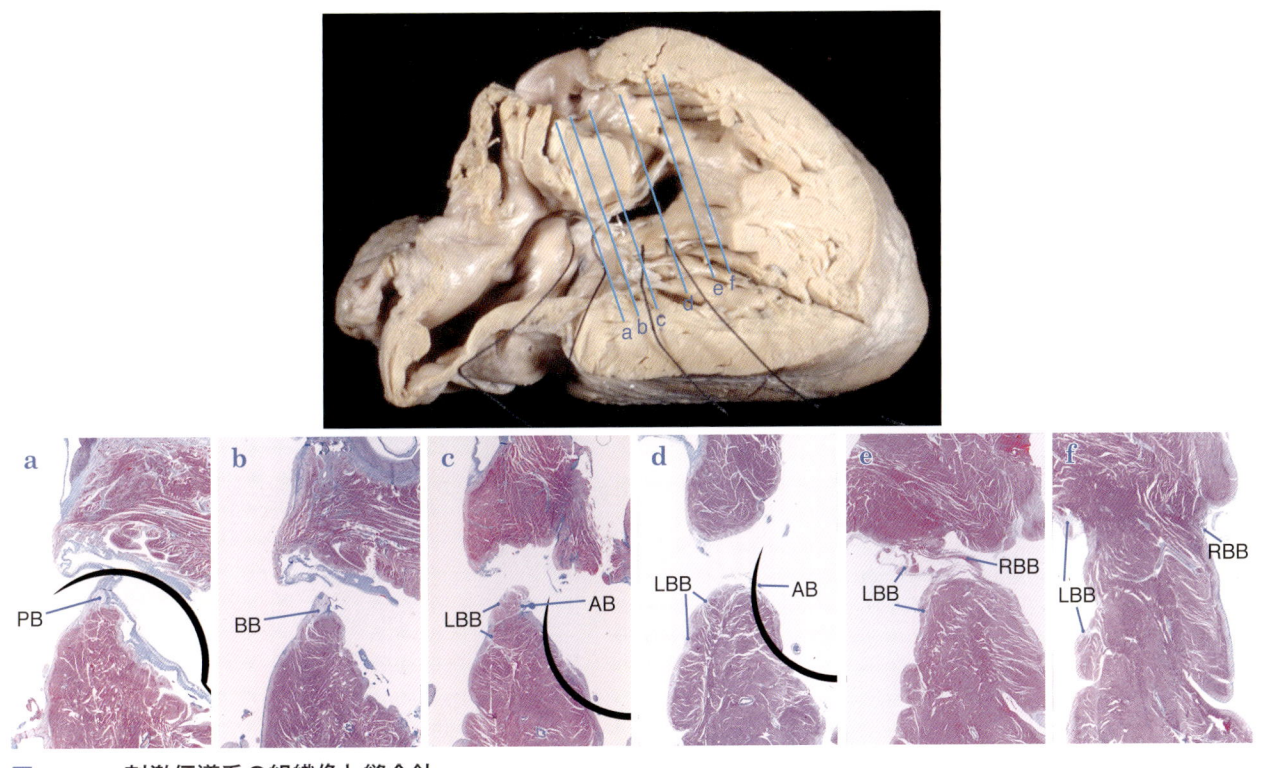

図 2-136　刺激伝導系の組織像と縫合針
AB：aberrant branch. 他の略語は前出.

　本例は TSM 後方伸展がほとんどなく，刺激伝導系が全行程にわたって VSD 下縁，すなわち心室中隔頂上部を走行している（図 2-136，137）．OS に付着する三尖弁前尖が心室中隔頂上部にも付着して房室間膜性中隔様になり，その直下を PB-BB が心室中隔頂上部を走行する様子（図 2-136a）は perimembranous VSD（57 ページ図 2-13）や房室中隔欠損（75，76 ページ図 2-46，47）に似ている．

Ⅱ. 各論

左室　　　　　　　　　　　　　　　　　　右室

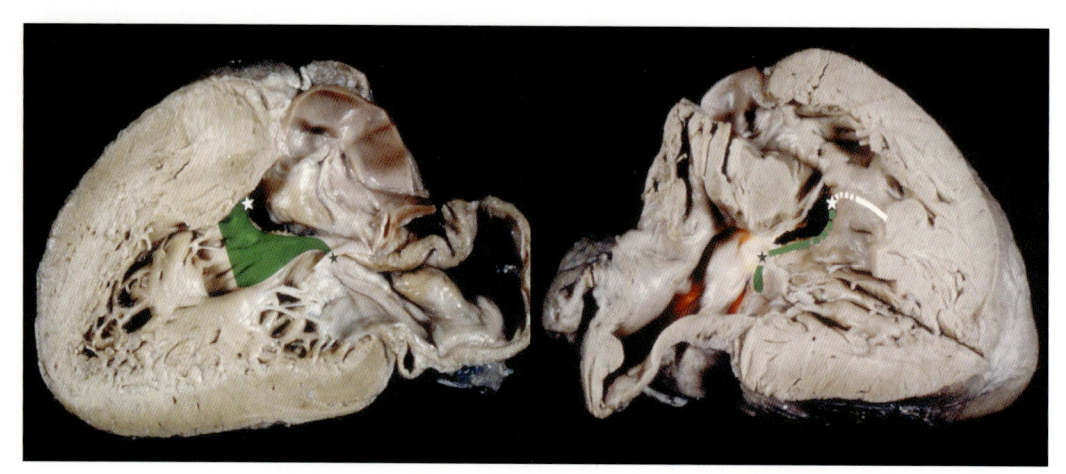

図 2-137　complete transposition with perimembranous trabecular VSD 刺激伝導系の再構築像
記号は図 2-2 と同様.

　PB だけでなく BB, LBB および aberrant branch も心室中隔頂上を走行し(図 2-136b〜d), VSD 前縁に付着する MPC の近くまで行ってようやく Bif B になり RBB が三尖弁前乳頭筋に向かう(図 2-136e, f). 本例の刺激伝導系再構築像(図 2-137)をみると, 同じ perimembranous VSD でありながら前例(図 2-133)とは全く異なる様相を呈し, 完全大血管転位症の VSD と刺激伝導系の関係に一定の傾向や規則性がみられないことを如実に物語っている.
　左後方肺動脈が右方偏位して false Taussig-Bing[7]に近い形になっている例では OS が右方偏位し, 肺動脈が P-IVF を介して P-M 間線維性連絡を保ちながら VSD 下縁に騎乗している(図 2-138). この例の malalignment VSD は斜めになった S-IVF であり, TSM 後方伸展(VSD 下縁) - membranous flap (MF) -OS-右室前壁で形成されている[8〜11]. 組織像をみると MF と三尖弁中隔尖の接合部に刺入した第 1 針は PB から離れ(図 2-139a), MF に刺入した第 2 針は TSM 後方伸展を介して BB から離れ(図 2-139b), MF と MPC 接合部に刺入した第 3 針は左側心内膜下の BB から離れ(図 2-139c), MPC 基部に相当する TSM 後方伸展に刺入した第 4 針はまだ左側にあって VSD 下縁に近づきつつある RBB 起始部からも離れている(図 2-139d).
　刺激伝導系の全体像は右室側からみると Fallot 四徴症に似ているが, 左室側からみると左脚が心尖部方向に歪んでいる(図 2-140). これは trabecular 方向に伸展した VSD の下縁が肺動脈の右方偏位に伴い左室出口(P-IVF)を確保するために下方に彎曲拡大した結果と考えられる.
　この形の malalignment VSD の閉鎖に際しては, 前方偏位した OS と TSM 前脚のギャップの天井側の詳細な観察と緻密な運針が不可欠である.

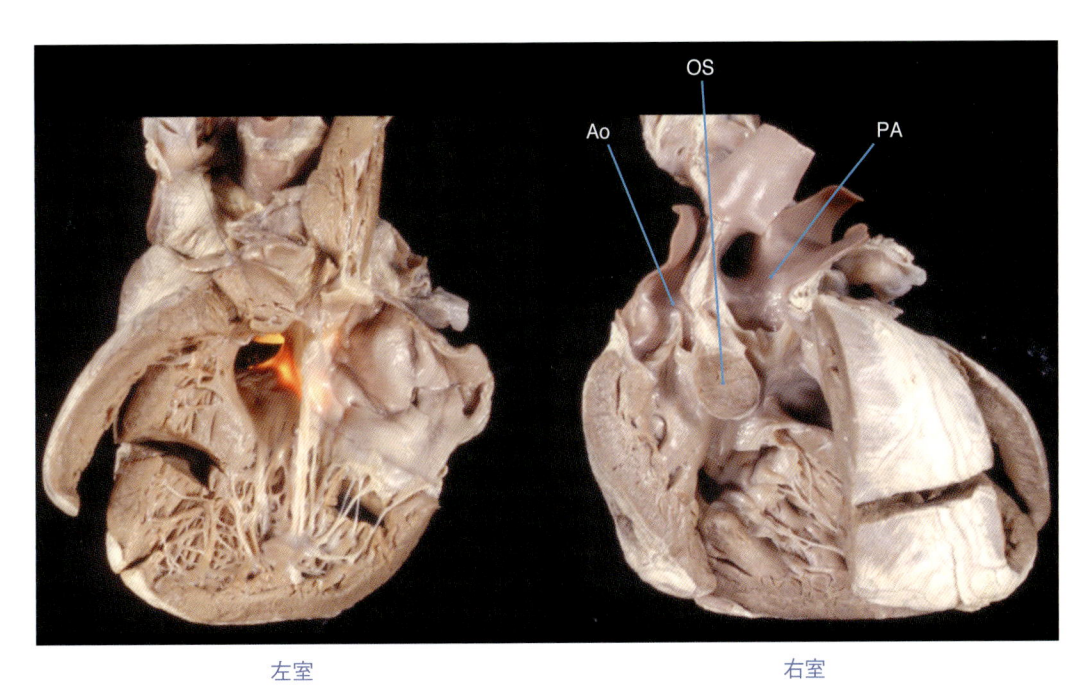

8. 完全大血管転位症

左室　　　　　　　　　　　　　　　　　右室

図 2-138　complete transposition with right-sided malalignment perimembranous outlet/trabecular VSD

略語は前出.

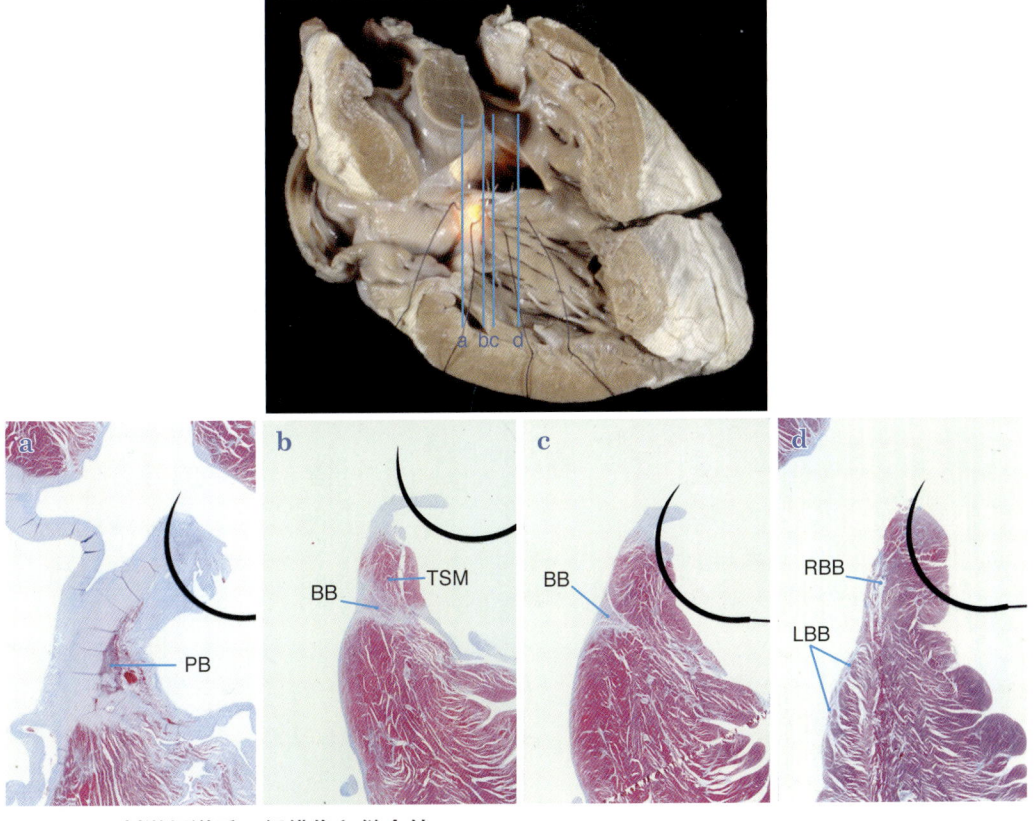

図 2-139　刺激伝導系の組織像と縫合針

略語は前出.

127

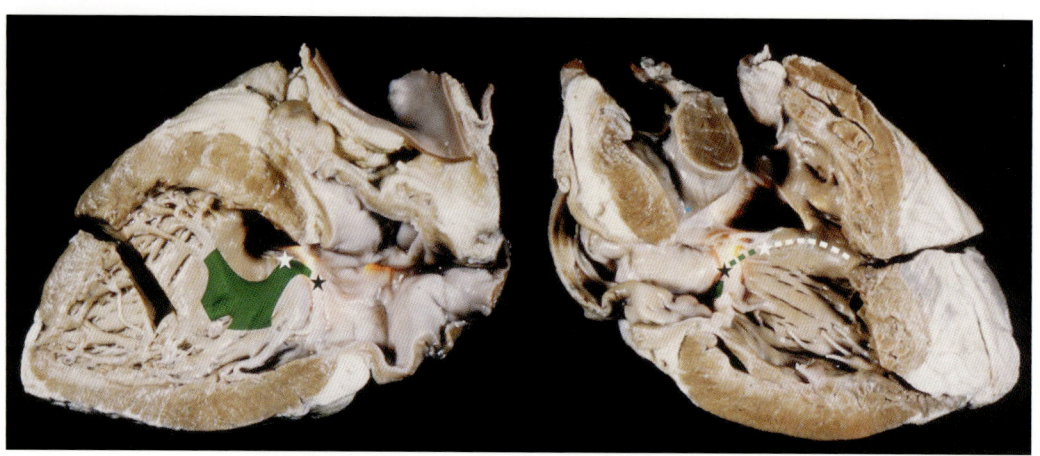

図 2-140 complete transposition with right-sided malalignment perimembranous outlet/trabecular VSD 刺激伝導系の再構築像
記号は図 2-2 と同様.

　Fallot 四徴症では右室流出路狭窄のため VSD が右室出口の役割を分担し，騎乗した大動脈へ向かう outlet VSD が基本型になっている．この状況は OS が左方偏位して左室流出路狭窄をきたす TGA III 型でもみられ，VSD が左室出口の役割を分担し，左室から大動脈へ血流が行きやすい outlet 型になる．この VSD は左室からみても右室からみても outlet 型である(図 2-141).

　組織像をみると TSM 後方伸展が CFB 領域に達しているため，心室間膜性中隔(IVMS)が消失し，房室間膜性中隔(AVMS)も圧縮され，PB は TSM 後方伸展先端部と心室中隔に挟まれて右室側にある(図 2-142a). TSM 後方伸展に刺入した第 1, 2 針はいずれも NPNBB と BB から離れ(図 2-142b,c)，MPC 基部に刺入した第 3 針もともに左室側にある左脚(LBB)と右脚から離れている(図 2-142d).

　再構築像をみると，左室から大動脈への滑らかな血流路を維持するため TSM 後方伸展が幅広くなって VSD 下縁がせり上がるようになり，IVMS がほとんど消失している．その結果，perimembranous VSD でありながら PB-BB が下縁から大きく離れる．この PB と長い BB は次第に VSD 前縁に近づくが(図 2-143)，これが図 2-135, 137 (125, 126 ページ) の例に似た trabecular 型の特徴である．

　なお，肺動脈弁狭窄による III 型では non-committed VSD で perimembranous inlet/trabecular 型になることが多いので刺激伝導系は VSD 下縁に沿うことが多い．

8. 完全大血管転位症

左室　　　　　　　　　　　　　　　右室

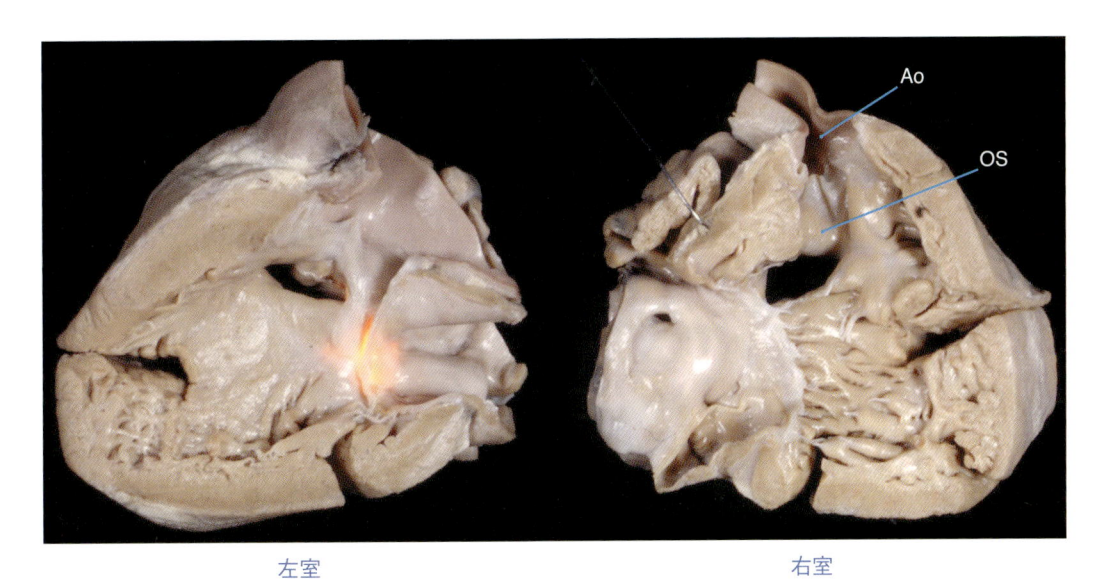

図 2-141　complete transposition with left-sided malalignment perimembranous outlet/trabecular VSD
OS が左方偏位して肺動脈弁下狭窄になっているが，肺動脈弁－僧帽弁間には線維性連絡がある．
略語は前出．

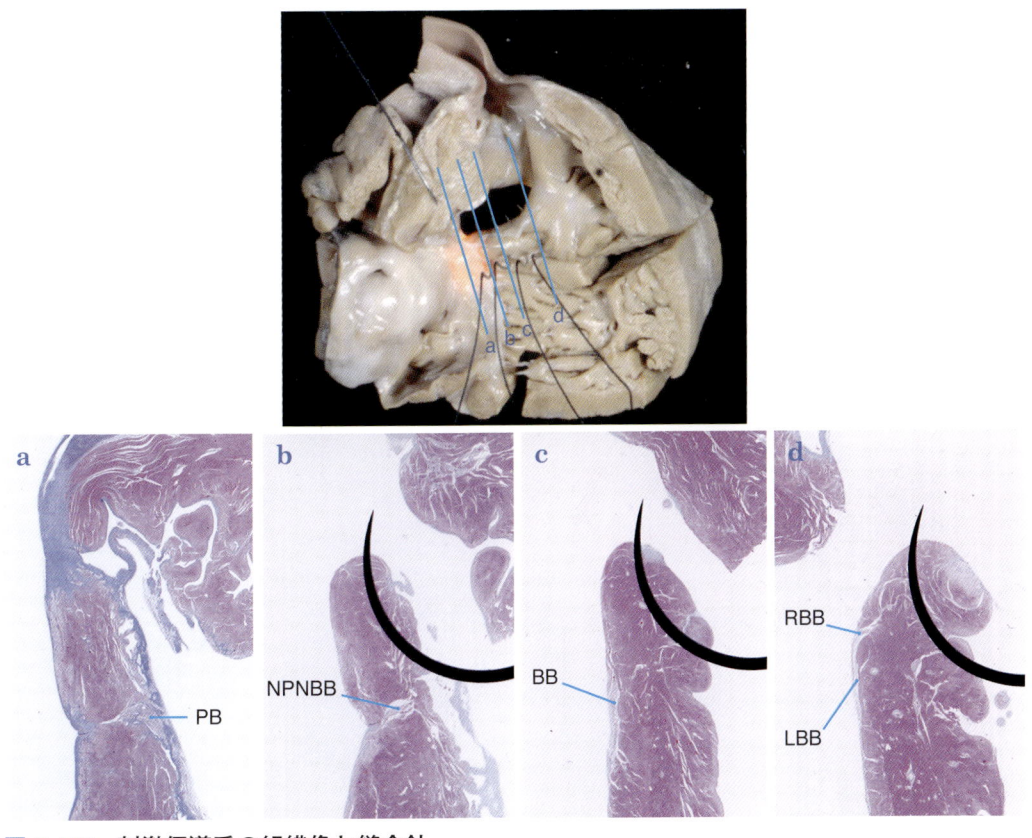

図 2-142　刺激伝導系の組織像と縫合針
略語は前出．

129

II. 各論

左室　　　　　　　　　　　　　　　　　　右室

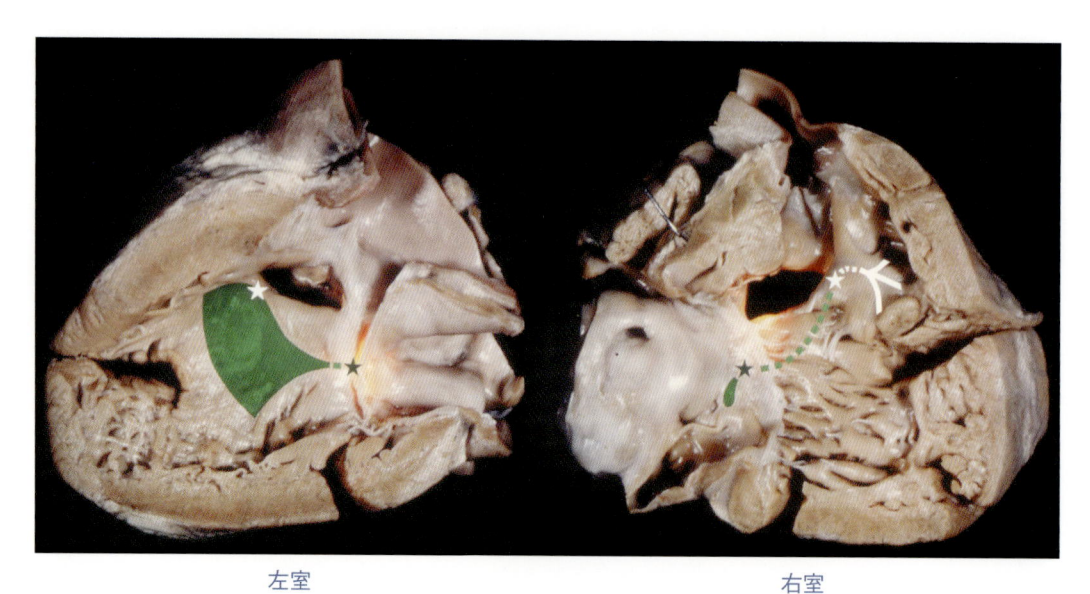

図 2-143　complete transposition with left-sided malalignment perimembranous outlet/trabecular VSD 刺激伝導系の再構築像
記号は図 2-2 と同様.

　VSD 下縁に muscle bar があっても，それが薄い場合は，刺激伝導系中枢部が VSD に近づくことがある．OS が右方偏位した slit 状の細長い malalignment muscular outlet VSD が trabecular 方向に伸展し，太い MPC が VSD 前下縁の TSM 基部に付着する場合などに起こる(図 2-144)．MPC と CFB 間の距離が開いてこの部分の TSM 後方伸展が薄くなり，刺激伝導系が VSD 下縁に接近する．PB は正常心と同様に膜性中隔直下の流入部中隔頂上にあるが，AVMS は TSM 後方伸展により圧縮され，IVMS も圧縮され消失している(図 2-145a)．BB は短く，すぐに RBB が起始し(図 2-145b)，薄い TSM 後方伸展の中を心筋内走行し(図 145c)，MPC 基部を通過して TSM 基部でようやく心内膜下に出てくる(図 145d)．再構築像でみると短い BB と薄い TSM 後方伸展内を走行する長い RBB の様相がよくわかる(図 2-146)．この例のもう 1 つの特徴は OS の右方偏位が前方に行くほど幅広くなっていることである．この形の malalignment VSD も図 2-138，140(127，128 ページ)の例と同様に，閉鎖に際しては OS-TSM 前脚間のギャップの天井の詳細な観察と慎重な運針が必要である．
　TGA の muscular VSD で MPC が上縁にある場合でも，刺激伝導系は VSD 下縁に沿って走行するとの報告があるが[12]，図 2-131(123 ページ)の例と共通した点であり，TGA の VSD 形態と刺激伝導系の多様性を示す所見である．

8. 完全大血管転位症

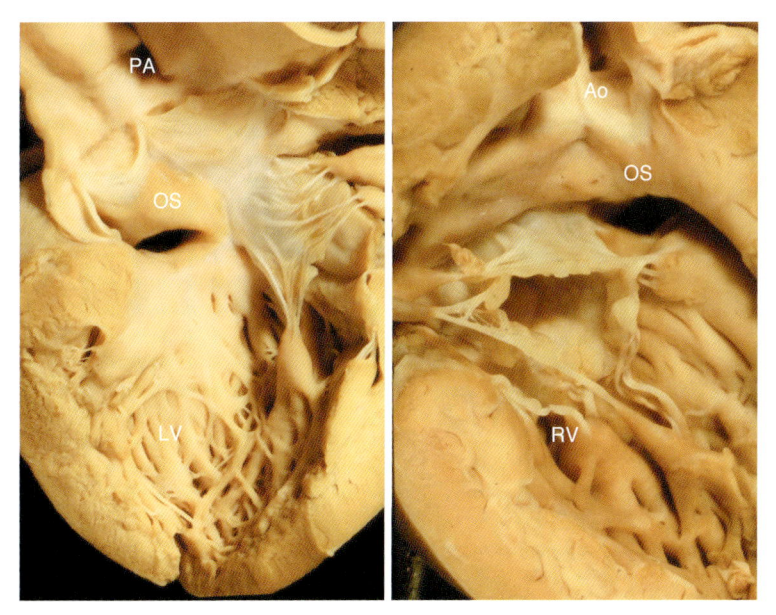

図 2-144　complete transposition with rightsided malalignment muscular/trabecular VSD
OS が右方偏位し，肺動脈弁-僧帽弁間に線維性連絡があり，VSD 下縁には muscle bar がある．
略語は前出.

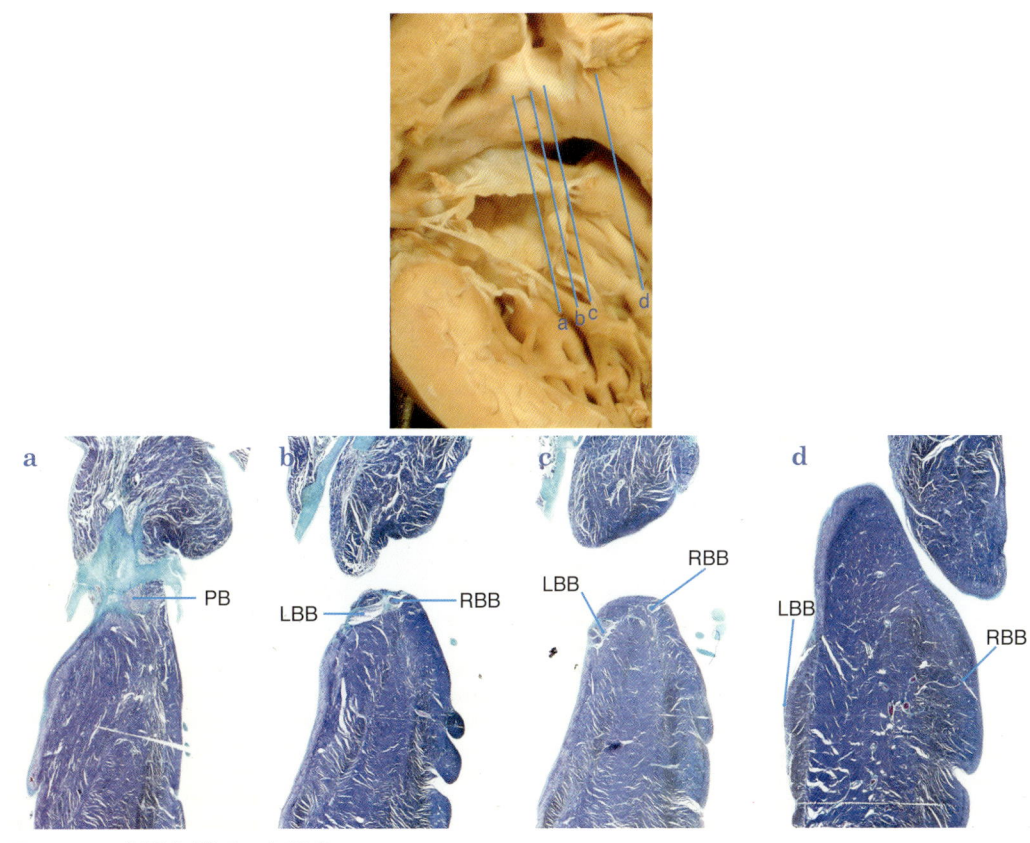

図 2-145　**刺激伝導系の組織像**
略語は前出.

131

Ⅱ. 各論

左室　　　　　　　　　　　右室

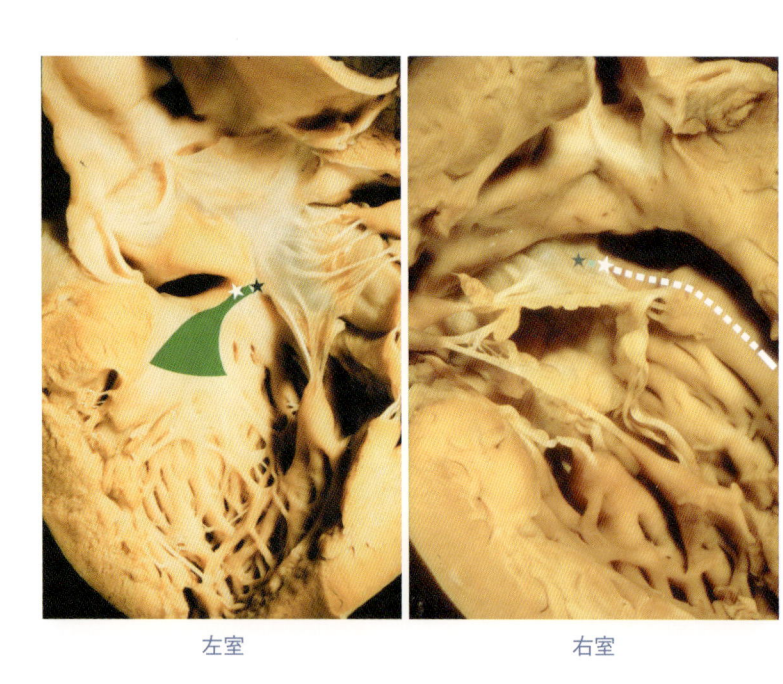

図 2-146　complete transposition with right-sided malalignment muscular/trabecular VSD
刺激伝導系の再構築像
記号は図 2-2 と同様.

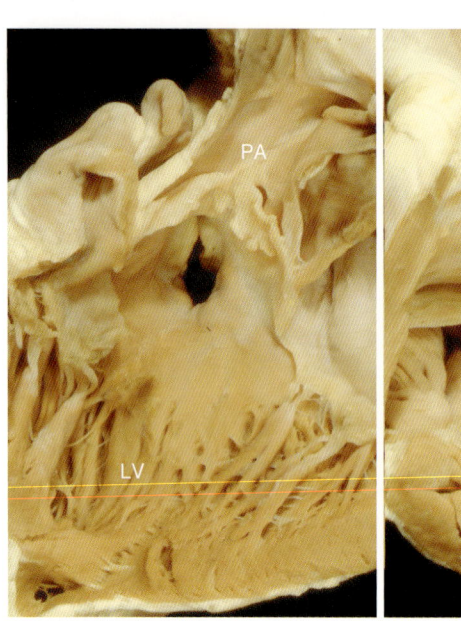

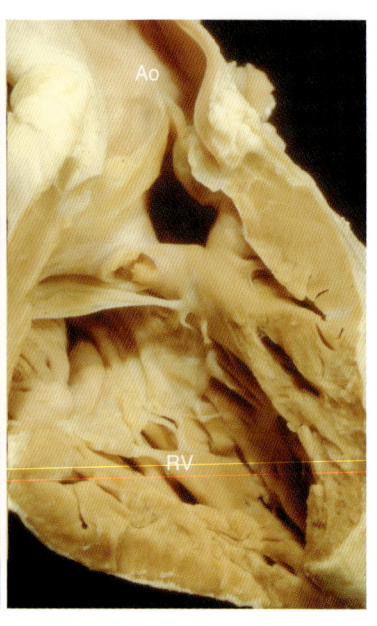

図 2-147　complete transposition with doubly committed subarterial VSD
OS が欠損して両半月弁が接し，肺動脈弁−僧帽弁間には線維性連絡がある．VSD 下縁に太い muscle bar があり，VSD を CFB から遠く隔てている．略語は前出.

　流出路中隔(OS)が欠損する doubly committed subarterial VSD では多くの場合 VSD 下縁にしっかりした muscle bar があり，TSM 基部に MPC がある(図 2-147)．この太い muscle bar が VSD を CFB から遠く隔てるため，刺激伝導系は VSD から遠く離れる．muscle bar が CFB を覆うため房室間および心室間膜性中隔(AVMS, IVMS)がともに消失し，貫通束(PB)も右側から覆われて相対的に左室側に寄っている(図 2-148a)．太い muscle bar に覆われて分枝束(BB)も分岐束(Bif B)も左室側に寄り，右脚も左室側で起始する(図 2-148b)．左脚は心筋内を短く走行して左室側心内膜下に出るが，左室側で起始した右脚は muscle bar 内を長く走行する(図 2-148c)．左脚はいつものように心内膜下に広く分布するが，右脚は長い心筋内走行の後ようやく右室側に近づく(図 2-148d)．
　このような例では，刺激像導系が VSD から遠く離れるため，太い muscle bar を縫合線として安全に利用できる(図 2-149)．

8. 完全大血管転位症

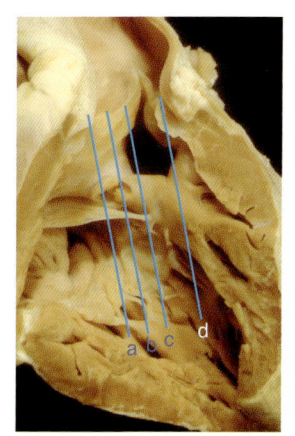

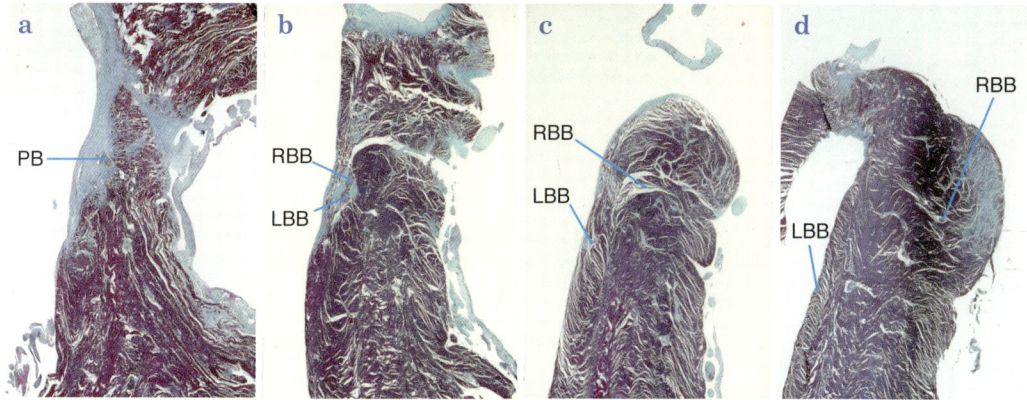

図 2-148　刺激伝導系の組織像
略語は前出.

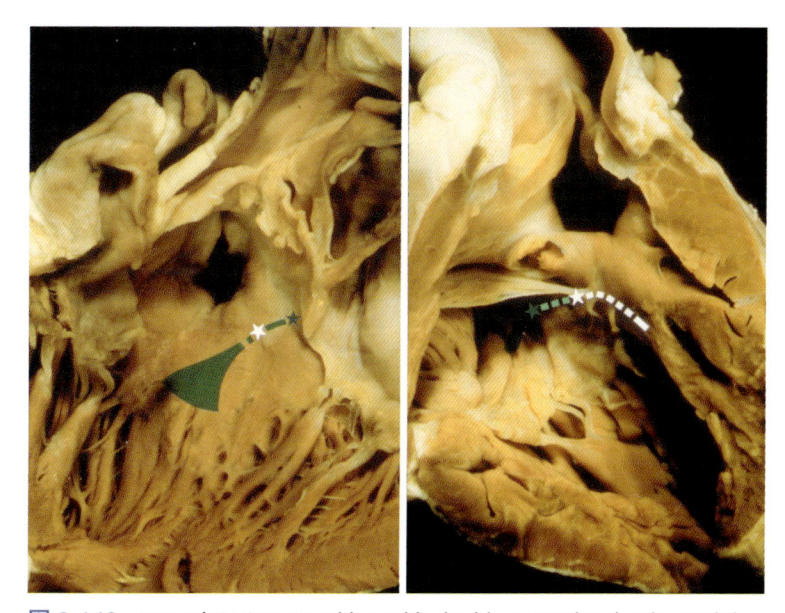

図 2-149　complete transposition with doubly committed subarterial VSD 刺激伝導系の再構築像
記号は図 2-2 と同様.

まとめ

TGAの特徴は，多様なVSD形態のために刺激伝導系とVSDの関係もきわめて多様になることである．流出路中隔(OS)が左方偏位するTGA Ⅲ型だけはoutlet VSDが基本で，刺激伝導系とVSDの関係は一定である．しかしOSが右方偏位する場合も含め，TGA Ⅱ型ではVSDが血行動態的に一定の役割を持たないのでその形態も多様で，刺激伝導系との関係に一定の傾向がみられない．一方，perimembranous型であれmuscular型であれVSDがtrabecular方向に伸展することが多く，この場合は刺激伝導系中枢部がVSDに近接する．これはTGA Ⅱ型のVSD閉鎖に際して留意すべき重要な点である[5]．

●●● 文献

1. Bharati S, Lev M : The conduction system in simple, regular (D-), complete transposition with ventricular septal defect. J Thoracic Cardiovasc Surg 1976 ; 72 : 194-201.
2. Kurosawa H, Van Mierop LH : Surgical anatomy of the infundibular septum in transposition of the great arteries with ventricular septal defect. J Thorac Cardiovasc Surg 1986 ; 91 : 123-132.
3. Kurosawa H, Imai Y, Takanashi Y, Hoshino S, Sawatari K, Kawada M, Takao A : Infundibular septum and coronary anatomy in Jatene operation. J Thorac Cardiovac Surg 1986 ; 91 : 572-583.
4. Kurosawa H, Becker AE : Modification of the precise relationship of the atrioventricular conduction bundle to the margins of the ventricular septal defects by the trabecula septomarginalis. J Thorac Cardiovasc Surg 1984 ; 87 : 605-615.
5. Kurosawa H, Becker AE : Atrioventricular conduction in congenital heart disease. Surgical anatomy. Springer-Verlag. Tokyo, Berlin, New York. 1987 ; P175-224.
6. Crupi G, Anderson RH, Ho SY, Lincoln C, Buckley ML : Complete transposition of the great arteries with intact ventricular septum and left ventricular outflow tract obstruction. Surgical management and anatomic considerations. J Thorac Cardiovasc Surg 1979 ; 78 : 730-738.
7. Van Mierop LHS, Wiglesworth FW : Pathogenesis of transposition complexes. III. True transposition of the great vessels. Am J Cardiol 1963 ; 12 : 233-239.
8. 黒澤博身，安藤正彦，今野草二：騎乗 Overriding．その定義と臨床的意義．心臓 1974 ; 6 : 3-15.
9. 黒澤博身，今井康晴，高梨吉則，高尾篤良：両大血管右室起始症の再考察．Transpositionの発生とconotruncal criss-crossの概念を中心として．胸部外科 1985 ; 38 : 774-784.
10. 黒澤博身：両大血管右室起始症，両大血管左室起始症．新外科学大系 19c 心臓の外科 (木本誠二名誉監修，和田達雄監修)．中山書店．1991 ; 322-336.
11. 黒澤博身：両大血管右室起始症．日胸外会誌 2001 ; 102 : 578-583.
12. Smith A, Connell MG, Jackson M, Verbeek FJ, Anderson RH : Atrioventricular conduction system in hearts with muscular ventricular septal defects in the setting of complete transposition. J Thorac Cardiovasc Surg 1994 ; 108 : 9-16.

9 解剖学的修正大血管位置異常症

本症は1935年にPernkopfとWirtinger[1]がanatomically corrected transposition of the great arteriesとして報告した．その後1971年にVan Praagh[2]は"両大血管が心室中隔を越えて交差転換 to place (=ponere) across (=trans) したものではないのでtranspositionではなくmalposition位置異常と呼ぶほうが適当である"とした．以来，本症はanatomically corrected malposition of the great arteries (ACMGA：解剖学的修正大血管位置異常症) と呼ばれるようになった[3〜5]．

本症の位置づけは，concordant AV connection と discordant VA connection の完全大血管転位症 (TGA) において後方肺動脈のdextrapositionと前方大動脈のlevopositionが同時に起きるconotruncal criss cross (CCC) によると考えられる (図2-150)．TGAのCCCの結果，NGAと同様のconcordant AV connectionとconcordant VA connection (SDL) になる．この関係はNGAでのCCCによる'posterior'TGAと対照的である (102, 103ページ図2-98, 99参照)[5〜8]．

SDL型の1例を提示する (図2-151)．東京女子医科大学心研標本室登録番号 #5302 (標本展示用 #90) である．肺動脈は右室右後方から起始し，三尖弁との間にあるVIFと流出路中隔 (OS) により肺動脈弁下右室流出路狭窄を形成している．左前方の大動脈は一見右室から起始しているようにみえるが，心内形態を詳細にみると，ほとんど左室から起始していることがわかる．左室側からみると，OSが大動脈弁—僧帽弁間のVIFに融合し大動脈弁下左室流出路を形成している．これがCCCの特徴である．VSD後下縁ではTSM後方伸展のため貫通束 (PB) がVSD下縁から離れている (図2-152)．

SDL型の手術例をみると，右室後方から肺動脈が起始し，前方大動脈は一見右室前方から起始しているようにみえる (図2-153)．冠動脈はTGAにおけるShaher 1型[9]が多いが，本症がTGAからのCCCと考えれば理解しやすい．並列心耳も特徴である．

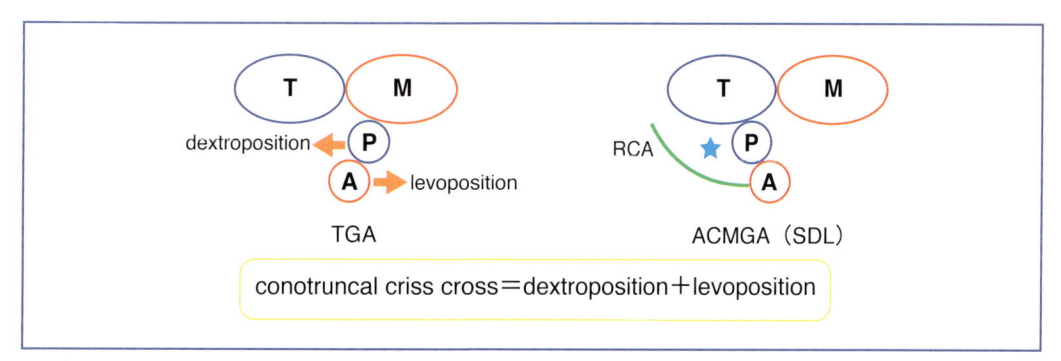

図 2-150 ACMGA
TGAにおいて後方肺動脈が右方偏位 (dextroposition) し，前方大動脈が左方偏位 (levoposition) するとconotruncal criss crossになり，ACMGA (SDL) になる．この際，肺動脈弁が三尖弁に接近し，右冠動脈 (RCA) と右房室間溝との間に隙間が広がる (★)．

II. 各論

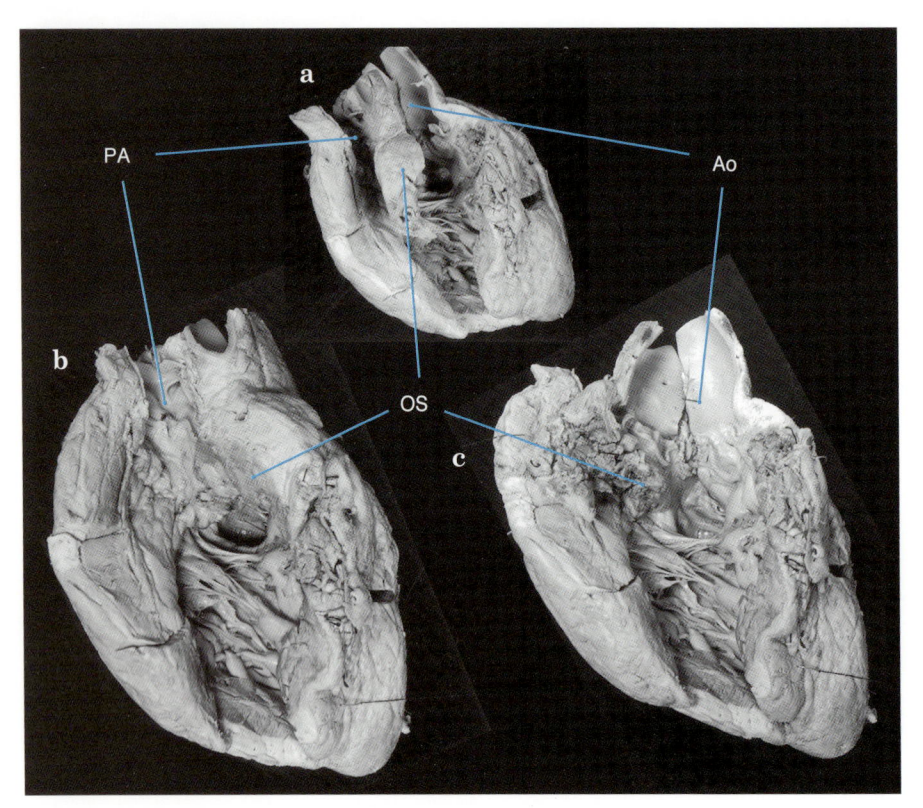

図 2-151 SDL 型 ACMGA の右室
a：右室正面像．**b**：OS を左側に寄せてあるので，右後方の肺動脈と肺動脈弁–三尖弁間の VIF がみえる．**c**：OS を右側に寄せてあるので，左前方の大動脈と大動脈弁–僧帽弁間の VIF がみえる．MPC は VSD 下縁前方に付着している．
略語は前出．

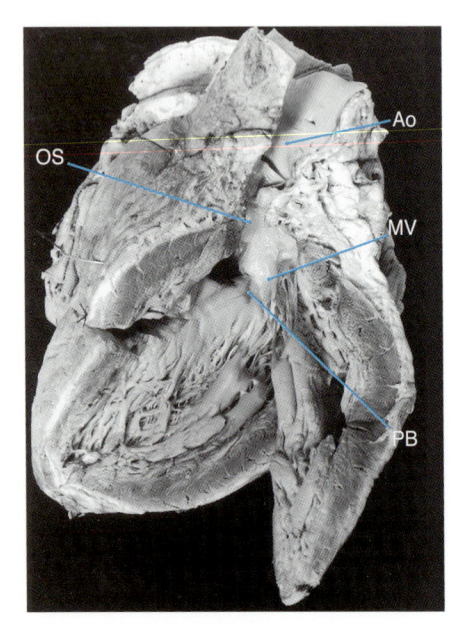

図 2-152 SDL 型 ACMGA の左室
OS が大動脈弁–僧帽弁間の VIF に融合しているが，その下で僧帽弁–三尖弁間線維性連絡があるので perimembranous outlet VSD になっている．TSM 後方伸展のため PB は VSD 下縁から離れている．
略語は前出．

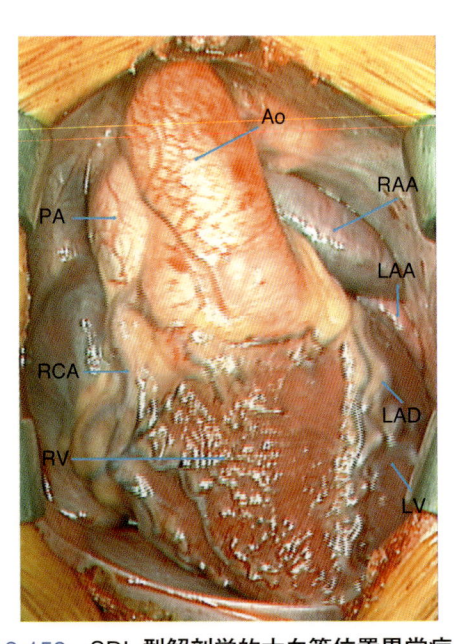

図 2-153 SDL 型解剖学的大血管位置異常症
肺動脈(PA)は右後方で右室(RV)から起始し，大動脈(Ao)は左前方で一見 RV から起始しているようにみえる．並列心耳になっている．
RCA：右冠動脈，LAD：左冠動脈前下行枝，
RAA：右心耳，LAA：左心耳．

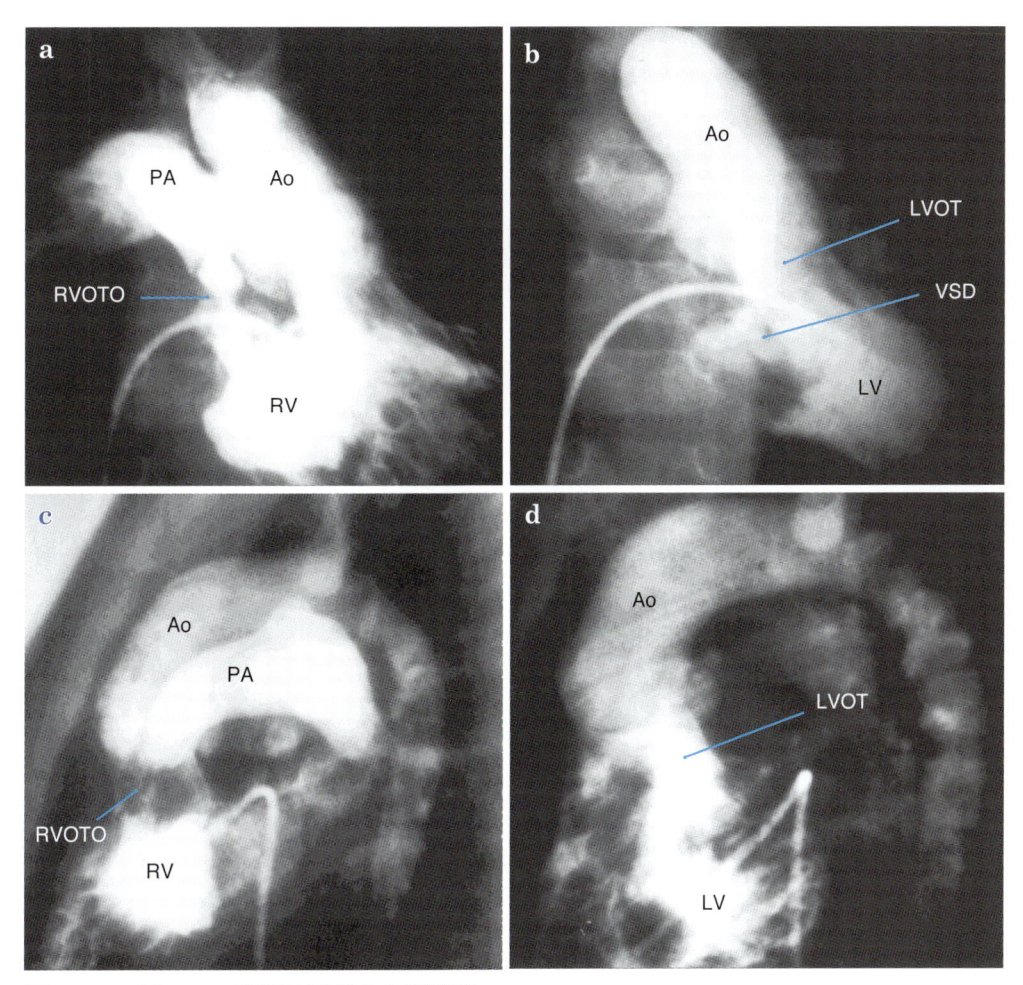

図 2-154　図 2-153 症例の術前心血管造影
上段(a, b)は正面像，下段(c, d)は側面像．大動脈弁下右室流出路(漏斗部)がCCCの前方大動脈左方偏位(levoposition)に伴い左室側に偏位して左室流出路(LVOT)になっている．
RVOTO：右室流出路狭窄．他の略語は前出．

　心血管造影をみると(図2-154)，右室右後方の肺動脈弁下右室流出路狭窄(RVOTO)はあたかもFallot四徴症におけるRVOTOに似ており，肺動脈弁がVIFにより三尖弁から隔てられていることが容易に見分けることができる(図2-154a, c)．一方左室ではVSDと大動脈弁の間に左室流出路腔(LVOT)があり，LV-LVOTが少しくびれて大動脈に向かっており通常のTGAではみられない所見になっている(図2-154b, d)．これはTGAにおける大動脈弁下右室流出路(RVOT)が大動脈のlevopositionに伴い，大動脈と一緒に左室側に偏位したため，「前方大血管はRVOTを伴って右室から起始する」という通常の発生規則に合わず，まさにCCCの最大特徴になっている[5〜7]．
　SDL型ACMGAの特徴の1つは，右冠動脈が右房-右室間の房室間溝から離れることである．これはCCCにより大動脈が右房から離れ，両者の間に肺動脈が割り込んでくるためShaher 1型冠動脈の右冠動脈が房室間溝から離れるためである(図2-150)．このため房室間溝の脂肪組織を丁寧に剥離すると，肺動脈弁輪を越えて右室側に縦切開創を延ばすことができ，これを利用してatrioventricular (AV) groove patch plasty法[10,11]を行うことができる(図2-155)．この術式は遠隔成績も安定しており，他の疾患への応用も可能である[12,13]．

II. 各論

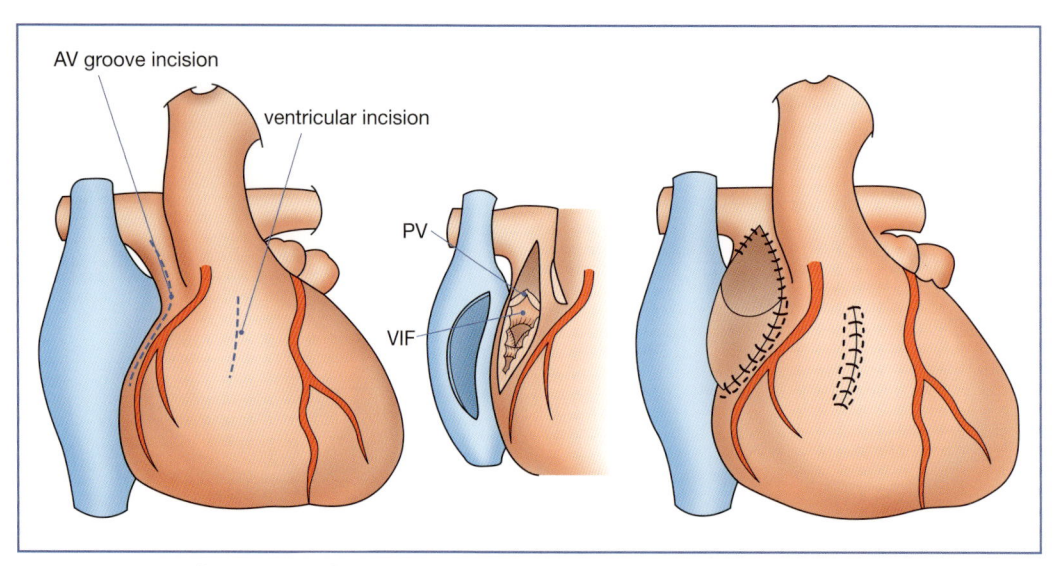

図 2-155　SDL 型 ACMGA に対する atrioventricular groove patch plasty
略語は前出.

　刺激伝導系についてみると，本症の VSD は outlet 型が基本で，肺動脈弁下狭窄のため VSD が右室の出口の役割を分担している点が Fallot 四徴症と同じである．形態的および血行動態的特徴がよく似ているため下縁の TSM 後方伸展も Fallot 四徴症に似ており membranous flap や muscle bar を Fallot 四徴症[14,15]と同じように利用して VSD を閉鎖し，左室－大動脈血流路を確立することができる(図 2-156, 157).

　AV groove patch plasty 法の手順を説明する．AV groove を電気メスで丁寧に剝離すると三尖弁輪と右冠動脈が離れ(図 2-158a)，肺動脈縦切開を肺動脈弁輪を越えて AV groove の右室に延長して AV groove incision とすることができる(図 2-158b)．AV groove incision に PTFE 1 弁つきパッチ[16,17]を縫着して AV groove patch plasty 法[10,11]を完成する(図 2-159)．AV groove patch plasty 法は SDL 型の形態的特徴のため心臓の右側真横，右冠動脈の後方で行うことになる(図 2-160).

　術後心血管造影でみると，AV groove patch plasty 法による右室流出路は十分に拡大され(図 2-161a, c)，左室も流出路を伴って大動脈に向かう特徴的形態になっている(図 2-161b, d).

9. 解剖学的修正大血管位置異常症

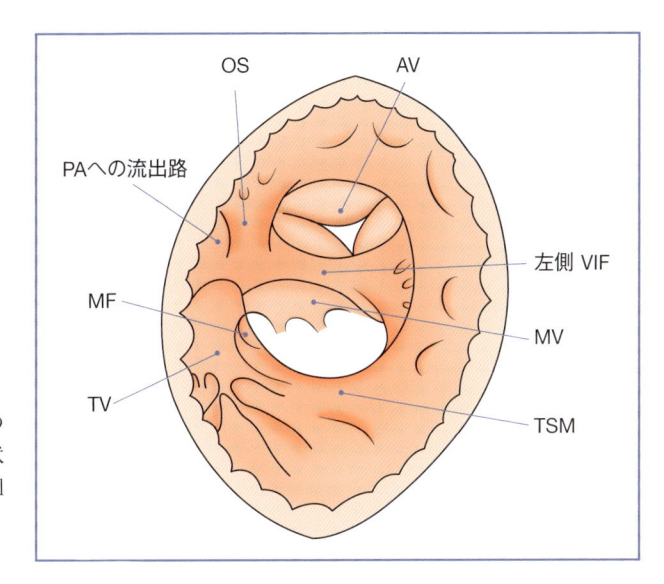

図 2-156 **右室からみた心室内形態**
OSは大動脈弁と僧帽弁を隔てる左側の VIF に連なって Taussig-Bing と似た状態になっている．これは conotruncal criss cross の特徴である．
AV：大動脈弁．他の略語は前出．

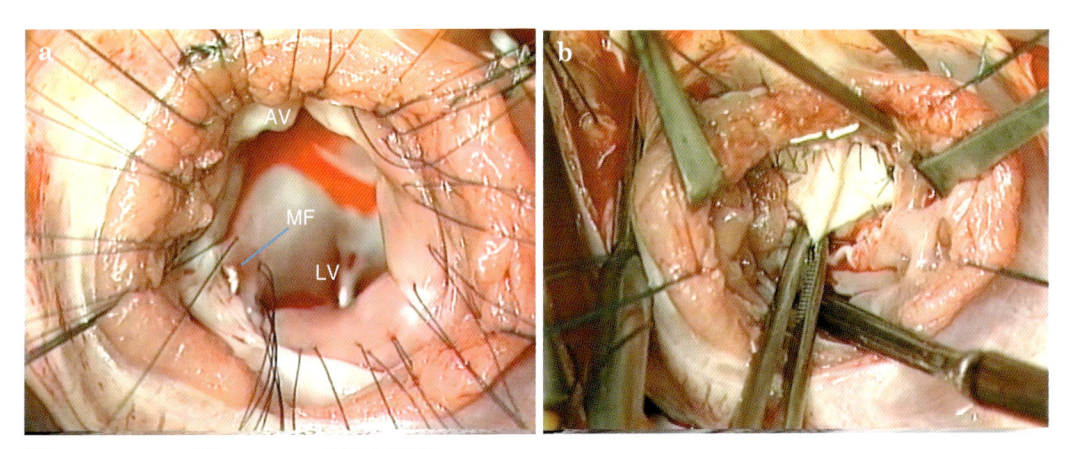

図 2-157 **SDL 型 ACMGA の術中写真**
右心室縦切開からみた VSD の閉鎖前（a），閉鎖後（b）．Fallot 四徴症と同様に membranous flap（MF）を利用．他の略語は前出．

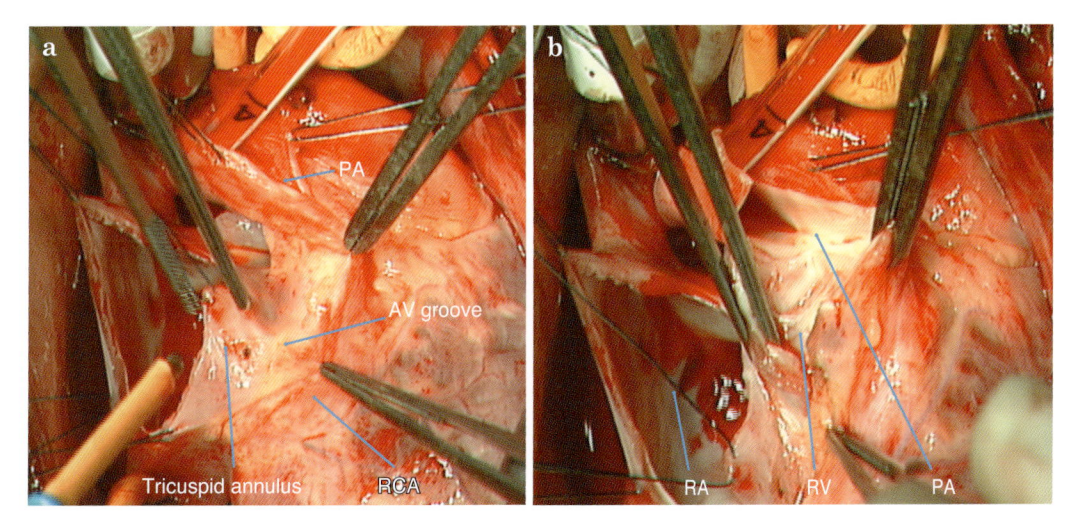

図 2-158 **AV groove incision**
略語は前出．

139

II. 各論

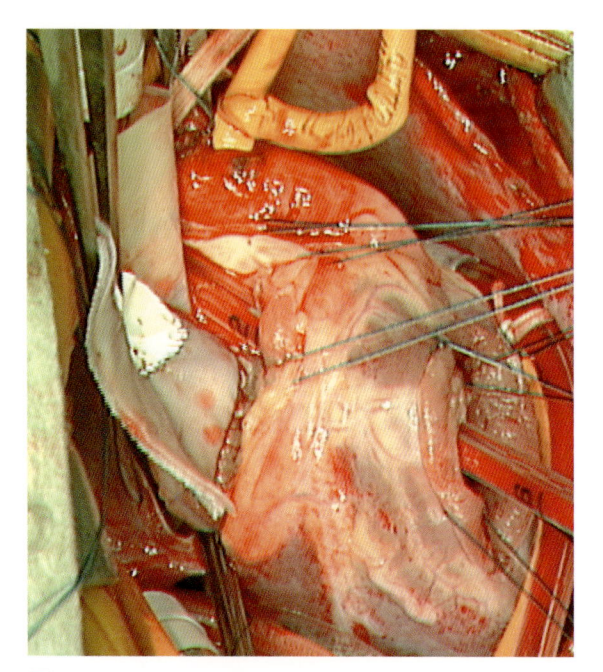

図 2-159 AV groove patch plasty の
PTFE 1 弁付きパッチ

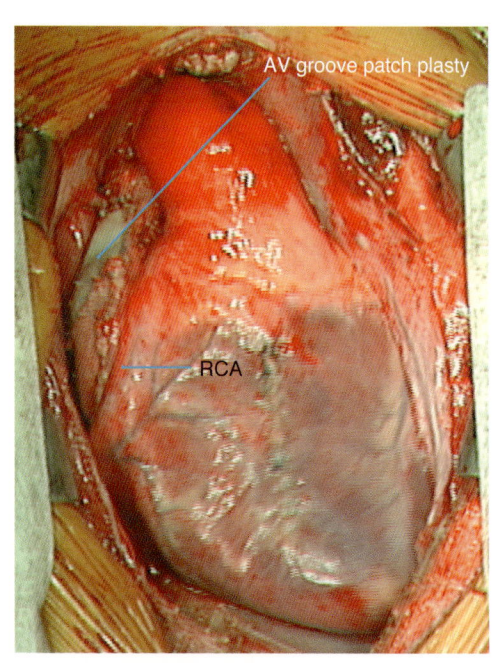

図 2-160 AV groove patch plasty 完成
略語は前出.

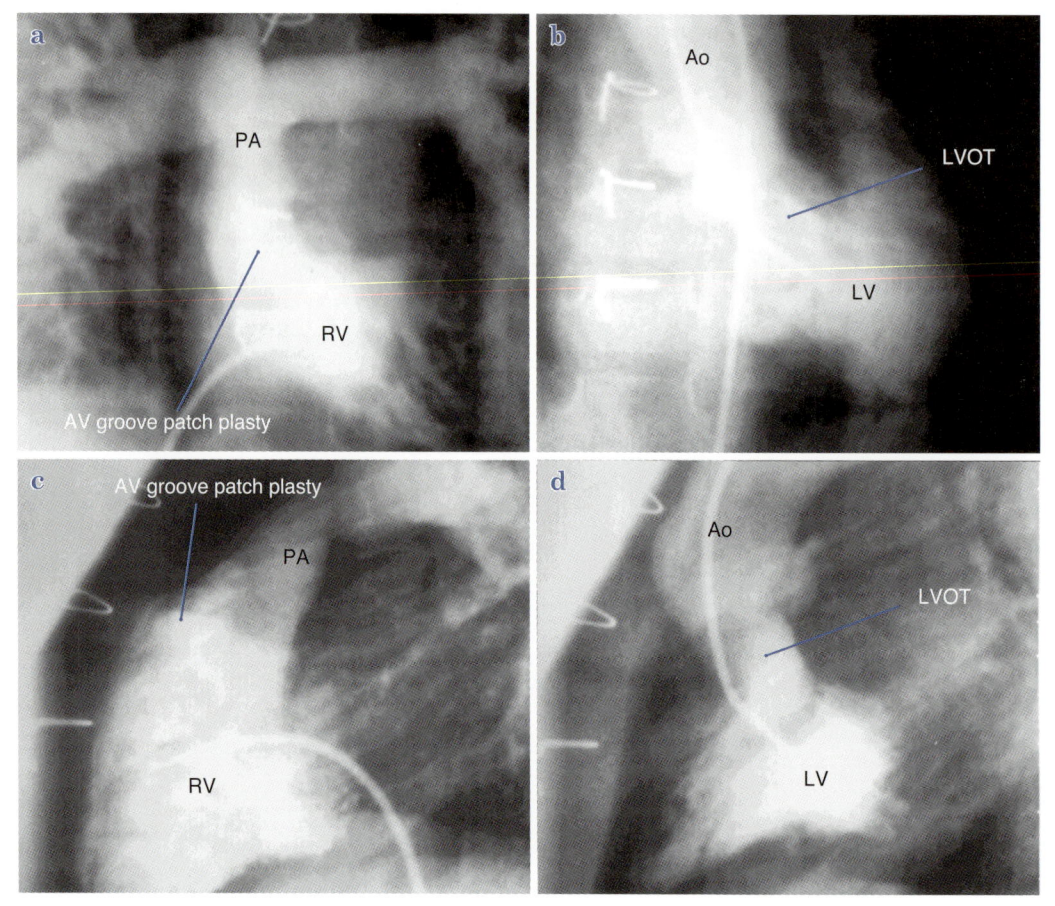

図 2-161 AV groove patch plasty 術後心血管造影像
上段 (a, b) は正面像, 下段 (c, d) は側面像. 略語は前出.

●●● 文献

1. Pernkopf E, Wirtinger W : Das Wesen der Transposition im Gebeiete des Herzens, ein Versuch der Erklarung auf ent wick lungsgeshichtlicher Grund large. Virchows Archiv Fur Pathologische Anatomie und Phisiologie 1935 ; 295 : 143.
2. Van Praagh R : Transposition of the great arteries. II. Transposition clarified. Am J Cardiol 1971 ; 28 : 739-741.
3. 黒澤博身, 今井康晴, 今野草二, 高見沢邦武, 安藤正彦, 高尾篤良：解剖学的修正大血管転換症. 心臓 1972 ; 4 : 1647-1663.
4. Kirklin JW, Pacifico AD, Bargeron LM Jr, Soto B : Cardiac repair in anatomically corrected malposition of the great arteries. Circulation 1973 ; 48 : 153-159.
5. 黒澤博身, 今井康晴, 高梨吉則, 高尾篤良：両大血管右室起始症の再考察. Transposition の発生と conotruncal criss-cross の概念を中心として. 胸部外科 1985 ; 38 : 774-784.
6. 黒澤博身：両大血管右室起始症, 両大血管左室起始症. 新外科学大系 19c 心臓の外科（木本誠二名誉監修, 和田達雄監修）. 中山書店. 1991 ; 322-336.
7. 黒澤博身：両大血管右室起始症. 日胸外会誌 2001 ; 102 : 578-583.
8. Kurosawa H, Van Mierop LH : Surgical anatomy of the infundibular septum in transposition of the great arteries with ventricular septal defect. J Thorac Cardiovasc Surg 1986 ; 91 : 123-132.
9. Kurosawa H, Imai Y, Takanashi Y, Hoshino S, Sawatari K, Kawada M, Takao A : Infundibular septum and coronary anatomy in Jatene operation. J Thorac Cardiovac Surg 1986 ; 91 : 572-583.
10. Kurosawa H : Atrioventricular Groove Patch Plasty for Anatomically Corrected Malposition of the Great Arteries. 37th Annual Meeting of the Society for Thoracic Surgeon. Motion Picture. 2001 January. San Diego, California, USA.
11. Morita K, Kurosawa H, Koyanagi K, Nomura K, Uno Y, Naganuma H, Matsumura Y, Inoue T : Atrioventricular groove patch plasty for anatomically corrected malposition of the great arteries. J Thorac Cardiovasc Surg 2001 ; 122 : 872-878.
12. Kosaka Y, Kurosawa H, Nagatsu M : Konno procedure using atrioventricular groove patch plasty after arterial switch operation. Ann Thorac Surg 2004 ; 78 : 1854-1855.
13. Hiramatsu T, Kurosawa H, Hashimoto K, Morita K. Long-term results of atrioventricular groove patch plasty. original method and its modification. Eur J Cardiothorac Surg 2010 ; 38 : 445-449.
14. Kurosawa H, Becker AE : Surgical anatomy of the atrioventricular conduction bundle in tetralogy of Fallot. New findings relevant to the position of sutures. J Thorac Cardiovasc Surg 1988 ; 95 : 586-591.
15. Kurosawa H, Morita K, Yamagishi M, Shimizu S, Becker AE, Anderson RH : Conotruncal repair for tetralogy of Fallot : Midterm results. J Thorac Cardiovasc Surg 1998 ; 115 : 351-360.
16. Kurosawa H, Imai Y, Nakazawa M, Takao A. Standardized patch infundibuloplasty for tetralogy of Fallot. J Thorac Cardiovasc Surg 1986 ; 92 : 396-401.
17. Kurosawa H, Imai Y, Nakazawa M, Momma K, Takao A. Conotruncal repair of tetralogy of Fallot. Ann Thorac Surg 1988 ; 45 : 661.

10 修正大血管転位症

　修正大血管転位症は房室関連が右房-左室，左房-右室になっている房室錯位(discordant AV connections)の代表疾患であり，ventricular inversion, L-transposition, AV discordance with transposition, double discordance, physiologically corrected transposition などさまざまな名前で呼ばれてきた[1〜3]．その形態は図 2-162 で詳細に描かれているようにきわめて興味深い様相を呈し[4]，多くの医学者がこの疾患の研究に情熱を注いで来た．

　本症の刺激伝導系は房室中隔の整列の程度に左右される[5]．
　定型的な例では(図 2-163)，右側左室から起始する後方肺動脈が斜めに両房室弁輪間に深く楔入して心室中隔に騎乗するため，心室中隔後部が左側偏位し，僧帽弁輪を挟んで心房中隔とずれて心房-心室中隔の不整列(malalignment)が生じる．これにより，多くの場合，不完全な心室間膜性中隔が形成され，右側左室-左側左房間に房室間膜性中隔が形成される[6]．
　この状況下では心房中隔の右房側にある通常の後方房室結節(☆)が心室中隔頂上部から離れ，後方房室刺激伝導路(posterior AV bundle)は形成されない．代わりに前方房室結節(★)が肺動脈弁の前で前方心室中隔に接し，前方房室刺激伝導路(anterior AV bundle)が残る(5〜7 ページ図 1-2〜4)[7]．なお肺動脈弁下の線維組織塊(fibrous tissue tag：FTT)は左室流出路狭窄の原因となり，本症の特徴の 1 つになっている．

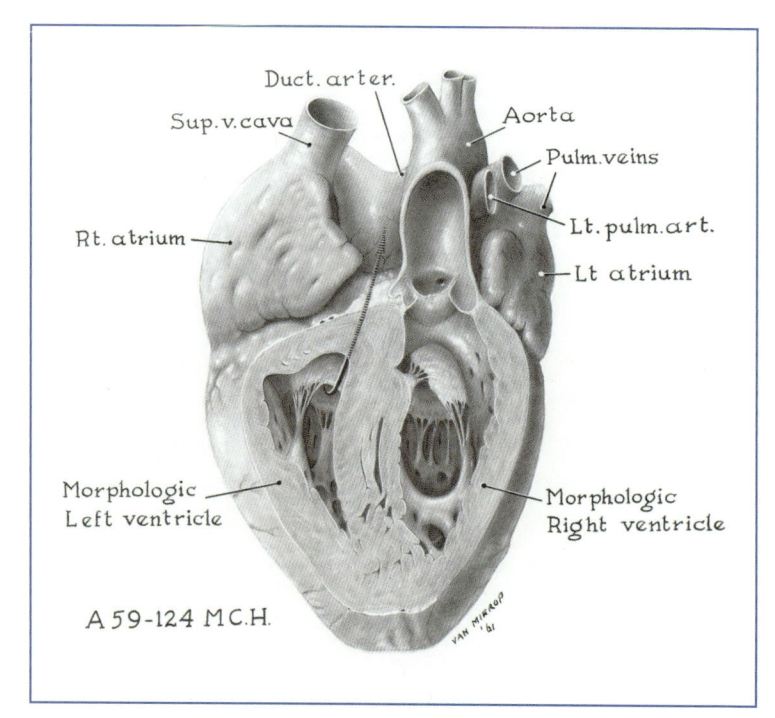

図 2-162　Florida 大学 Van Mierop 教授自筆の修正大血管転位症
Florida 大学への留学記念に頂いたオリジナルスケッチ．The CIBA Collection of Medical Illustrations. Heart の原図になった．

10. 修正大血管転位症

　左室側からみると，定型的な前方房室刺激伝導路は肺動脈弁−僧帽弁間線維連絡の前端に近接した前方房室結節（★）から出た非貫通非分枝束（NPNBB）が肺動脈弁輪の前方を回って前方心室中隔に到達し，そこから VSD 前縁を下行する（図 2-164b，図 2-165a）．下降する長い NPNBB は VSD の下縁で分岐束となり左脚と右脚に分かれる（図 2-164, 165b）．左脚と右脚は細長い扇状になってそれぞれの心室中隔心内膜下を広がっていく（図 2-164a, 164b, 165c）．

　この長く延びきった NPNBB は胎生期に途切れて，生まれる前から完全房室ブロックになることもあるし[8]，成人期に発生して本症に特有の右室不全（機能的左室不全）の悪化原因にもなっている[9]．

　僧帽弁跨乗と肺動脈弁狭窄を伴う修正大血管転位症（図 2-166）[10]では右側僧帽弁が VSD 下縁の心室中隔に跨乗（straddling）し，腱索乳頭筋の一部が左側右室に挿入しているが，弁輪の騎乗（overriding）はわずかである．この例では本症によくみられる中心線維体（CFB）から発生した線維組織塊（FTT）により肺動脈弁下狭窄を生じている．図 1-5（11 ページ）で述べたように，僧帽弁跨乗／騎乗が進むと twin AV node-sling の可能性が高くなる．本例では通常の後方房室結節が残存しているが（図 2-166, 167a），房室中隔の整列が十分でないため connecting bundle は欠損し，sling は形成されていない．したがって機能的には前方房室刺激伝導路（図 167b, c）になっている．肺動脈弁が心室中隔に騎乗（overriding）し，漏斗部中隔も大きく右室側へ偏位し，両大血管右室起始症の様相を呈している．このため右室側三尖弁と VSD の関係が血行動態的に Fallot 四徴症に似ており，VSD 下縁が TSM 後方伸展に覆われて右脚起始部が心筋内走行になっている（図 2-167d）．

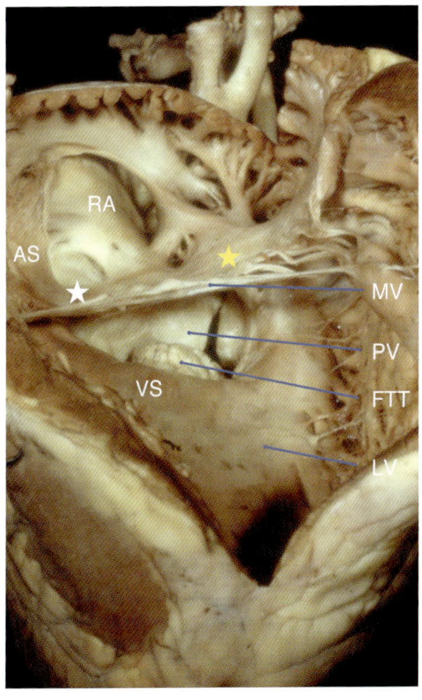

図 2-163　**修正大血管転位症の右房−左室**
RA：右房，AS：心房中隔，VS：心室中隔，MV：僧帽弁，
PV：肺動脈弁，FTT：肺動脈弁下線維組織塊，LV：左室
白い星：後方房室結節，黄色の星：前方房室結節

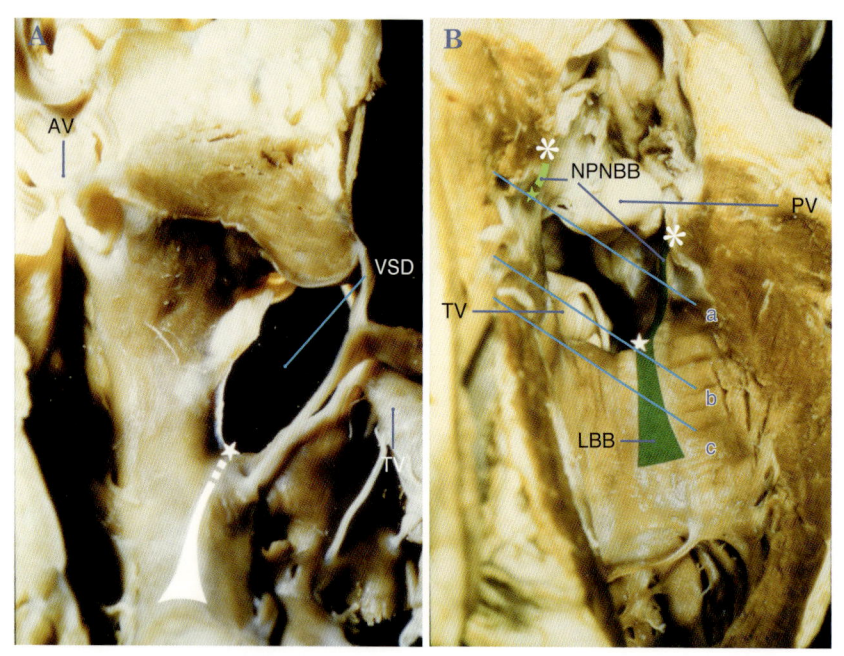

Ⅱ. 各論

図 2-164　VSD のある修正大血管転位症
A：左側右室．AV：大動脈弁，TV：三尖弁，☆：分岐束，白点：心筋内走行する右脚，白紡錘：心内膜下で広がる右脚．他の略語は前出．
B：右側左室．★：前方房室結節，✲：左室-肺動脈弁輪の前壁が従切開されたため切断された NPNBB，☆：右脚・左脚の分岐束．

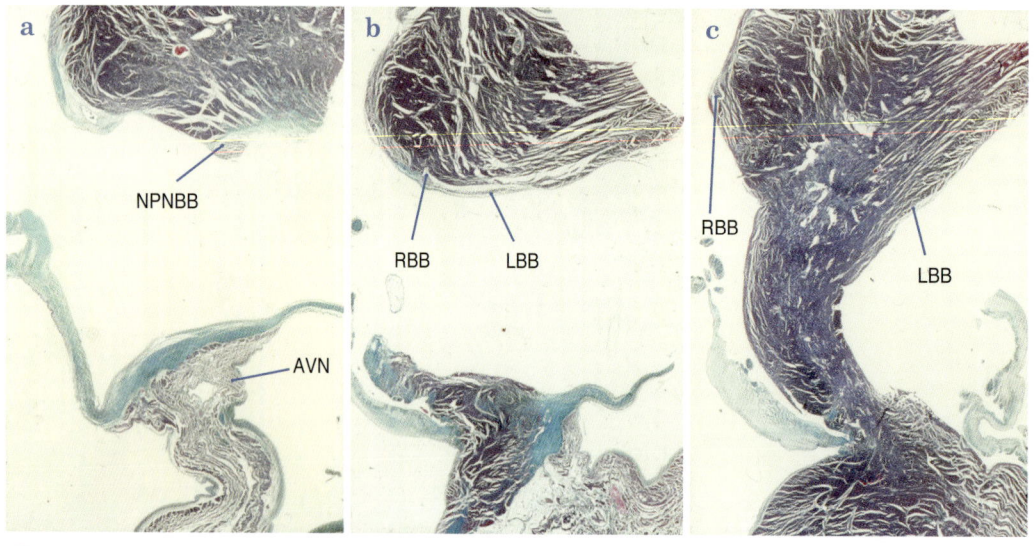

図 2-165　図 2-164 の a〜c 線での組織像
AVN：前方房室結節，他の略語は前出．

10. 修正大血管転位症

左側右室　　　　　　　　右側左室

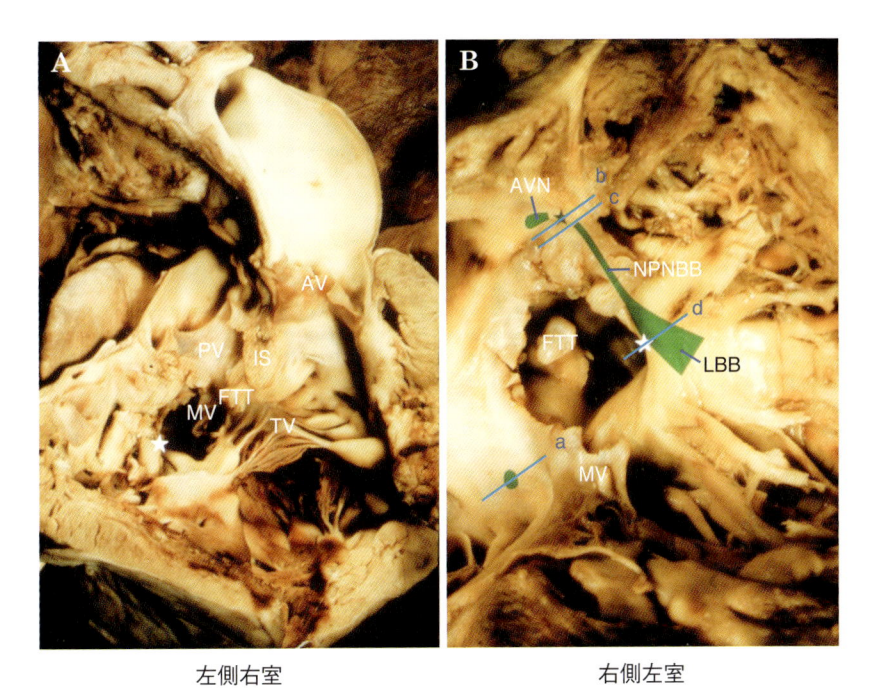

図 2-166　僧帽弁跨乗と肺動脈弁狭窄を伴う修正大血管転位症
★：貫通束，☆：右脚・左脚の分岐束，他の略語は前出．

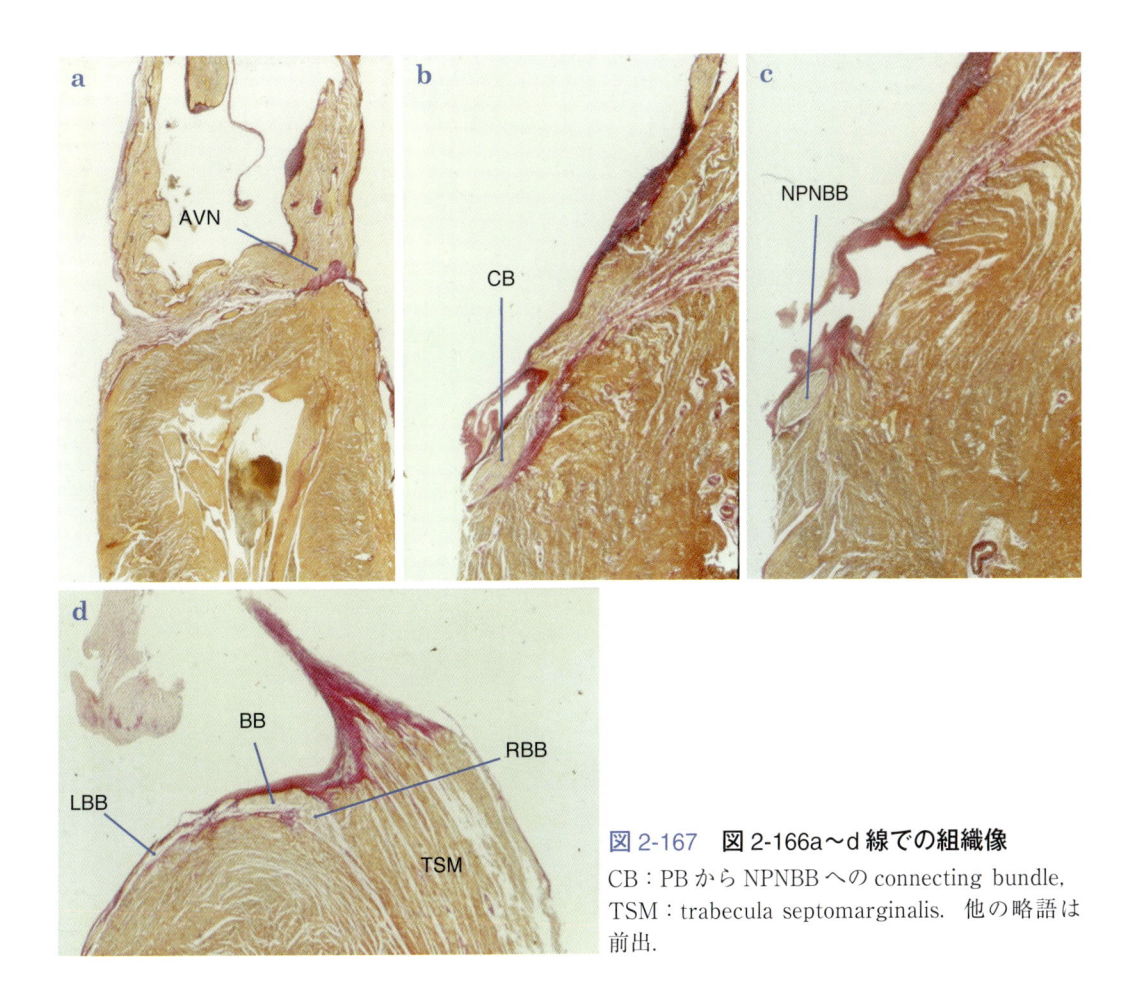

図 2-167　図 2-166a〜d 線での組織像
CB：PB から NPNBB への connecting bundle，TSM：trabecula septomarginalis．他の略語は前出．

145

Ⅱ. 各論

　僧帽弁の前乳頭筋がすべて右室挿入して跨乗(straddling)が著しいため，両房室弁右室挿入(DIRV)に近い形になっている修正大血管転位症(図2-168)では，僧帽弁輪も心室中隔に騎乗している．跨乗/騎乗の程度は図2-166の症例より強い．本例でも中心線維体(CFB)-三尖弁-僧帽弁連絡部から発生したFTTがあり，VSDを狭くしている．この例では房室中隔の整列が良好となり，後方房室刺激伝導路が優位になり，前方房室刺激伝導路は長いdead end tract(DET)として残り，不完全なslingあるいはslingくずれの状態になっている(図2-169)[11]．通常の後方房室結節が貫通束(PB)を経て長いNPNBBとなり(図2-169a, 170)，VSD下縁で心内膜下に出て分枝束(BB)になり(図2-169b, 170)，右脚，左脚に分かれて(図2-169c, 170)，右脚はTSM後方伸展に覆われて心筋内走行となり(図2-169d, 170)，やがて心内膜下に出て(図169e, 170)，上前方に向かう上方右脚(SRBB)とDETに別れ，後者は肺動脈弁輪直下を前方房室結節のある方向に向かいながら消滅する(図2-169f, 170)．前方刺激伝導路のみと予想してVSD下縁に刺入した縫合針はいずれも分枝束と左脚を損傷する可能性が高い(図2-169b, c, d)．本例は前方房室結節を組織学的に確認できないので厳密にはslingになっていないが，DETは前方房室結節から出るNPNBBであり，正常心でもみられるDETと同様に胎生期の刺激伝導系の原基である心室間孔リング前脚の遺残とみなすことができる(2ページⅠ章-1, 55ページⅡ章-2参照)．

　以上の3例(図2-164, 166, 170)は僧帽弁跨乗/騎乗の程度に伴う前方房室伝導路優位-twin AV node & sling-後方房室伝導路優位のスペクトラムを示している[10]．

　狭小肺動脈弁輪や肺動脈閉鎖を伴う場合も房室中隔の整列が良好で，前後の房室伝導路が残り，slingが形成される可能性が高いことが指摘されている[12]．

　修正大血管転位症におけるVSD閉鎖はこれらの特殊な形態を正確に把握し，de Leval法[13]を用いて行う[14]．

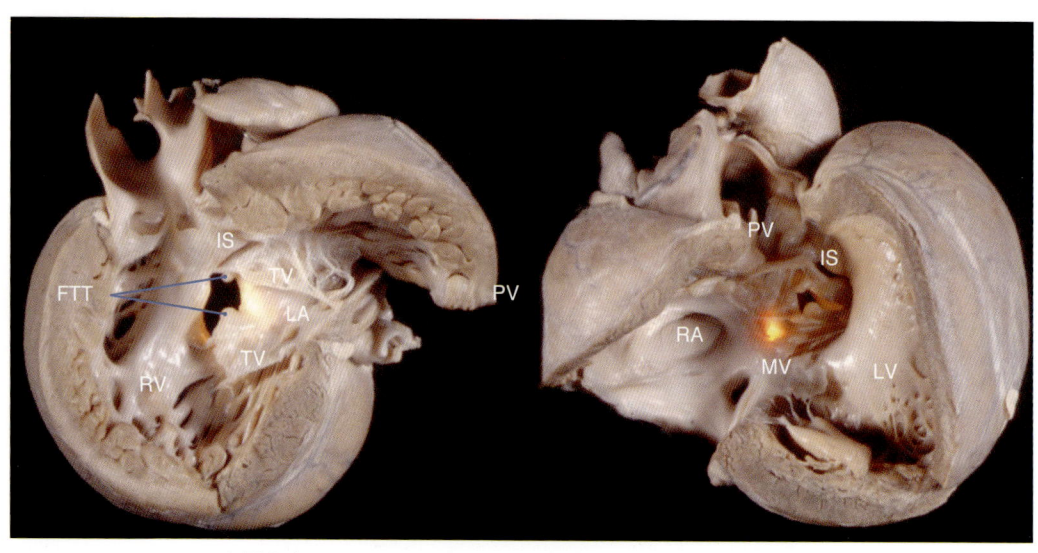

左側右室　　　　　　　　　　　　　　　　　　　右側左室

図2-168　右側僧帽弁の騎乗/跨乗を伴う修正大血管転位症
対側から透光している部分は左室-左房間の房室間膜性中隔．略語は前出．

10．修正大血管転位症

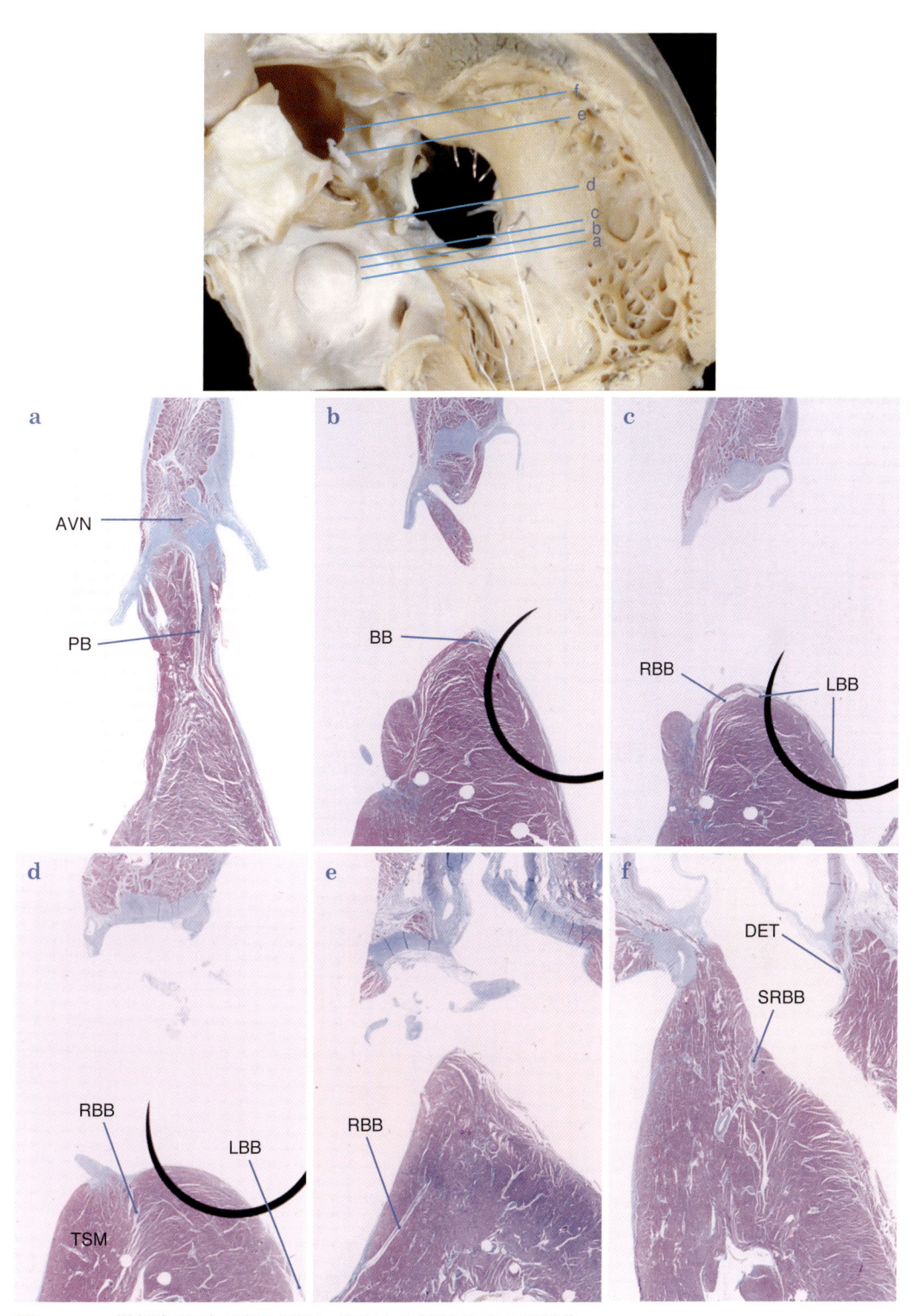

図 2-169　僧帽弁跨乗 / 騎乗が強い修正大血管転位症の組織像
SRBB：上方に向かう右脚，DET：dead end tract，他の略語は前出．

Ⅱ．各論

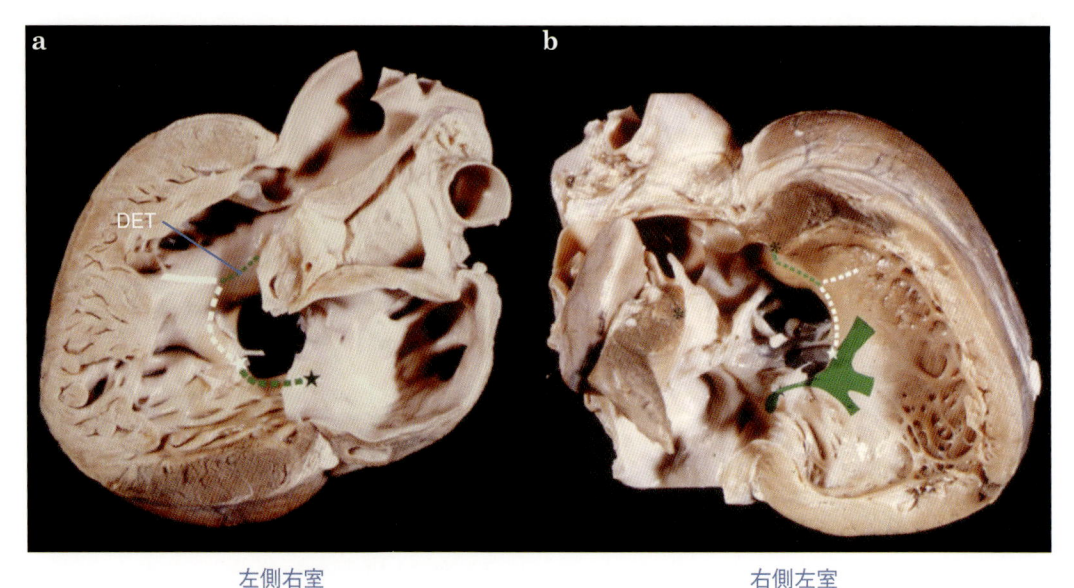

図 2-170　僧帽弁跨乗が強い修正大血管転位症
略語は前出．記号は図 2-2 と同様

左側右室　　　　　　　　　　　　　　　　　　右側左室

　修正大血管転位症に対する double switch 手術（図 2-171）[15〜19]で Senning 手術や Mustard 手術を行う場合，心房中隔切開線（図 2-172）と心房内縫合線は後方房室結節（☆）には近づくが，前方房室結節（★）からは離れるので，double switch 手術の利点の1つになっている（図 2-173）．この利点は僧帽弁形成術でも生かされる（図 2-174）．

　Rastelli 手術で右室切開から左室-VSD-大動脈ルートを作製する際の縫合線は，右脚ブロック防止に注意するが完全房室ブロックは発生しにくい（図 2-175）．動脈スイッチ手術を用いた double switch 手術での VSD 閉鎖や conventional Rastelli 手術での VSD 閉鎖は，いずれも右房-僧帽弁経由で VSD を閉鎖するので deLeval 法[13]が必要になる．この方法は前方房室刺激伝導路が近接する形態学的右室の流出路を切開せず，右側右房-右側僧帽弁経由に縫合糸を左側右室側に置く VSD 閉鎖法である（162 ページ 2 章-12 参照）．

　肺動脈弁狭窄を伴う mirror image（IDD）に Rastelli 手術を用いて double switch 手術を行う場合も右室前壁切開から左室-大動脈ルートパッチを縫着することにより房室ブロックを起こすことなく滑らかな左室流出路が形成され（図 2-175a, 176），右側右室の前壁から肺動脈へ導管を渡すことができる（図 2-177）．ただしこの場合は房室中隔の malalignment がそれほど強くないので後方房室刺激伝導路になる可能性もある[20]．

10. 修正大血管転位症

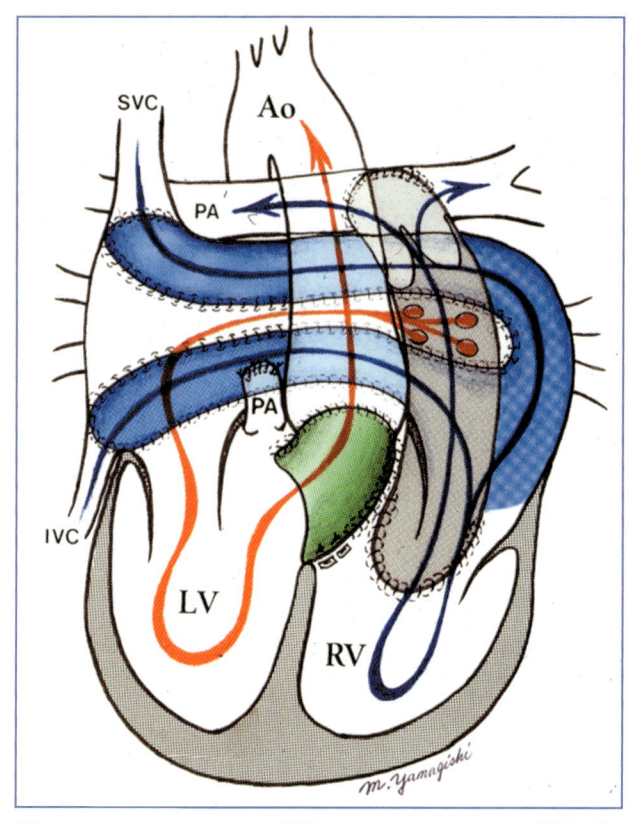

図 2-171　double switch 手術，Senning/Mustard 手術（青）
左室-大動脈 rerouting（緑）と右室-肺動脈心外導管（灰色）による Rastelli 術．赤曲線は肺静脈-機能的左房-左室-大動脈の動脈血流路，青曲線は上下大静脈-機能的右房-心外導管-肺動脈の静脈血流路（京都府立医科大学附属小児疾患研究施設小児心臓血管外科 山岸正明教授の自筆画）．略語は前出．

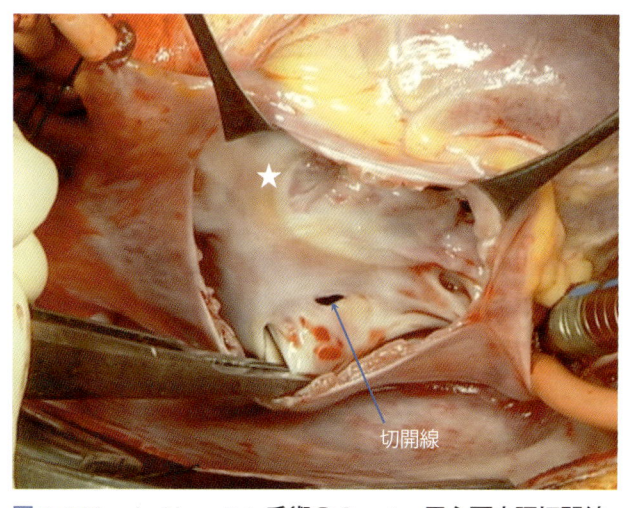

図 2-172　double switch 手術の Senning 用心房中隔切開線
切開線は前方房室結節（☆）から離れており，術中に Fontan 術に切り替わったときは自己組織 lateral tunnel の縫合線として使える．

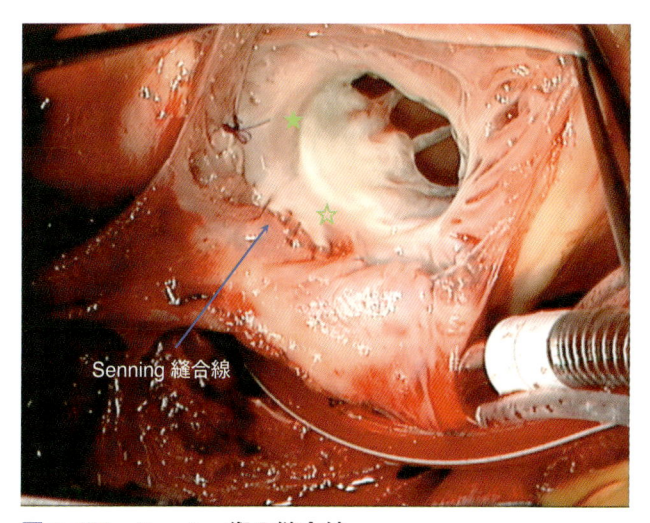

図 2-173　Senning 術の縫合線
後方房室結節（☆）には近づくが，前方房室結節（★）からは離れる．

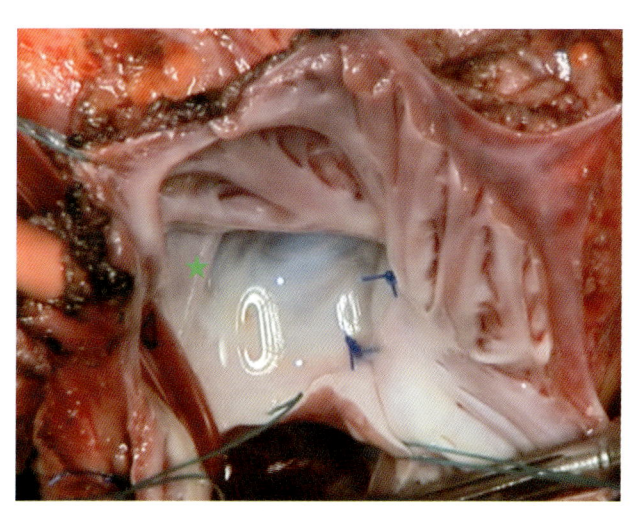

図 2-174　僧帽弁形成術
後交連部縫縮術は前方房室結節（★）から離れて安全に行うことができる．

149

II. 各論

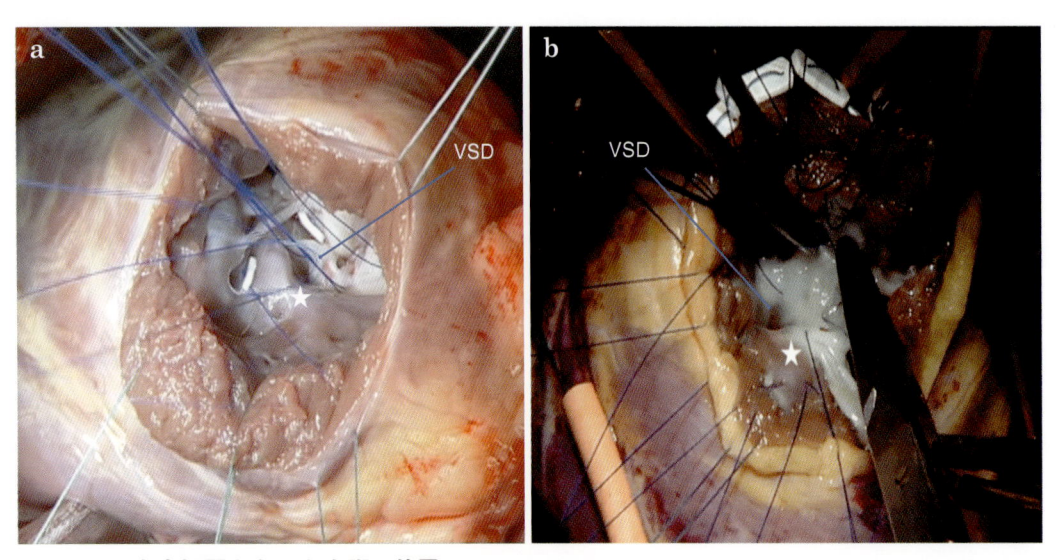

図 2-175 右室切開からみた右脚の位置
a：IDD（右側右室）．b：SLL（左側右室）．☆＝右脚起始部．

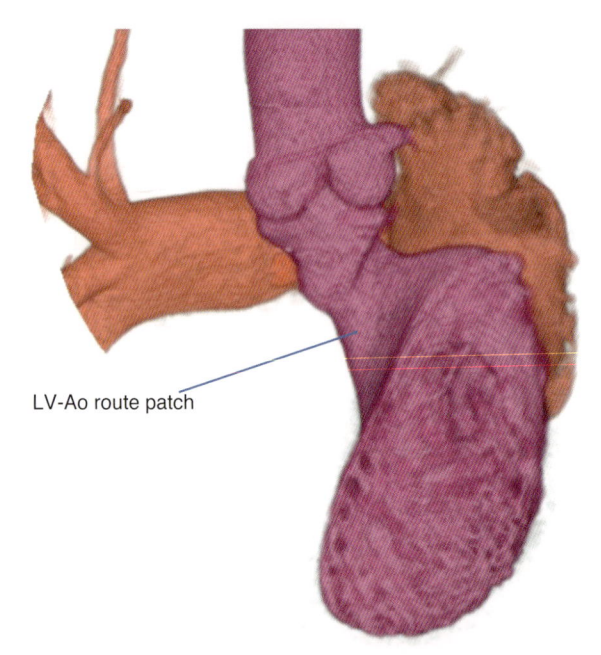

図 2-176 IDD に対する double switch 手術
（Senning＋Rastelli）後の 3DCT 像
左室－VSD－大動脈ルート．

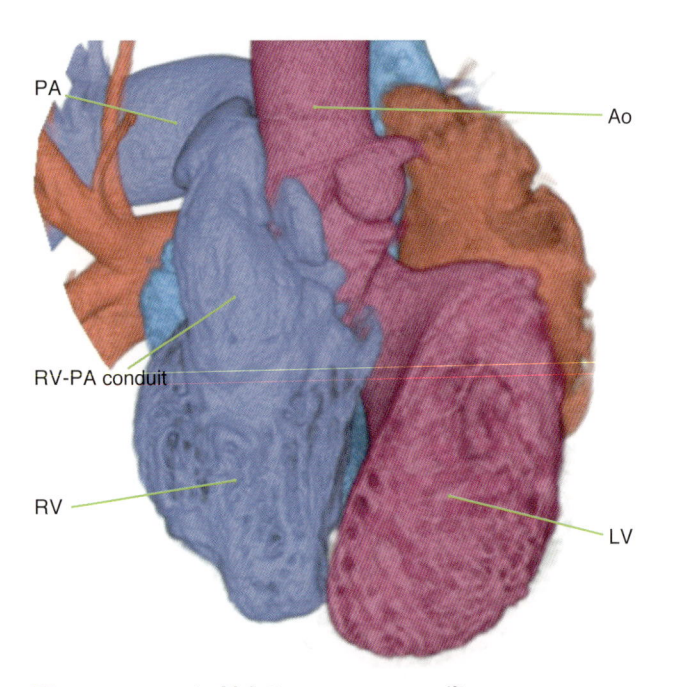

図 2-177 IDD に対する double switch 術
（Senning＋Rastelli）後の 3DCT 像

10. 修正大血管転位症

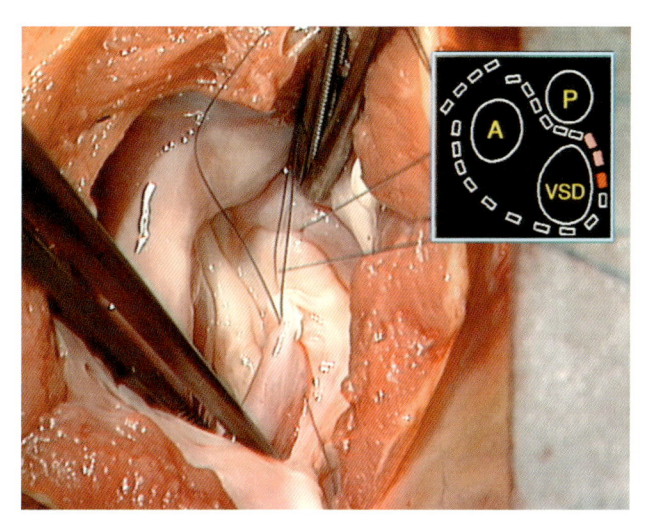

図 2-178　DORV に対する reversed Patrick-McGoon 法
VSD 下縁にある membranous flap をしっかり利用する.

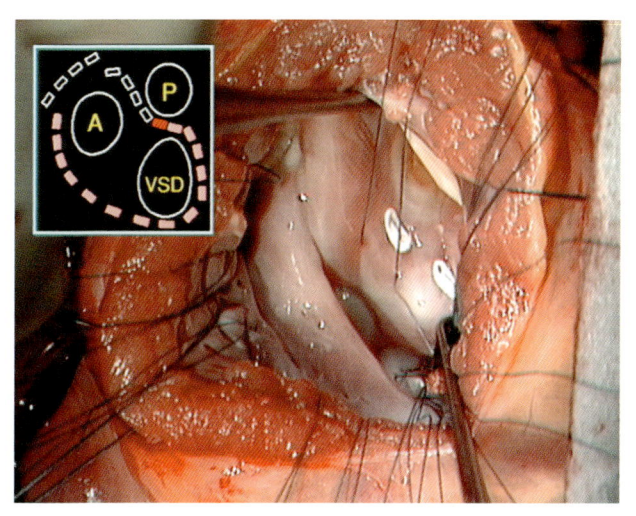

図 2-179　DORV に対する reversed Patrick-McGoon 法
左側に寄った肺動脈弁と VSD を隔てる VIF を利用する. この場所は後方刺激伝導系であっても離れていて安全である.

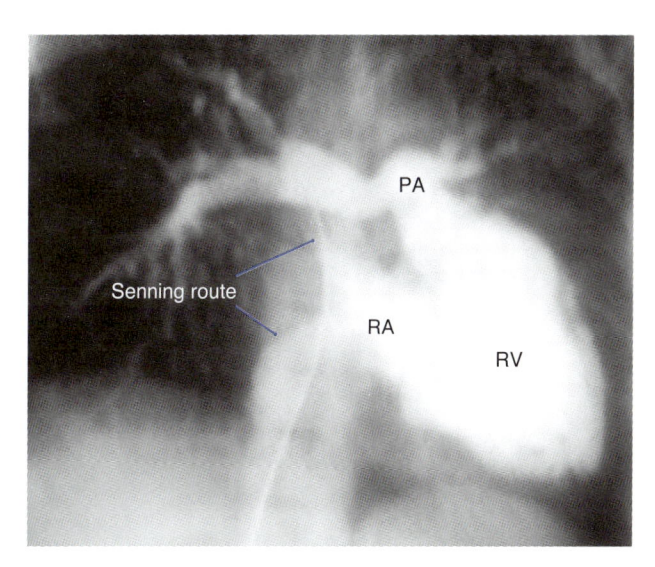

図 2-180　Senning＋reversed Patrick-McGoon 法による double switch 術後の心房-右室-肺動脈造影
RA：機能的右房, Senning route：Senning 術による上下大静脈. 他の略語は前出.

　肺動脈が完全に左側右室に偏位して両大血管右室起始症になっている場合は, reversed Patrick-McGoon 法による心室内スイッチ手術を行う[21,22]. 本法で左室-VSD-大動脈ルートを作製する場合は, 通常の double switch 手術の Rastelli 手術のように, VSD 下縁にある membranous flap をしっかり利用する(図 2-178). 左側に寄った肺動脈弁と VSD を隔てる VIF もしっかり利用する(図 2-179). この場所はたとえ後方刺激伝導系であっても安全に離れている. Reversed Patrick-McGoon 法による心室内 rerouting では右室-肺動脈ルートも左室-VSD-大動脈ルートも十分な大きさが確保できる(図 2-180, 181).

　房室錯位の両大血管右室起始症では後方房室刺激伝導系になるという説もあるが, non-isomerism の房室錯位＋両大血管右室起始症で組織学的に確認された報告はない.

　Isolated ventricular inversion は discordant AV connection, concordant VA connection の組み合わせであり, discordant AV connection を concordant AV connection に変える Senning/Mustard 手術が解剖学的修復法である. 前方刺激伝導系のため心房内スイッチ手術は安全な修復法である[23].

151

II. 各論

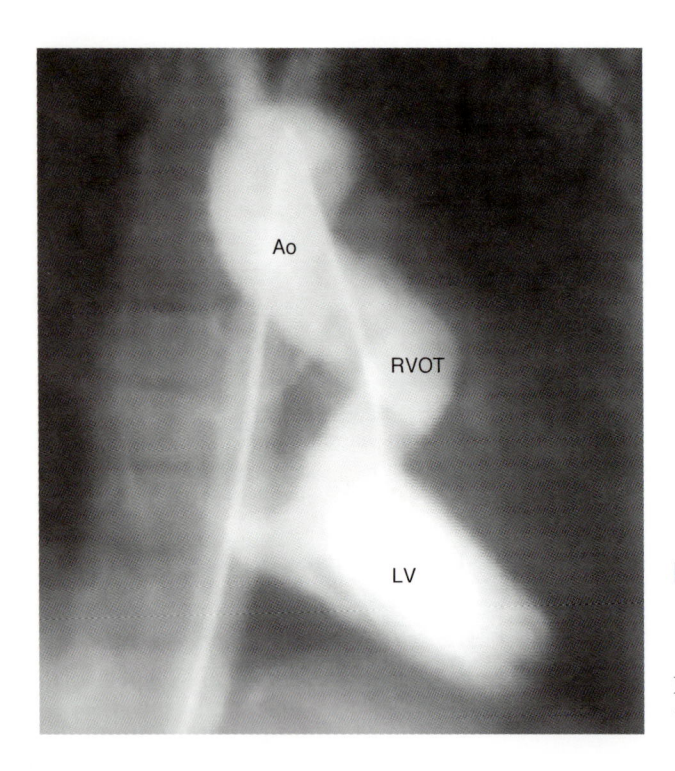

図 2-181 Senning＋reversed Patrick-McGoon 法による double switch 術後の左室−VSD−右室流出路−大動脈
RVOT：もとの右室流出路(漏斗部：術後は左室流出路になっている)．他の略語は前出．

●●●● 文献

1. Jacobs JP, Anderson RH, Weinberg PM, Walters HL 3rd, Tchervenkov CI, Del Duca D, Franklin RC, Aiello VD, Beland MJ, Colan SD, Gaynor JW, Krogmann ON, Kurosawa H, Maruszewski B, Stellin G, Elliott MJ : The nomenclature, definition and classification of discordant atrioventricular connections. Cardiol Young 2006 ; 16 : 72-84.
2. Jacobs JP, Jacobs ML, Mavroudis C, Chai PJ, Tchervenkov CI, Lacour-Gayet FG, Walters III H, Quintessenza JA : Transposition of the great arteries: lessons learned about patterns of practice and outcomes from the Congenital Heart Surgery Database of the Society of Thoracic Surgeons. World J Pediatr Congenital Heart Surg 2011 ; 2 : 19-31.
3. Wilkinson JL, Anderson RH : Anatomy of discordant atrioventricular connections. World J Ped Cong Heart Surgery 2011 ; 2 : 43-53.
4. Van Mierop LHS : Transposition of the great vessels with inversion of the ventricles(Corrected transposition of the great vessels). The CIBA Collection of Medical Illustrations prepared by Netter. 1969 ; Volume 5, Heart ; p 157.
5. Kurosawa H, Becker AE : Atrioventricular conduction in congenital heart disease. Surgical anatomy. Springer-Verlag. Tokyo, Berlin, New York. 1987 ; P225-252
6. Anderson RH, Becker AE, Gerlis LM : The pulmonary outflow tract in classically corrected transposition. J Thorac Cardiovasc Surg 1975 ; 69 : 747-757.
7. Anderson RH, Becker AE, Arnold R, Wilkinson JL : The conducting tissues in congenitally corrected transposition. Circulation 1974 ; 50 : 911-923.
8. Costa P, Monterroso J, Areias JC : Prenatal diagnosis of complete heart block and congenitally corrected transposition of the great arteries. Pediatr Cardiol 2007 ; 28 : 414-415.
9. Graham TP Jr, Bernard YD, Mellen BG, Celermajer D, Baumgartner H, Cetta F, Connolly HM, Davidson WR, Dellborg M, Foster E, Gersony WM, Gessner IH, Hurwitz RA, Kaemmerer H, Kugler JD, Murphy DJ, Noonan JA, Morris C, Perloff JK, Sanders SP, Sutherland JL : Long-term outcome in congenitally corrected transposition of the great arteries: a multi-institutional study. J Am Coll Cardiol 2000 ; 36 : 255-261.

10. Becker AE, Ho SY, Caruso G, Milo S, Anderson RH : Straddling right atrioventricular valves in atrioventricular discordance. Circulation 1980 ; 61 : 1133-1141.
11. Kurosawa H, Imai Y, Becker AE : Congenitally corrected transposition with normally positioned atria, straddling mitral valve, and isolated posterior atrioventricular node and bundle. J Thorac Cardiovasc Surg 1990 ; 99 : 312-313.
12. Hosseinpour AR, McCarthy KP, Griselli M, Sethia B, Ho SY : Congenitally corrected transposition: size of the pulmonary trunk and septal malalignment Ann Thorac Surg 2004 ; 77 : 2163-2166
13. de Leval MR, Bastos P, Stark J, Taylor JF, Macartney FJ, Anderson RH : Surgical technique to reduce the risks of heart block following closure of ventricular septal defect in atrioventricular discordance. J Thorac Cardiovasc Surg 1979 ; 78 : 515-526.
14. 黒澤博身：修正大血管転位症に対するVSD閉鎖法．胸部外科 1988 ; 41 : 461-467
15. Imai Y, Sawatari K, Hoshino S, Ishihara K, Nakazawa M, Momma K : Ventricular function after anatomic repair in patients with atrioventricular discordance. J Thorac Cardiovasc Surg 1994 ; 107 : 1272-1283.
16. Yamagishi M, Imai Y, Hoshino S, Ishihara K, Koh Y, Nagatsu M, Shinoka T, Koide M : Anatomic correction of atrioventricular discordance.J Thorac Cardiovasc Surg 1993 ; 105 : 1067-1076.
17. Imai Y : Double-switch operation for congenitally corrected transposition. Adv Card Surg 1997 ; 9 : 65-86.
18. Bove EL, Ohye RG, Devaney EJ, Kurosawa H, Shin'oka T, Ikeda A, Nakanishi T : Anatomic correction of congenitally corrected transposition and its close cousins. Cardiol Young 2006 ; 16 Suppl 3 : 85-90. Review.
19. Shin'oka T, Kurosawa H, Imai Y, Aoki M, Ishiyama M, Sakamoto T, Miyamoto S, Hobo K, Ichihara Y : Outcomes of definitive surgical repair for congenitally corrected transposition of the great arteries or double outlet right ventricle with discordant atrioventricular connections: risk analyses in 189 patients. J Thorac Cardiovasc Surg 2007 ; 133 : 1318-1328.
20. Wilkinson JL, Smith A, Lincoln C, Anderson RH : Conducting tissues in congenitally corrected transposition with situs inversus. Br Heart J 1978 ; 40 : 41-48
21. Kurosawa H : Double Switch by Senning and Patrick-McGoon for Atrioventricular Discordance. 34th Annual Meeting of the Society for Thoracic Surgeon. Motion Picture. 1998 January. New Orleans, Louisiana, USA.
22. Tanaka K, Kurosawa H, Morita K : Nomura K. Double switch with reversed Patrick-McGoon for corrected transposition of the great arteries with double outlet right ventricle. Jpn J Thorac Cardiovasc Surg 2004 ; 52 : 300-304.
23. Morita K, Kurosawa H, Miyamoto H : Surgical correction of a patient with discordant atrioventricular and concordant ventriculo-arterial connections. Cardiol Young 1997 ; 7 : 442-445.

11 単心室

　単心室の定義は"心室が厳密に単一"であるか否かを巡り論争になったが[1,2]，その後，機能的単心室という呼称が定着した．英語名は functionally single ventricle[3] が古くからあるが，現在では functionally univentricular heart[4] が主流である[5]．

　2012年7月，ドイツの St.Goar で開催された International Society of Pediatric and Congenital Heat Diseases (ISPCHD) の年次会議の Definitions Working Group 分科会で，単心室の定義が以下のように合意された．

> The term "functionally univentricular heart" describes a spectrum of congenital cardiovascular malformations in which the ventricular mass may not readily lend itself to partitioning that commits one ventricular pump to the systemic circulation, and another to the pulmonary circulation. A heart may be functionally univentricular because of its anatomy or because of the lack of feasibility or lack of advisability of surgically partitioning the ventricular mass. Common lesions in this category typically include double inlet right ventricle (DIRV), double inlet left ventricle (DILV), tricuspid atresia, mitral atresia, and hypoplastic left heart syndrome. Other lesions which sometimes may be considered to be a functionally univentricular heart include complex forms of atrioventricular septal defect, double outlet right ventricle, congenitally corrected transposition, pulmonary atresia with intact ventricular septum, and other cardiovascular malformations. Specific diagnostic codes should be used whenever possible, and not the term "functionally univentricular heart".

　すなわち，外科手術の適応範囲を考慮すれば，かなりの疾患が functionally univentricular heart と呼べる範疇に入るが，pulmonary atresia with intact ventricular septum のように基本形態学的名称がある場合は可及的にこれを用いるというものである．

　形態学的にみると，functionally univentricular heart（機能的単心室）には房室接続（AV connections）の様式と左右心室のバランスにより4つの基本形がある（図2-182）．concordant AV connections で右室優位の DIRV, HLHS, MA，左室優位の DILV, Holmes heart, TA がある．一方，discordant AV connections では右室優位の DIRV, MA，左室優位の DILV, TA がある．この組み合わせは房室弁が2つでも，一側房室弁閉鎖でも，さらに共通房室弁でも同じである．discordant AV connections で房室弁が2つあり左室優位の DILV は心室分割術（ventricular septation）の適応になるので次章で詳しく解説し，本章では Fontan 術の適応となる機能的単心室について述べる．

　本症の刺激伝導系は AV connections の様式と心室バランスにより決まるが，AVN（CN）と AV bundle（PB-BB-RBB）の房室間刺激伝導軸（AV conduction axis）は心房-心室中隔の整列（alignment）程度に左右され多様である[6〜8]．

　房室間刺激伝導軸は concordant AV connections では常に後方あるいは後側方にあり，discordant AV connections では心房-後方心室中隔が不整列（malalignment）になるため後方刺激伝導軸が出現せず前方刺激伝導軸が現れる[9]．

11. 単心室

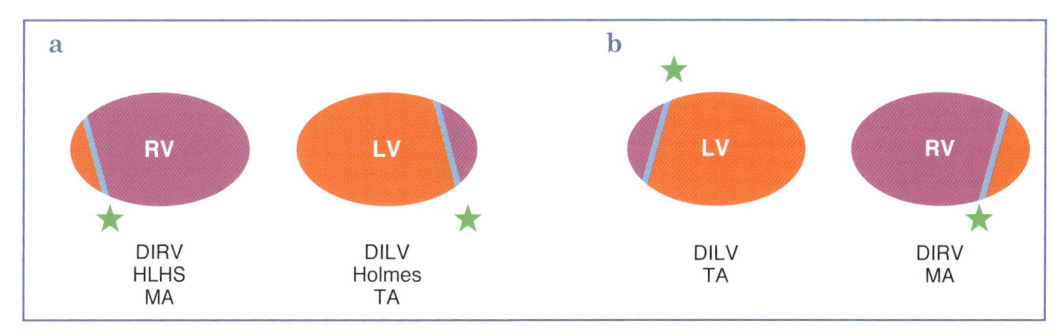

図 2-182 **単心室の分類**
a：concordant AV connections, **b**：discordant AV connections.
DIRV：double inlet right ventricle, DILV：double inlet left ventricle, HLHS：hypoplastic left heart syndrome, MA：mitral atresia, TA：tricuspid atresia, ★：房室結節

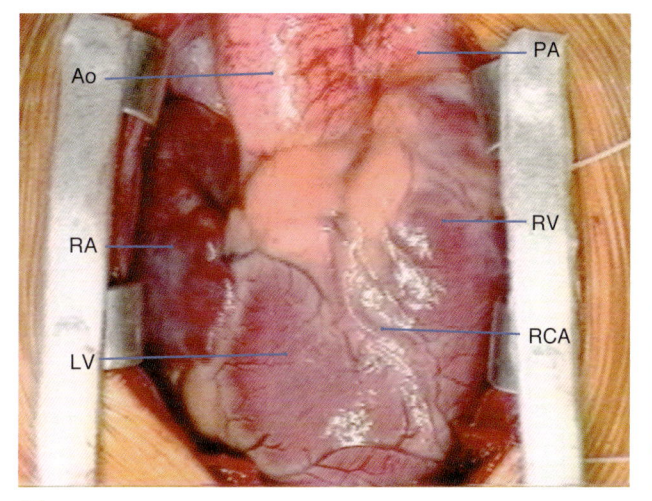

図 2-183 **Holmes heart**
LV：左後方から右後方に張り出した大きな左室，RV：右前方から左前方に時計方向回転した小さな右室，他の略語は前出．

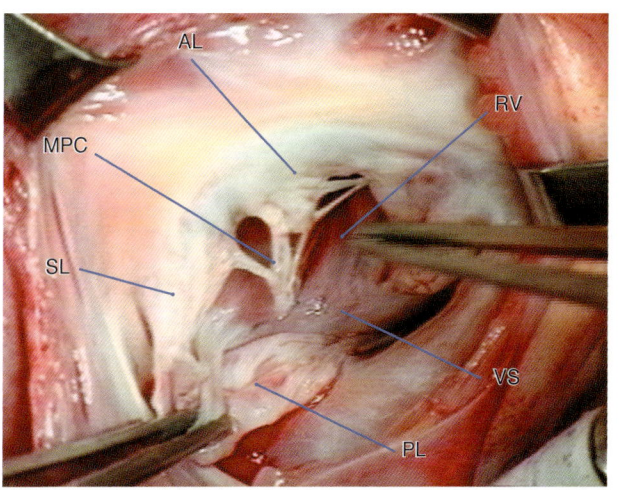

図 2-184 **三尖弁からみた Holmes heart の心室内**
略語は前出．

　しかし discordant AV connections で右側僧帽弁が心室中隔に騎乗すると心房–後方心室中隔の整列(alignment)が進み前後刺激伝導軸が併存し twin AV node-sling が出現し[10]，騎乗がさらに進んで DIRV になると後方刺激伝導軸のみになる(11 ページ図 1-5 参照)．この状況は discordant criss cross heart でも起こりうる．すなわち，右側僧帽弁が左側三尖弁の後方に寄り，冠静脈洞(CS)が中心線維体に近づき心房–心室中隔の malalignment が少なくなり twin AVN-sling の可能性が高くなる[11]．

　Holmes heart は稀な心奇形で，concordant AV connection + concordant VA connection の DILV である(図 2-183)．三尖弁を展開して心室内をみると，前尖と前乳頭筋は右前方から左前方へ時計方向回転(心尖部からみて)した小さな右室に流入し，MPC は心室中隔頂上に付着する(図 2-184, 185)．後尖から中隔尖までを幅広く支える大きな後乳頭筋は左後方から右後方に拡大した大きな左室に流入する(図 2-186)．その結果，三尖弁の半分以上が左室に流入することになり DILV の Holmes heart になる．AV conduction axis を形成する房室結節(AVN)–貫通束(PB)は三尖弁輪と心室中隔の接合部にあたる後側方に位置する(図 2-187)．そのため自己組織 Fontan 手術の lateral tunnel をつくる心房内縫合線は房室間刺激伝導軸から離れて安全である．この場合の房室間刺激伝導軸は左室–大動脈からも離れている[7]．

155

II. 各論

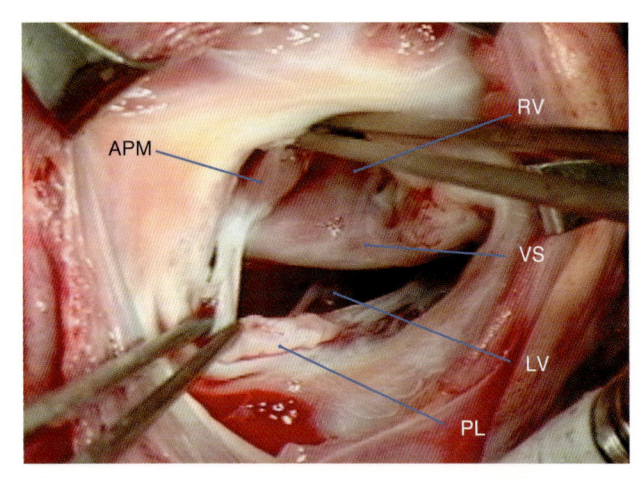

図 2-185 三尖弁からみた Holmes heart の心室内
APM：三尖弁前尖を支える前乳頭筋．

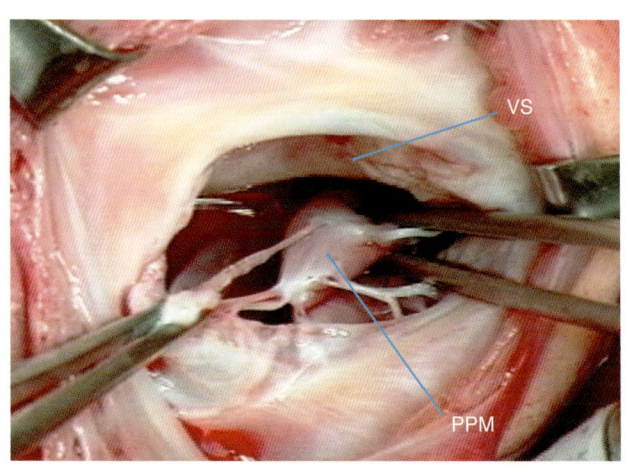

図 2-186 三尖弁からみた Holmes heart の心室内
PPM：三尖弁後尖を支える後乳頭筋．

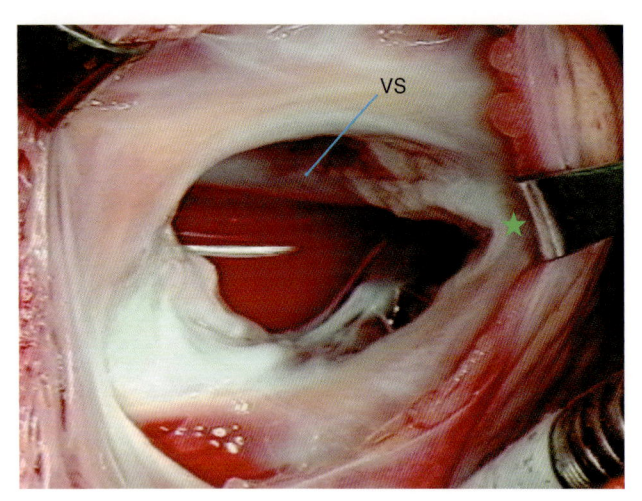

図 2-187 三尖弁からみた Holmes heart の心室内
★：後側方房室結節，VS：心室中隔．

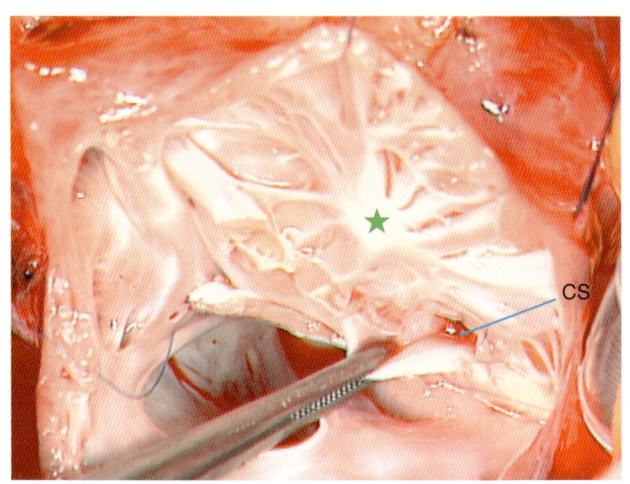

図 2-188 三尖弁閉鎖症
★：前後が融合した房室結節，他の略語は前出．

　　本奇形は左室容積が十分あれば ventricular septation 手術も可能であるが，右側三尖弁から左側左室を分割する視野が十分でない．
　　三尖弁閉鎖症の刺激伝導系はわかりやすい．三尖弁閉鎖に伴い前後房室結節が合体した融合結節（fused AVN）が閉鎖した三尖弁中心部にある[12]．右房を開けると CS の前方にイソギンチャク状の襞があり，その中心部が三尖弁閉鎖の場所で，ここに AVN-PB の房室間刺激伝導軸がある（図 2-188）．
　　この三尖弁閉鎖部位は冠静脈洞が近接することがあるので心房内操作に際しては注意が必要である（図 2-189）．
　　三尖弁閉鎖症ではしばしば Eustachian 弁が大きく発育している．Eustachian 弁は冠静脈洞（CS）の後下縁から tendon of Todaro に沿って Koch 三角頂上部に相当する中心線維体（CFB）に向かい，心房中隔と閉鎖した三尖弁を分ける．この際，簾状の付着部は閉鎖した三尖弁のイソギンチャク状の襞の一部となり，房室結節に近接する（図 2-190）．

11. 単心室

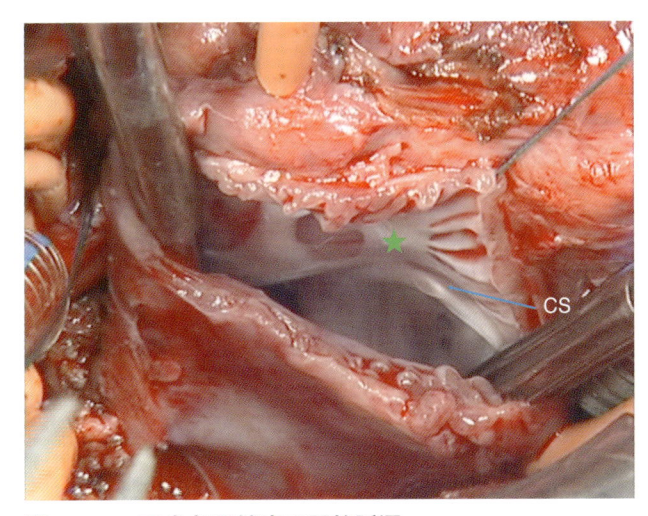

図 2-189　三尖弁閉鎖症の冠静脈洞
心筋保護液が流れ出す冠静脈洞(CS)は閉鎖した三尖弁輪にある房室結節(★)に近い.

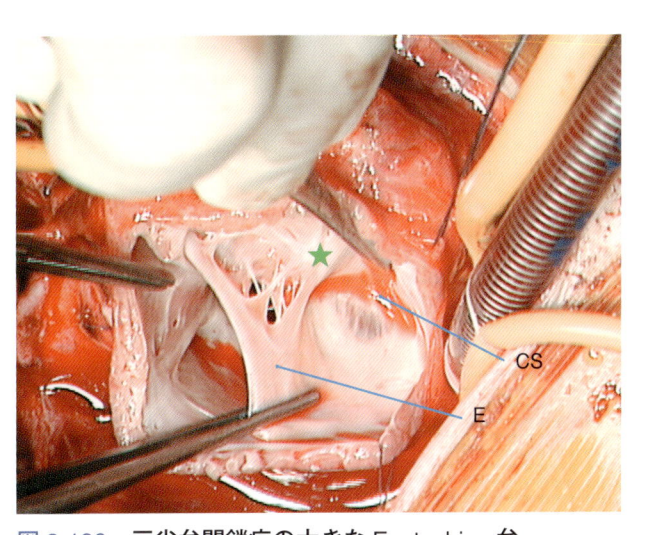

図 2-190　三尖弁閉鎖症の大きな Eustachian 弁
★：房室結節，E：Eustachian 弁，他の略語は前出.

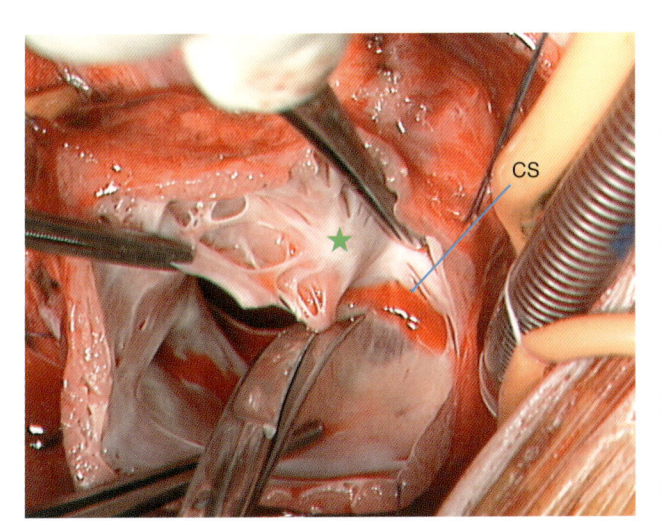

図 2-191　Eustachian 弁の切離開始
略語は前出.

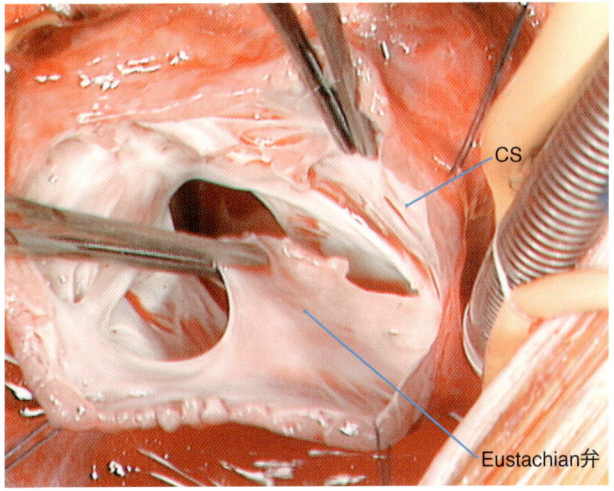

図 2-192　Eustachian 弁の切離終了
略語は前出.

　自己組織 Fontan 手術[13]ではこれを利用して自己組織 lateral tunnel を安全に作製することができる[14]．まず簾状の付着部を切断して Eustachian 弁を房室結節近傍から切離し(図 2-191, 2-192)，Eustachian 弁に隠れていた心房中隔の前縁を切開し(図 2-193)，ASD を閉鎖して切離した心房中隔を右房後壁に縫合する(図 2-194)．次いで，心房中隔と Eustachian 弁を縫合し(図 2-195)，Eustachian 弁上縁を crista terminalis に浅く縫着して自己組織 lateral tunnel ができあがる(図 2-196)．最後に右房壁を縫合閉鎖して，Eustachian 弁による自己組織 Fontan 手術が完成する．

　Concordant AV connections の DIRV と左心低形成症候群などでの僧帽弁閉鎖では Koch 三角頂上部に通常の後方房室間刺激伝導軸(regular posterior AV conduction axis)がある(図 2-197)．心房中隔を切除したり三尖弁形成を行う場合は注意を要する．

　Discordant AV connections の DILV は前方房室間刺激伝導軸(anterior AV conduction axis)なので CS を安全に cut back して自己組織 lateral tunnel を作製することができる(図 2-198)．

Ⅱ. 各論

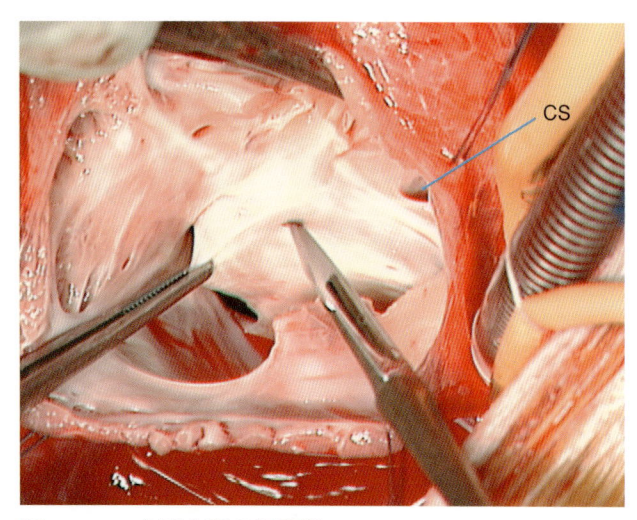

図 2-193　心房中隔の切開線
略語は前出.

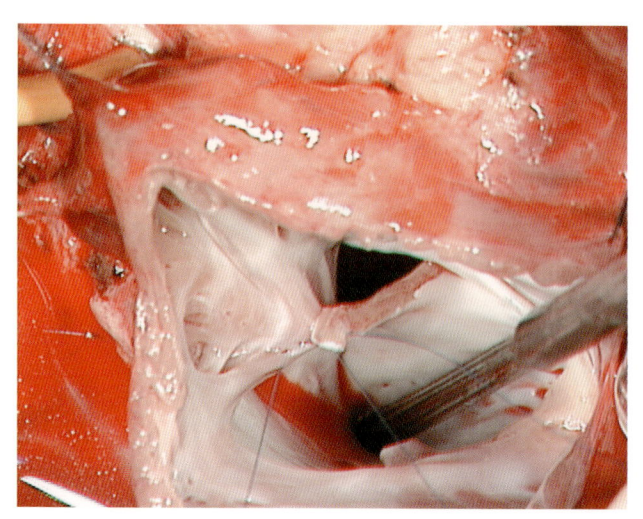

図 2-194　ASD の閉鎖
ASD を閉鎖して切離した心房中隔を右房後壁に縫着する.

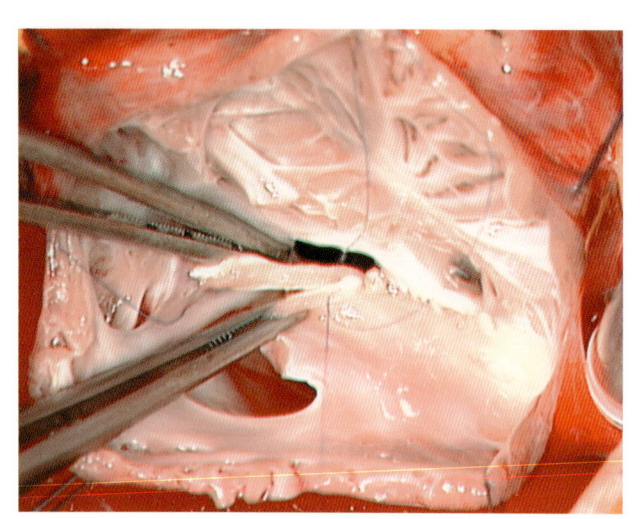

図 2-195　Eustachian 弁を用いた自己組織 lateral tunnel
Eustachian 弁と心房中隔を縫合する.

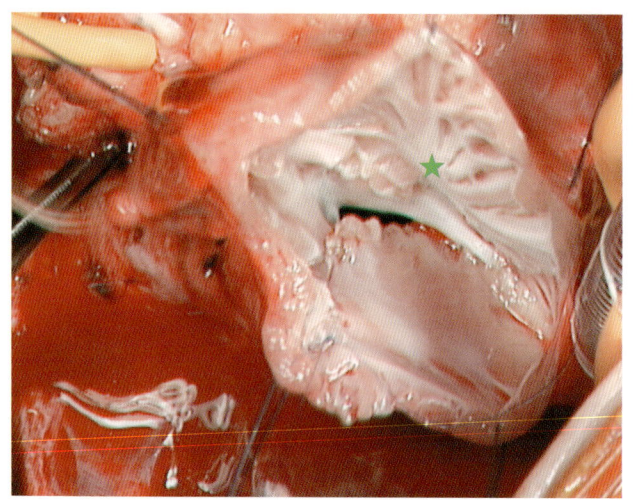

図 2-196　Eustachian 弁と心房中隔による
　　　　　自己組織 lateral tunnel の完成
★：前後が融合した房室結節.

　　Discordant AV connection の DIRV は稀な疾患で，刺激伝導系も特異な形になる．通常の右房，左房形態をとる non-isomerism で，左前方の大きな右室から大動脈が起始し，右後方にある小さな左室は右室に隠れてみえない．この形態は一見，修正大血管転位症に似ている（図 2-199）．右房を開けて房室接合部をみると左前方の大きな右室と右後方の小さな左室を隔てる心室中隔が右側僧帽弁輪後側方部で心房中隔と整列（align）しており，ここに後方房室間刺激伝導軸がある（図 2-200）．したがって discordant AV connection にもかかわらず自己組織 lateral tunnel を作製する心房内縫合線は房室結節（AVN，CN）-貫通束（PB）に近くなるので注意が必要である．また discordant AV connection の DIRV で右側僧帽弁形成術を行う場合も後方房室間刺激伝導軸に注意する（図 2-201）．
　　DIRV の刺激伝導系は後方房室間刺激伝導軸といわれており[15]，concordant AV connections だけでなく discordant AV connections でも共通の所見となっている．

11. 単心室

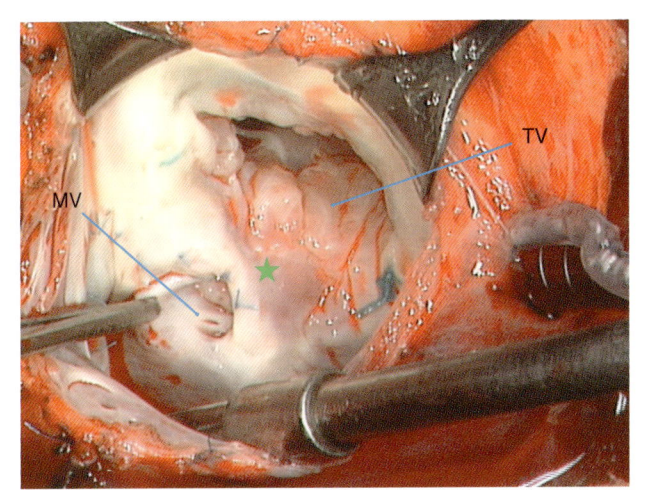

図 2-197　僧帽弁閉鎖症
肺動脈絞扼術時に心房中隔を切除し，三尖弁輪縫縮術をした後，Fontan 術時に右房を開けたところ．★：貫通束，TV：三尖弁，MV：(閉鎖した)僧帽弁．

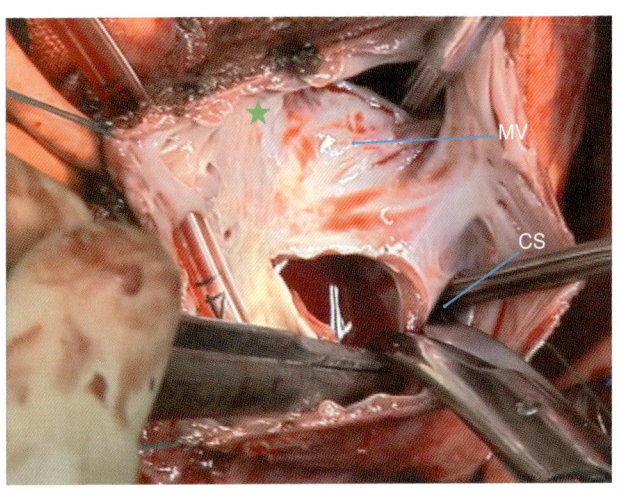

図 2-198　discordant AV connections, DILV の心房中隔切開と冠静脈洞の cut back
★：前方房室結節，他の略語は前出．

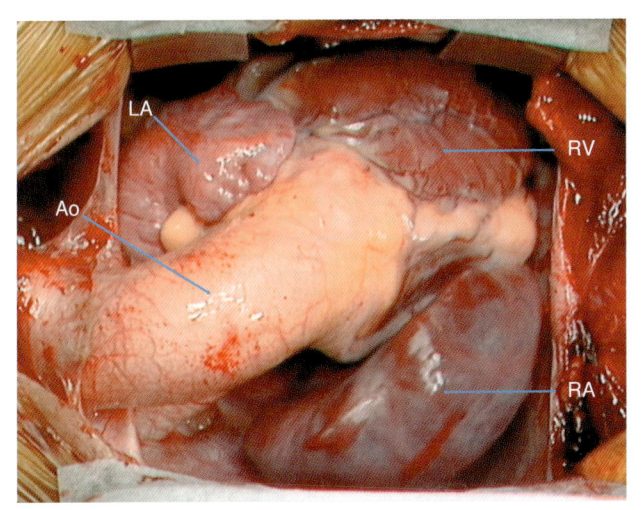

図 2-199　discordant AV connections の DIRV
略語は前出．

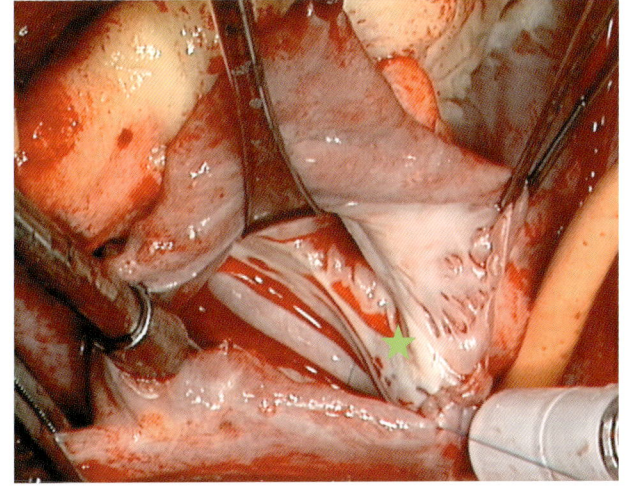

図 2-200　discordant AV connections の DIRV
★：後方房室結節

　Discordant criss cross heart では CS が右側僧帽弁の下に潜り込む形になり，心房-心室中隔が align する方向に向かうため後方房室結節が出現する可能性があり，右側僧帽弁輪のまわりに twin AV node-sling がみられるようになる (図 2-202)[11]．

　単心室の刺激伝導系の研究の多くは non-isomerism と isomerism を明確に分けて行われてはおらず[16]，今後のさらなる研究が必要である．

II. 各論

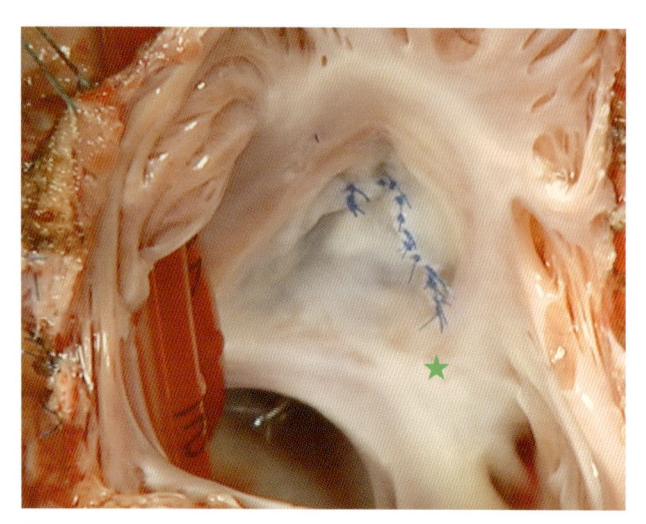

図 2-201　discordant AV connection，DIRV の
　　　　右側僧帽弁形成術
★：後方房室結節．

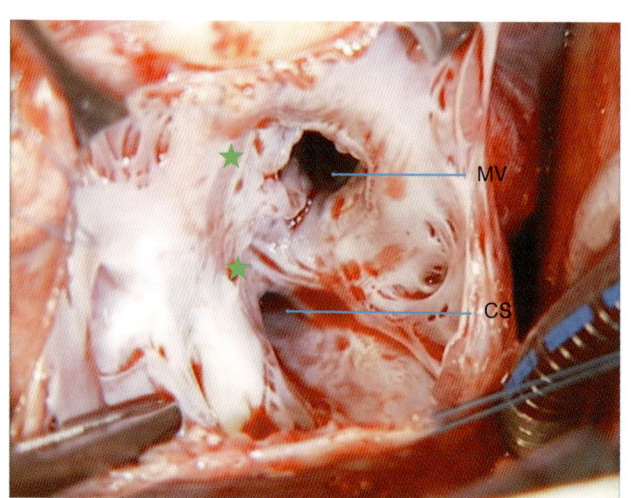

図 2-202　discordant criss cross の twin AVN
略語は前出．

●●●● 文献

1. Van Praagh R, David I, Van Praagh S : What is a ventricle? The single-ventricle trap. Pediatr Cardiol 1982 ; 2 : 79-84.
2. Anderson RH, Becker AE, Tynan M, Macartney FJ, Rigby ML, Wilkinson JL : The univentricular atrioventricular connection : getting to the root of a thorny problem. Am J Cardiol 1984 ; 54 : 822-828.
3. Fisher J, Suh SK : Dextrocardia with pulmonary stenosis and functionally single right ventricle. Circulation 1958 ; 17 : 266-270.
4. Kaulitz R, Ziemer G, Luhmer I, Kallfelz HC : Modified Fontan operation in functionally univentricular hearts : preoperative risk factors and intermediate results. J Thorac Cardiovasc Surg 1996 ; 112 : 658-664
5. Jacobs JP, Franklin RC, Jacobs ML, Colan SD, Tchervenkov CI, Maruszewski B, Gaynor JW, Spray TL, Stellin G, Aiello VD, Beland MJ, Krogmann ON, Kurosawa H, Weinberg PM, Elliott MJ, Mavroudis C, Anderson RH : Classification of the functionally univentricular heart : unity from mapped codes. Cardiol Young 2006 ; 16 Suppl 1 : 9-21. Review.
6. Wenink AC : The conducting tissues in primitive ventricle with outlet chamber. Two different possibilities. J Thorac Cardiovasc Surg 1978 ; 75 : 747-753.
7. Becker AE, Wilkinson JL, Anderson RH : Atrioventricular conduction tissues in univentricular hearts of left ventricular type. Herz 1979 ; 4 : 166-175.
8. Kurosawa H : Surgical anatomy of conduction system in univentricular atrioventricular connection. 35th Annual Meeting of the Society for Thoracic Surgeon. Motion Picture. 1999 January. San Antonio, Texas, USA.
9. Kurosawa H, Becker AE : Atrioventricular conduction in congenital heart disease. Surgical anatomy. Springer-Verlag. Tokyo, Berlin, New York. 1987 ; p253-264.
10. Kurosawa H, Imai Y, Becker AE : Congenitally corrected transposition with normally positioned atria, straddling mitral valve, and isolated posterior atrioventricular node and bundle. J Thorac Cardiovasc Surg 1990 ; 99 : 312-313.
11. Symons JC, Shinebourne FA, Joseph MC, Lincoln C, Ho Y, Anderson RH : Criss-cross heart with congenitally corrected transposition : report of a case with d-transposed aorta and ventricular preexcitation. Eur J Cardiol 1977 ; 5 : 493-505.

12. Dickinson DF, Wilkinson JL, Smith A, Becker AE, Anderson RH : Atrioventricular conduction tissues in univentricular hearts of left ventricular type with absent right atrioventricular connection (tricuspid atresia). Br Heart J 1979 ; 42 : 1-8.
13. Hashimoto K, Kurosawa H, Tanaka K, Yamagishi M, Koyanagi K, Ishii S, Nagahori R : Total cavopulmonary connection without the use of prosthetic material : technical considerations and hemodynamic consequences. J Thorac Cardiovasc Surg 1995 ; 110 : 625-632.
14. Kurosawa H : Fontan Operation by Eustachian Lateral Tunnel. 38th Annual Meeting of the Society for Thoracic Surgeon. Motion Picture. 2002 January. Fort Lauderdale, Florida, USA.
15. Wilkinson JL, Dickinson D, Smith A, Anderson RH : Conducting tissues in univentricular heart of right ventricular type with double or common inlet. J Thorac Cardiovasc Surg 1979 ; 77 : 691-698.
16. Wilkinson JL, Keeton B, Dickinson DF, Tynan M, Macartney FJ, Anderson RH : Morphology and conducting tissue in univentricular hearts of right ventricular type. Herz 1979 ; 4 : 151-160.

12 Ventricular septation 手術

　Ventricular septation 手術（心室分割手術；以下 Septation 手術）は単心室に対する唯一の二心室修復法である．そのため，単心室とは別に詳述する．

　1956 年に Kirklin により初めて実施された最初の報告例は，6 ヶ月後に死亡した[1,2]．次の例は 1972 年に榊原により行われ[3,4]，長期生存の第 1 例目になった[5〜7]．その後，リスク要因が検討され[8]，術式も改良されて次第に成績が向上した[9〜12]．Septation 手術は術後心機能が Fontan 術より優れており（図 2-203）[13]，中期・長期遠隔期の心機能も良好である[6,14〜16]．適応は double inlet left ventricle（DILV）に限られ，完全房室ブロックを避けるための刺激伝導系の知識が重要になる[17〜19]．

　Septation の適応になる DILV は 2 種類ある（図 2-204）．1 つは小さな右室が左前にある DILV with left anterior small RV，IPCCC 分類の Single ventricle, DILV {SLL}，Subaortic right ventricle（RV）outlet chamber with VSD（Bulboventricular foramen：BVF）[7,20,21]で三尖弁の騎乗程度により discordant AV connections の修正大血管転位症とスペクトラムを形成する．もう 1 つは右室が右前にある DILV with right anterior small RV，IPCCC 分類の Single ventricle, DILV, {SDN}（{SDS}）（Subpulmonary RV outlet chamber）[7,20,21]で Holmes heart であり，三尖弁の騎乗を介して concordant AV connections とスペクトラムを形成する．

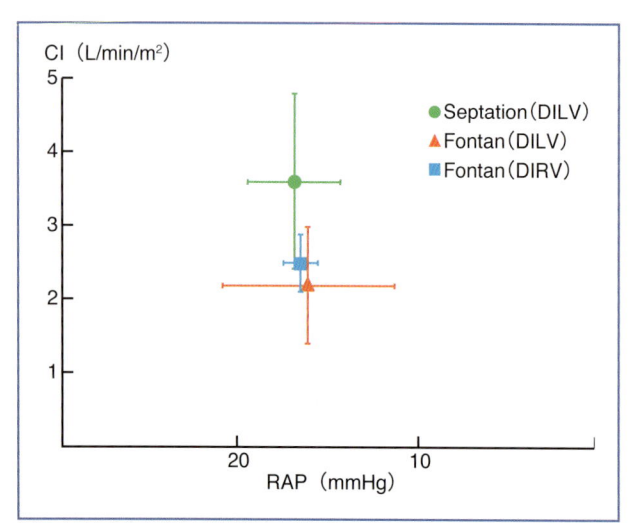

図 2-203　Ventricular septation と Fontan 術後の心機能の違い
同程度の RAP でも心拍量は septation のほうが Fontan よりも多い．CI：心係数，RAP：右房圧，DILV：double inlet left ventricle, DIRV：double inlet right ventricle.

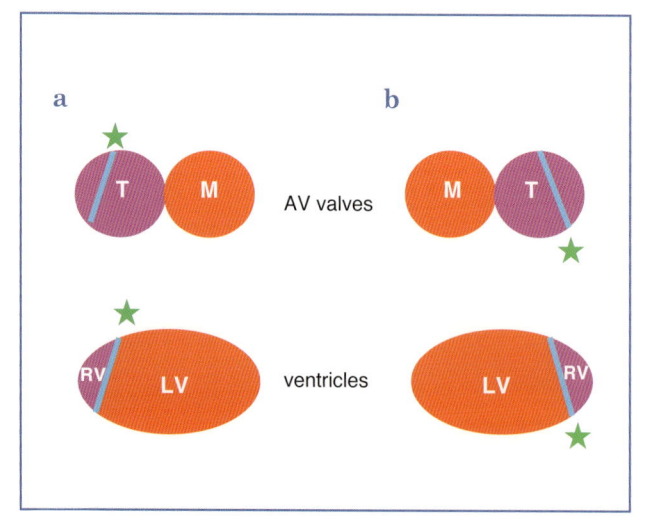

図 2-204　Septation に適した 2 つの DILV
a：DILV with left anterior small RV.
b：DILV with right anterior small RV, Holmes heart.
T：三尖弁，M：僧帽弁，★：房室結節，他の略語は前出．

12. Ventricular septation 手術

Holmes heart は単心室の項で触れたので,頻度の多い DILV with left anterior small RV について解説する.

DILV with left anterior small RV では左側三尖弁と右側僧帽弁が右側左室に挿入する(図 205, 206). discordant AV connections が基礎形態であり修正大血管転位症と同様に刺激伝導系は前方房室結節-前方下行 AV bundle になる[17,19,22].

右側左室からみると,右側僧帽弁と左側三尖弁後乳頭筋がともに大きな右側左室に挿入している.肺動脈は右後方左室から起始し(図 2-206),大動脈は左側前方の小さな右室から起始している(図 2-205).小さな左側前方右室からみると,三尖弁後乳頭筋は VSD を通って右側左室に挿入し,円錐部乳頭筋群〔medial (conal) papillary complex:MPC〕は VSD 前縁に付着している(図 2-205).右側左室から刺激伝導系をみると,前方房室結節から出た前方 AV bundle は肺動脈弁直下の左室前上壁心内膜下をまわり,非貫通非分枝束(NPNBB)として VSD 前上縁に向かう下行束(descending bundle)となり,右脚(RBB)が分かれる分岐束(Bif B)を経て心室中隔左室側に左脚(LBB)を分枝する.左側右室からみると,Bif B から右脚が分かれ,心室中隔に分布する(図 2-207, 208).

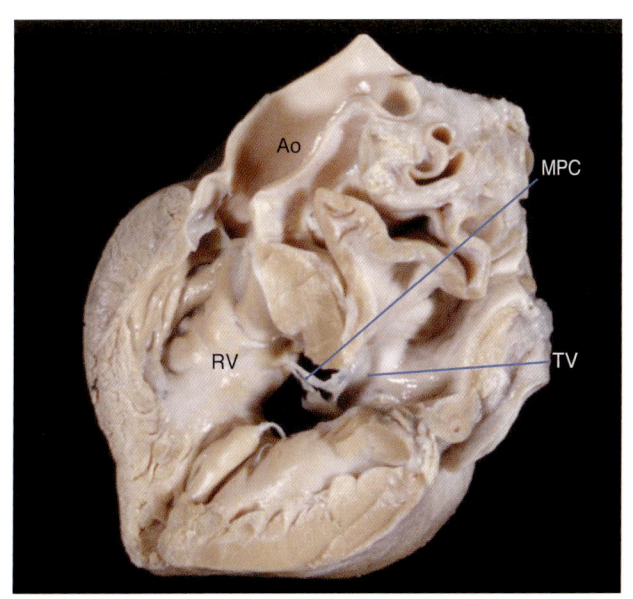

図 2-205 DILV with left anterior small RV の小さな左側前方右室
TV:三尖弁,MPM:円錐部乳頭筋,RV:漏斗部のみの右室,他の略語は前出.

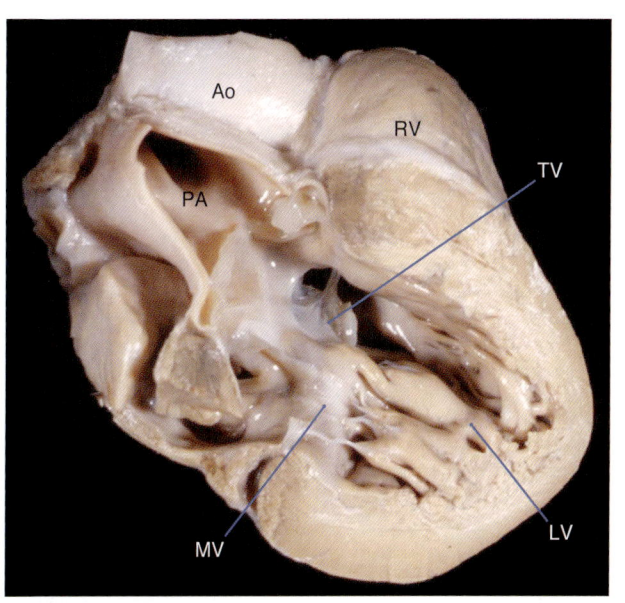

図 2-206 DILV with left anterior small RV の右側左室
MV:(右側)僧帽弁,TV:(左側)三尖弁,LV:(右側)左心室,RV:(左側)心右室,他の略語は前出.

163

II. 各論

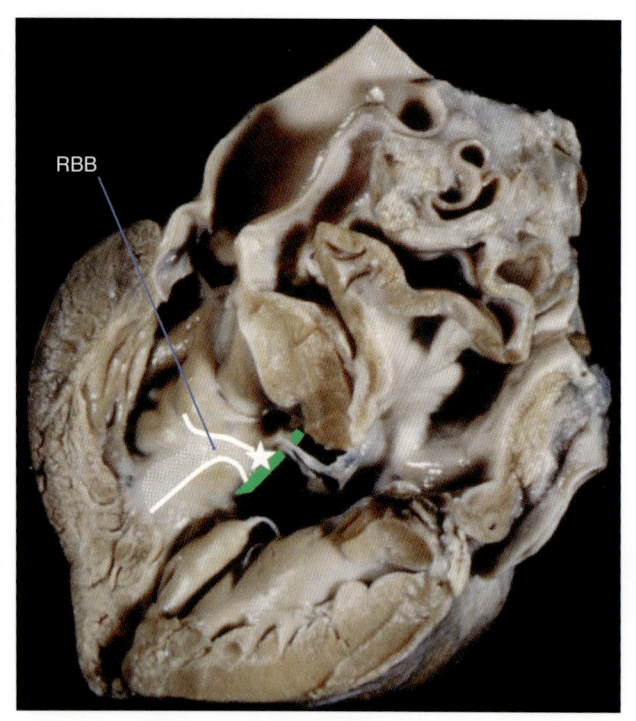

図 2-207　左側右心室の刺激伝導系
☆：分岐束，他の略語は前出．

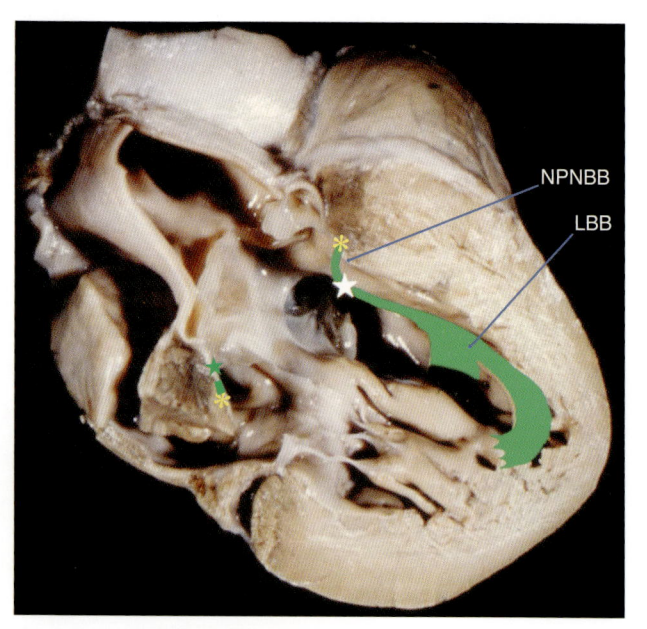

図 2-208　右側左心室の刺激伝導系
★：前方貫通束．前後の＊は病理解剖で縦切開された同一点．
☆：分岐束，他の略語は前出．

　右房前上部にある前方房室結節から出た房室伝導路（AV bundle）は肺動脈弁-僧帽弁間の線維性連絡部を貫通する貫通束（PB）として肺動脈弁直下の左室前上壁心内膜下に出る（図 2-209a）．次いで，肺動脈弁直下の左室前壁心内膜下を流出路中隔（OS）と前中隔が融合する VSD 前縁に向かって NPNBB として下行し（図 2-209b），VSD 前上縁で右脚，左脚に分かれる Bif B になる（図 2-209c）．

　流出路中隔を過ぎてからも de Leval suture[23] を続けると右脚と左脚を巻き込み，二枝ブロックになる可能性がある（図 2-209d：図 2-210 の●）．de Leval suture は Bif B の前までの流出路中隔のみに限局することが肝要．

　Septation の縫合線は以下の順にプレジェット糸をかける（図 2-210）．まず肺動脈弁-僧帽弁-三尖弁間の線維性連絡部から始め（●），次いで時計回りに流出路中隔（OS）の de Leval suture（●），前中隔で左脚を渡り（●），左室心尖部では心外膜側から全層縫合をかけ（●），三尖弁乳頭筋と僧帽弁乳頭筋間を進み（●），最後に僧帽弁輪にかける（●）．

　3 歳の症例を提示する[6,24]．VSD 上縁を形成する流出路中隔では左側右室より刺入し，辺縁に刺出する de Leval suture を行う（図 2-211）．

　左室前壁を迂回してから VSD 前縁を下行する下行束は NPNBB なのでこの障害は完全房室ブロックを引き起こす（図 2-212）．

　狭小 VSD の拡大は，刺激伝導系から離れた後下縁の切除で安全に行うことができる（図 2-213）．

12. Ventricular septation 手術

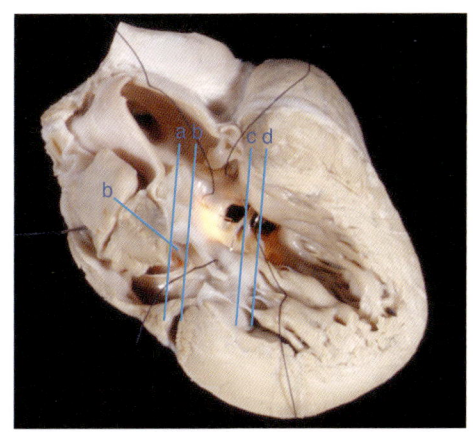

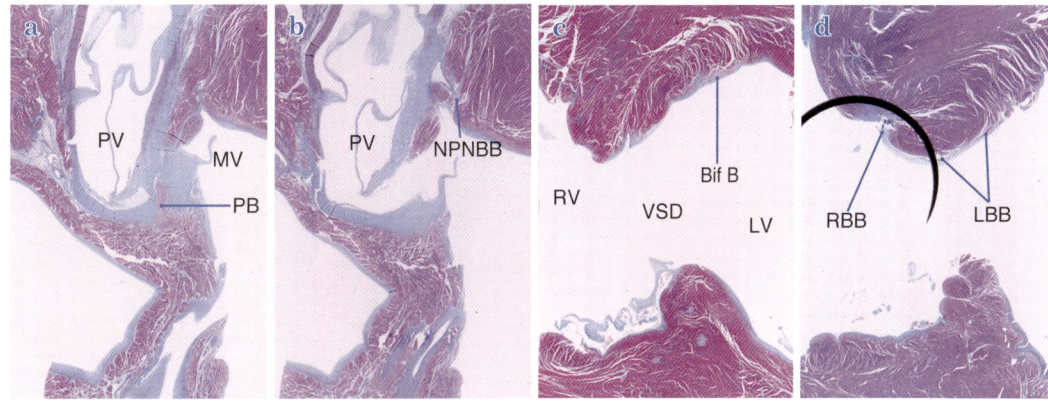

図 2-209　ventricular separation 手術
a：PB．b：NPNBB．PV 直下の左室前壁心内膜下を流出路中隔と前中隔が融合する VSD 前縁に向かって下行する．c：Bif B．d：Bif B 直近での de Leval suture．略語は前出．

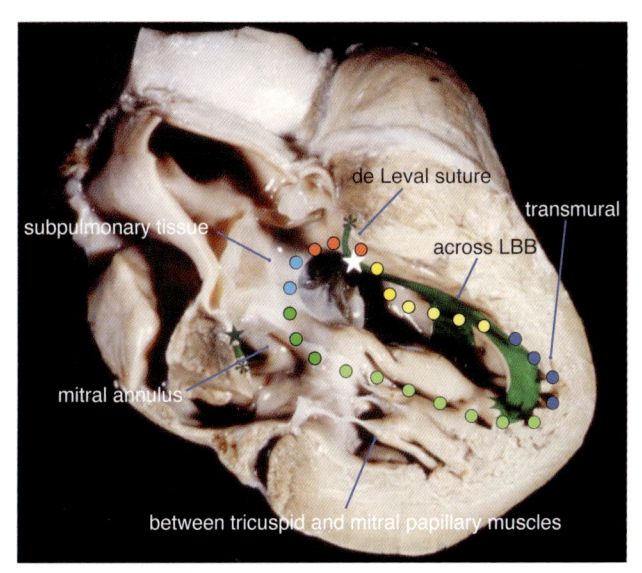

図 2-210　septation の縫合線
●：肺動脈弁-僧帽弁-三尖弁間の線維性連絡部．●：漏斗部中隔の de Leval Suture．●：前中隔で左脚を渡る．●：左室心尖部で外側から全層縫合．●：三尖弁乳頭筋と僧帽弁乳頭筋間．●：僧帽弁輪．☆：前方貫通束．＊：病理解剖で縦切開された同一点．他の記号は図 2-2 と同様．

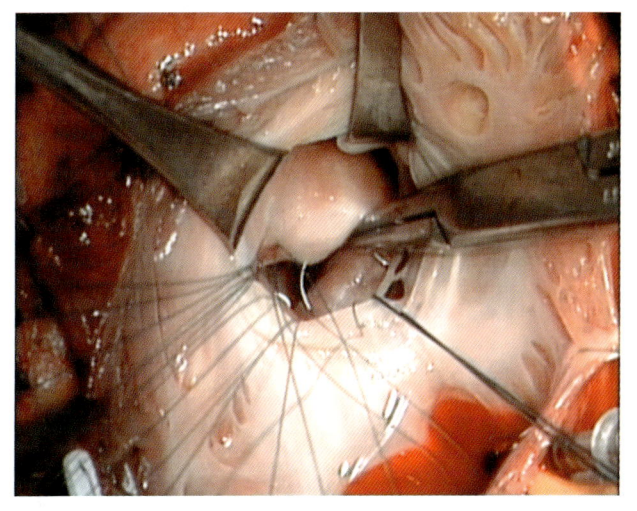

図 2-211　de Leval suture
流出路中隔では左側右室より刺入し，辺縁に刺出する．

165

Ⅱ. 各論

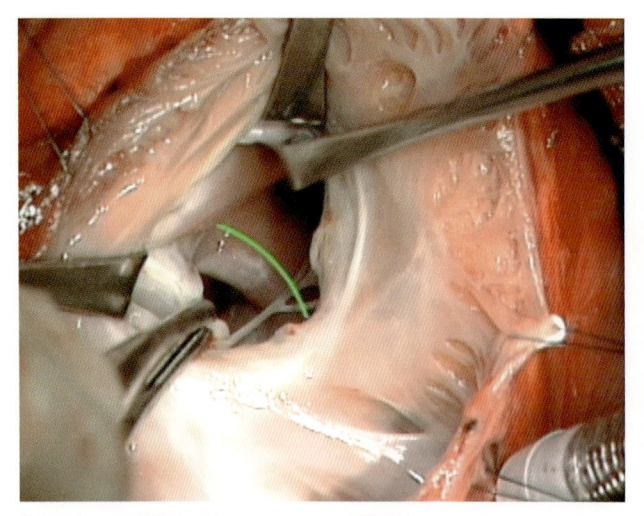

図 2-212　前下行束は NPNBB（緑線）

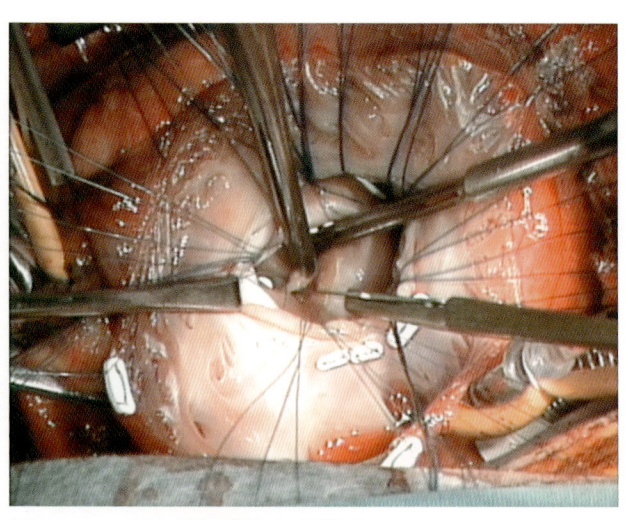

図 2-213　VSD 後下縁の切除拡大

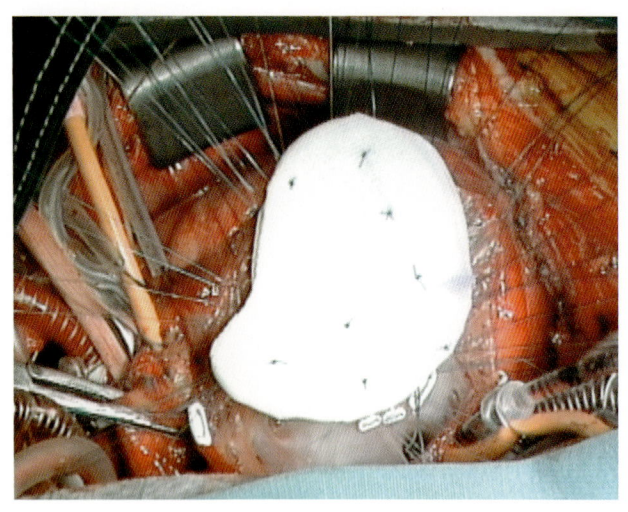

図 2-214　そら豆形の大きな心室中隔パッチ

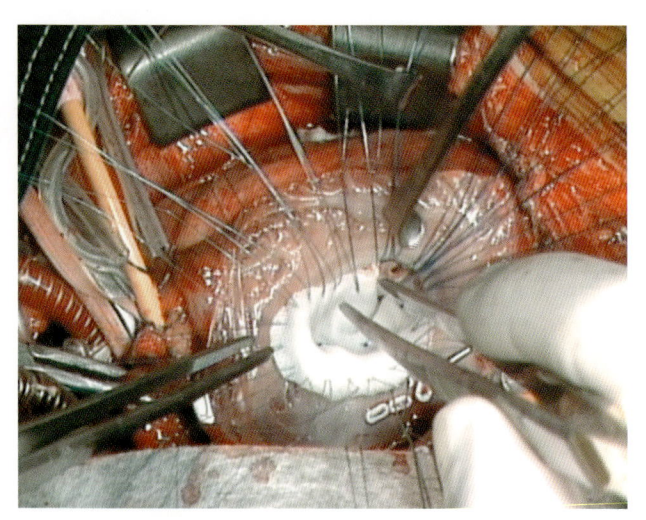

図 2-215　縫着線へのパッチの fitting

　大きな心室中隔パッチは縫合線の形状に合わせてそら豆形にトリミングする（図 2-214）．縫合糸は 30〜40 本になる．各縫合糸にたるみが残らないように僧帽弁を通してパッチを慎重に心室内に押し込み，縫着線に隙間なくフィットさせる（図 2-215）．

　Septation が終了すると僧帽弁輪にかけたプレジェット糸が前方房室結節から遠く離れているのがわかる（図 2-216）．

　超音波エコーでみると，術前の大きな左室型単心室が術後は大きなパッチで 2 心室に分けられているのがわかる（図 2-217）．

　左室前壁から心尖部においた全層縫合（transmural suture）は長年を経ると，周囲の心室筋の成長拡大に取り残されて心室間溝（interventricular sulcus）になってくる（図 2-218）．

　術後 14 年目の CT 像をみると，心室腔の成長拡大に伴いパッチが相対的に小さくなり，分割された左室の中間に心室間溝ができあがっているのがわかる（図 2-219）．この症例は術後 15 年を経て sinus rhythm，NYHA class Ⅰ で元気に生活している（図 2-220）[6,7,24]．

12. Ventricular septation 手術

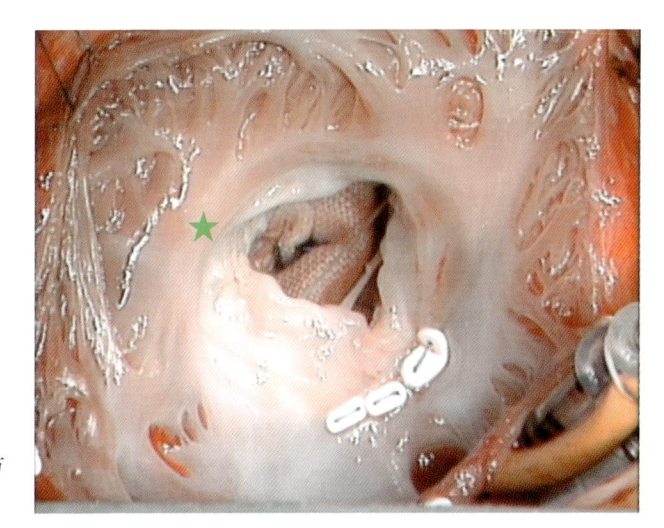

図 2-216　septation 終了
僧帽弁輪にかけた 3 本のプレジェット糸から遠く離れた前方房室結節（★）．

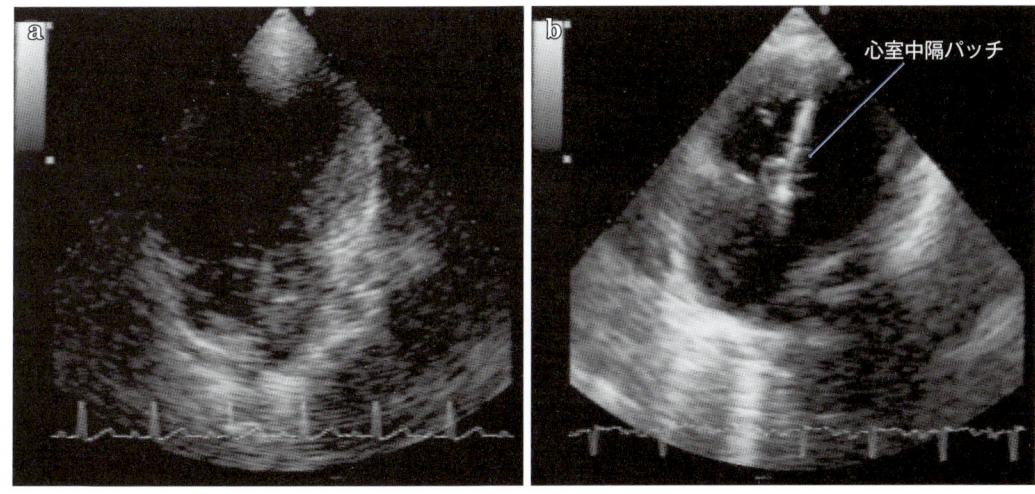

図 2-217　septation 前後のエコー像
a：術前．b：術後．

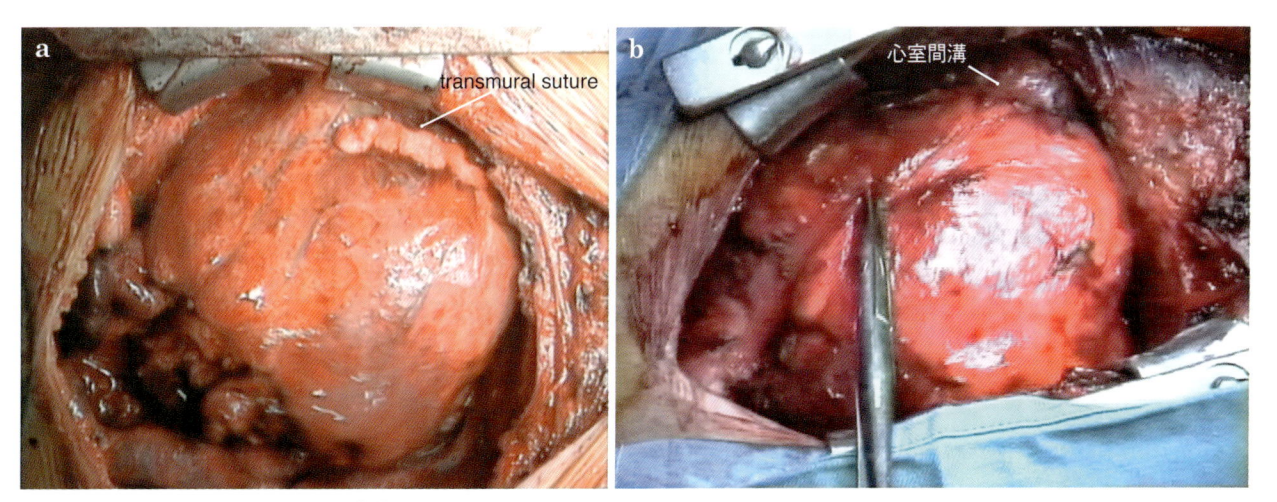

図 2-218　transmural suture の変化
a：3 歳，septation 時の transmural suture.
b：11 歳，僧帽弁形成術，大動脈弁下狭窄解除術時．transmural suture は心室間溝になっている．

167

Ⅱ. 各論

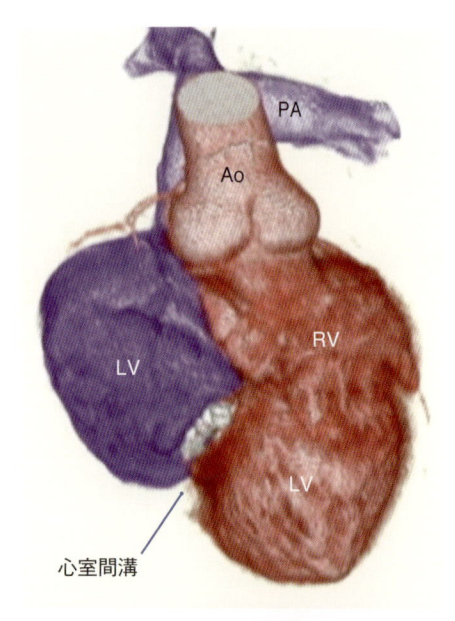

図 2-219 septation 手術後 14 年目（17 歳時）の CT 像
左室はパッチにより 2 分割され，成長に伴い心室間溝がめだってきている．

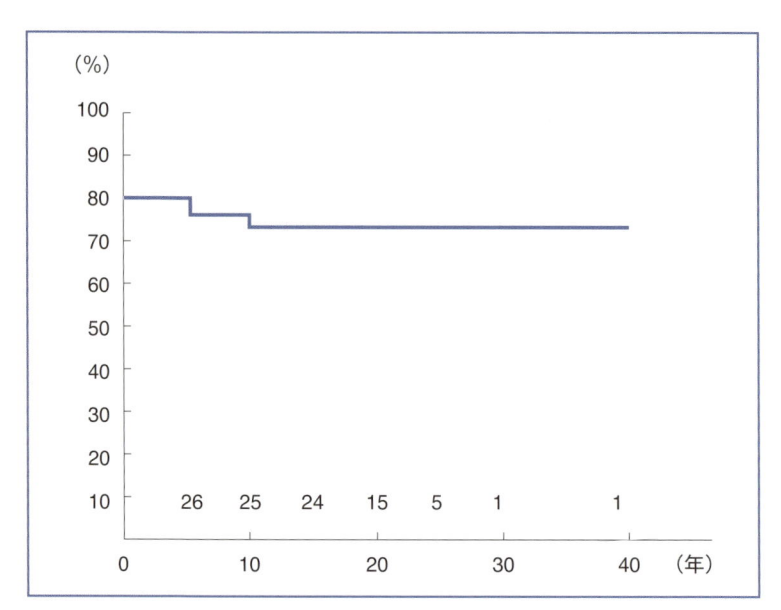

図 2-221 ventricular septation 手術：累積生存率

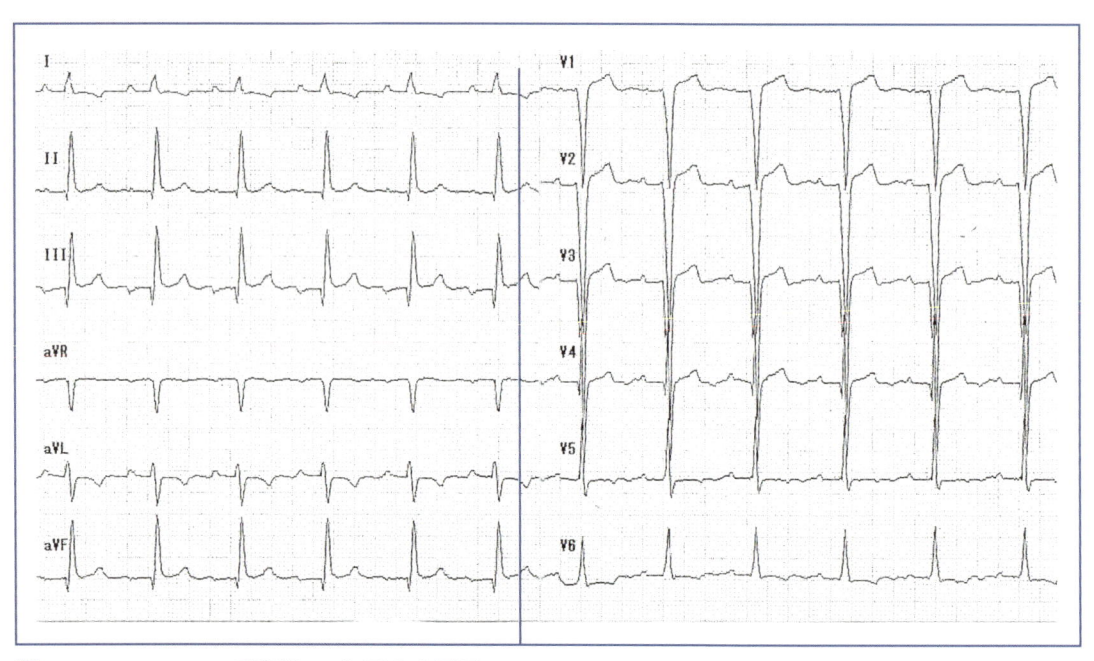

図 2-220 septation 手術後 15 年目の心電図

　1971～2000 年に東京女子医科大学と東京慈恵会医科大学で施行した DILV（common ventricle を除く）に対する ventricular septation 手術 34 例の 2011 年 11 月までの長期遠隔成績は安定している．最長生存例は 40 年目で累積生存率〔actuarial (cumulative) survival rate〕は 10 年 73.3％（25 例），20 年 73.3％（15 例），30～40 年 73.3％（1 例）であった (図 2-221)[6,7]．

12. Ventricular septation 手術

●●● 文献

1. McGoon DC, Danielson GK, Ritter DG, Wallace RB, Maloney JD, Marcelletti C : Correction of the univentricular heart having two atrioventricular valves. J Thorac Cardiovasc Surg 1977 ; 74 : 218-226.
2. Danielson GK, McGoon DC, Maloney JD, Ritter DG : Surgical septation of univentricular heart with outlet chamber. Herz 1979 ; 4 : 262-266.
3. Sakakibara S, Tominaga S, Imai Y, Uehara K, Matsumuro M : Successful total correction of common ventricle. Chest 1972 ; 61 : 192-194.
4. Arai T, Sakakibara S, Ando M, Takao A : Intracardiac repair for single or common ventricle, creation of a straight artificial septum. Singapore Med J 1973 ; 14 : 187-189.
5. Kirklin JW, Barratt-Boyes BG. Double Inlet Ventricle and atretic AV valve. In Cardiac Surgery. Second Edition. Churchill Livingstone. New-York, Edinburgh, London, Melbourne, Tokyo. 1993 ; p1550
6. Nomura K, Kurosawa H, Arai T : A 30-year follow-up after ventricular septation: the first and the present patient. Ann Thorac Surg 2002 ; 74 : 1237-1238.
7. Kurosawa H : Ventricular septation for double inlet left ventricle. World J Ped Cong. Heart Surg 2012 ; 3 : 337-343.
8. Feldt RH, Mair DD, Danielson GK, Wallace RB, McGoon DC : Current status of the septation procedure for univentricular heart. J Thorac Cardiovasc Surg 1981 ; 82 : 93-97.
9. McKay R, Pacifico AD, Blackstone EH, Kirklin JW, Bargeron LM Jr : Septation of the univentricular heart with left anterior subaortic outlet chamber. J Thorac Cardiovasc Surg 1982 ; 84 : 77-87.
10. Ebert PA : Staged partitioning of single ventricle. J Thorac Cardiovasc Surg 1984 ; 88 : 908-13.
11. Imai Y, Hoshino S, Koh YS, Nakazawa M, Momma K : Ventricular septation procedure for univentricular connection of left ventricular type. Semin Thorac Cardiovasc Surg 1994 ; 6 : 48-55.
12. Margossian RE, Solowiejczyk D, Bourlon F, Apfel H, Gersony WM, Hordof AJ, Quaegebeur J : Septation of the single ventricle : revisited. J Thorac Cardiovasc Surg 2002 ; 124 : 442-447.
13. Kurosawa H, Imai Y, Fukuchi S, Sawatari K, Koh Y, Nakazawa M, Takao A : Septation and Fontan repair of univentricular atrioventricular connection. J Thorac Cardiovasc Surg 1990 ; 99 : 314-319.
14. Shimazaki Y, Kawashima Y, Mori T, Matsuda H, Kitamura S, Yokota K : Ventricular function of single ventricle after ventricular septation. Circulation 1980 ; 61 : 653-660
15. Nakazawa M, Aotsuka H, Imai Y, Kurosawa H, Fukuchi S, Satomi G, Takao A : Ventricular volume characteristics in double-inlet left ventricle before and after septation. Circulation 1990 ; 81 : 1537-1543.
16. Ohuchi H, Watanabe K, Kishiki K, Nii M, Wakisaka Y, Yagihara T, Echigo S : Comparison of late post-operative cardiopulmonary responses in the Fontan versus ventricular septation for double-inlet left ventricular repair. Am J Cardiol 2007 ; 99 : 1757-1761
17. Becker AE, Wilkinson JL, Anderson RH : Atrioventricular conduction tissues in univentricular hearts of left ventricular type. Herz 1979 ; 4 : 166-175.
18. Wenink AC : The conducting tissues in primitive ventricle with outlet chamber. Two different possibilities. J Thorac Cardiovasc Surg 1978 ; 75 : 747-753.
19. Kurosawa H, Becker AE : Double-Inlet Left Ventricle. Atrioventricular conduction in congenital heart disease. Surgical anatomy. Springer-Verlag.Tokyo, Berlin, New York. 1987 ; P253-264
20. Franklin RC, Jacobs JP, Krogmann ON, Béland MJ, Aiello VD, Colan SD, Elliott MJ, Gaynor JW, Kurosawa H, Maruszewski B, Stellin G, Tchervenkov CI, Walters Iii HL, Weinberg P, Anderson RH : Nomenclature for congenital and paediatric cardiac disease : historical perspectives and The International Pediatric and Congenital Cardiac Code. Cardiol Young. 2008 Dec ; 18 Suppl 2 : 70-80.
21. Jacobs ML, Jacobs JP, Franklin RC, Mavroudis C, Lacour-Gayet F, Tchervenkov Cl, Walters H, Bacha EA, Clark DR, Gaynor JW, Spray TL, Stellin G, Ebels T, Maruszewski B, Tobota Z, Kurosawa H, Elliott M : Databases for assessing the outcomes of the treatment of patients with congenital and paediatric cardiac disease-the perspective of cardiac surgery. Cardiol Young 2008 ; 18 Suppl 2 : 101-115.

Ⅱ．各論

22. Anderson RH, Becker AE, Arnold R, Wilkinson JL : The conducting tissues in congenitally corrected transposition. Circulation 1974 ; 50 : 911-923.
23. de Leval MR, Bastos P, Stark J, Taylor JF, Macartney FJ, Anderson RH : Surgical technique to reduce the risks of heart block following closure of ventricular septal defect in atrioventricular discordance. J Thorac Cardiovasc Surg 1979 ; 78 : 515-526.
24. Kurosawa H : Ventricular septation for double inlet left ventricle with additional VSD. 33th Annual Meeting of the Society for Thoracic Surgeon. Motion picture. 1997 Feb. San Diego.

13 Isomerism

　Isomerism[1]（同分異性）やheterotaxy（内臓逆位）は，Van Mieropにより提唱されたsitus ambiguous[2]（内臓位置不明瞭あるいは内臓位置不一致症）とも呼ばれる胸腹部臓器位置異常と複雑心奇形を伴う疾患群であり，すべての無脾症とほとんどの多脾症があてはまる[3]．

　発生学的にみると，原始心房は1つの流入部を持ち，これがやがて体静脈流入部のsinus venosusと将来の共通肺静脈口であるpulmonary pitに合体する．そして心房流入部の左側は左心房になり，右側は右心房になる．さらに，洞房襞（sinuatrial fold）が右方向へ成長してsinus venosusを左房から隔てる．pulmonary pitはもともと両側に一対ずつでき上がり，それぞれ左右の心房流入部に連なる．正常過程では左側のpulmonary pitだけが深くなって共通肺静脈口ができあがり，右側は消失する．一方，一次心房中隔は心臓の中心線上にはできず，中心線より左側に形成される[4]．無脾症や多脾症のisomerismではこのような左右の非対称形成が行われず，右または左だけの対称形成が起こると考えられ，これが刺激伝導系の形態形成に大きく影響すると考えられる．

　無脾症の心臓では左右心房が右心房型（right isomerism）となり，多くの例で単一房室弁を介して右室型単心室に連なる．多脾症の心臓では左右心房が左心房型（left isomerism）となり，共通房室弁または両房室弁を介して左右心室形態に類似した両心室に連なる（図2-222）[1,2]．これらの複雑な心房，心室の形態異常は刺激伝導系の複雑な形態異常に関与していると考えられている[5]．多脾症では左右心房が左房形態となり洞結節が欠損し，下部心房調律となり心電図上Ⅱ，Ⅲ，aVFでP波が逆転するcoronary sinus rhythmが特徴となる．一方，無脾症では両心房が右房形態となり両側に洞結節が存在する可能性が高い．房室接続をみると，正常心ではAV ringと房室結節は胎生期のAV canalから発生し，AV bundleと房室結節の下部細胞は心室筋から発生するが[6]，多脾症では房室中隔欠損やVSDを伴うことが多く，心房中隔と心室中隔がalignするため前後の房室結節がtwin AV nodeとして残り（図2-223），両者からAV bundleが出てVSDの前後を走行する（図2-224）．この前後のbundleがVSD前方で連なってslingを形成し，分枝束（BB）を共有する（図2-225，6ページ図1-3参照）[7]．

　無脾症では右室型単心室になることが多く，アーチ型をしたinferior limbic bandと呼ばれる心房中隔遺残束が共通房室弁を二分しており，この心房中隔遺残束と共通房室弁輪の接合部付近にtwin AV nodeが残存し（図2-223），やはりslingを形成することが多い（図2-226）．この遺残束の中にtendon of Todaroがあると考えられる．

　単心室に対するFontan手術後にみられる上室性頻脈発作[8,9]にはtwin AV node-slingという特徴的形態が関与していると考えられる．なお，多脾症，無脾症ともtwin AV nodeと前後bundleの一方が低形成か欠損することもある[10]．

II. 各論

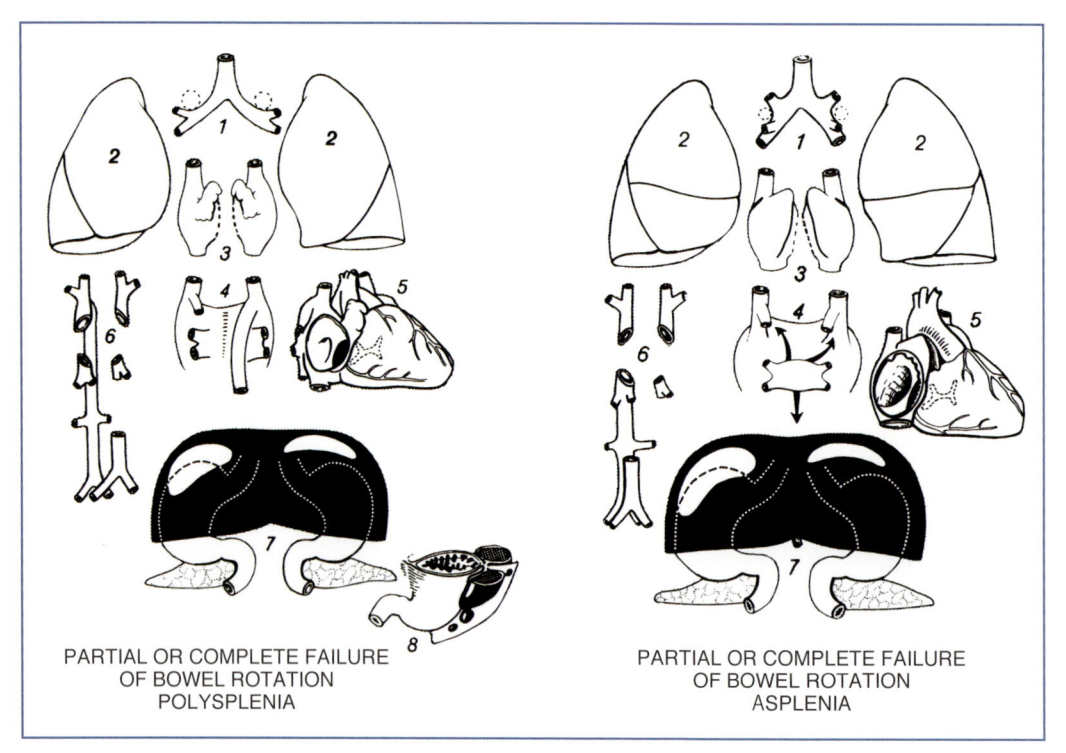

図 2-222　polysplenia & asplenia
Florida 大学 Van Mierop 教授の自筆画．ご厚意で掲載．
1：気管・気管支，2：肺，3：心房，心耳，4：肺静脈，奇静脈，5：心臓，6：大血管，7：腹部臓器．

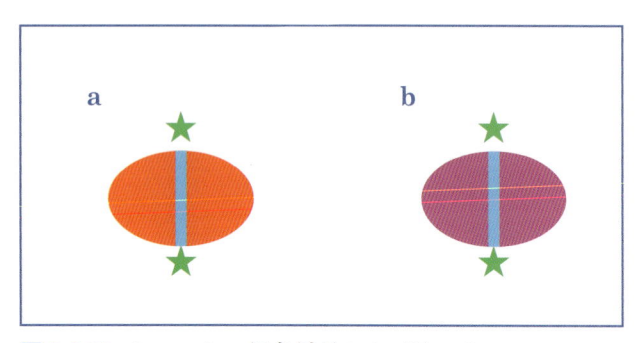

図 2-223　isomerism における twin AV node
a：polysplenia．**b**：asplenia．isomerism では心房－心室中隔が align するため前後の AVN が残りやすい．
★：前後の AVN．

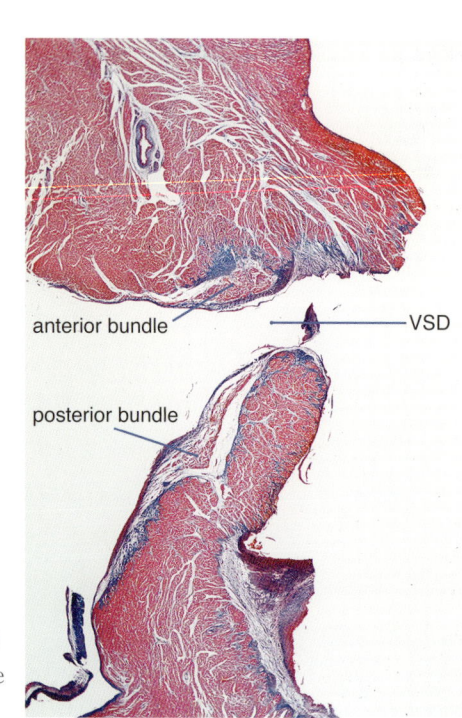

図 2-224　polysplenia の前後の branching bundle
VSD の上下縁にそれぞれ anterior & posterior bundle が走行し，VSD 前縁で sling を形成する．

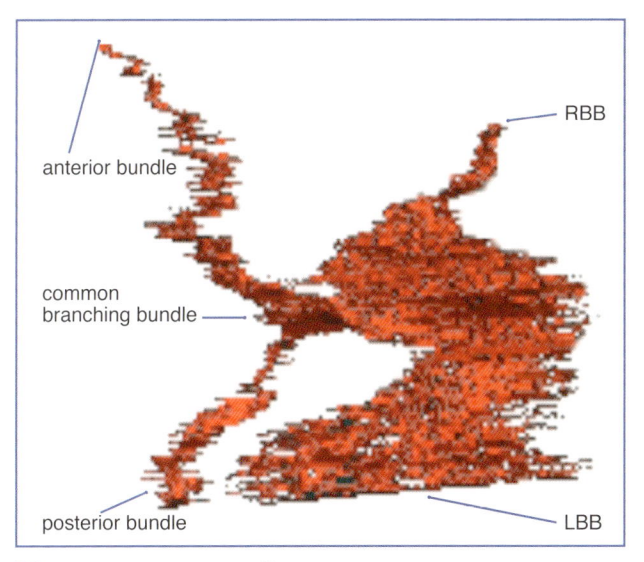

13. Isomerism

図 2-225 polysplenia の sling
図 2-224 と同一症例．右室側からみたコンピュータによる三次元再構築像．VSD の上下縁を走行する anterior & posterior bundle が VSD 前縁で sling を形成し，共通分枝束(common branching bundle)になり LBB と RBB を分枝する．

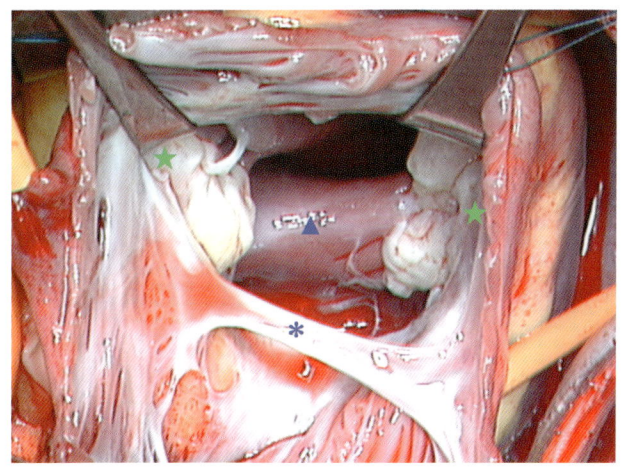

図 2-226 asplenia の twin AV node
心房中隔の遺残束(＊)が共通房室弁輪に接合するところに前後 AV node(★)があり，VSD 下縁に相当する心室中隔辺縁(▲)で sling を形成する．

●●●● 文献

1. Van Mierop LH, Wiglesworth FW : Isomerism of the cardiac atria in the asplenia syndrome. Lab Invest 1962 ; 11 : 1303-1315.
2. Van Mierop LH, Gessner IH, Schiebler GL : Asplenia and polysplenia syndrome. Birth Defects : Original Article Series 1972 ; VIII, No.1 : 74-82.
3. Jacobs JP, Anderson RH, Weinberg PM, Walters HL 3rd, Tchervenkov CI, Del Duca D, Franklin RC, Aiello VD, Beland MJ, Colan SD, Gaynor JW, Krogmann ON, Kurosawa H, Maruszewski B, Stellin G, Elliott MJ : The nomenclature, definition and classification of cardiac structures in the setting of heterotaxy. Cardiol Young 2007 ; 17 Suppl 2 : 1-28.
4. Männer J, Merkel N : Early morphogenesis of the sinuatrial region of the chick heart : a contribution to the understanding of the pathogenesis of direct pulmonary venous connections to the right atrium and atrial septal defects in hearts with right isomerism of the atrial appendages. Anat Rec 2007 ; 290 : 1046-1049.
5. Czosek RJ, Haaning A, Ware SM : A Mouse Model of Conduction System Patterning Abnormalities in Heterotaxy Syndrome. Pediatr Res 2010 ; 68 : 275-280.
6. Aanhaanen WT, Mommersteeg MT, Norden J, Wakker V, de Gier-de Vries C, Anderson RH, Kispert A, Moorman AF, Christoffels VM : Developmental Origin, Growth, and Three-Dimensional Architecture of the Atrioventricular Conduction. Axis of the Mouse Heart. Circ Res 2010 ; 107 : 728-736.
7. Kurosawa H, Kawada N : The Conduction System in Heterotaxy. World J Ped Congenital Heart Surg 2011 ; 2 : 275-277.
8. Bae EJ, Noh CI, Choi JY, Yun YS, Kim WH, Lee JR, Kim YJ : Twin AV node and induced supraventricular tachycardia in Fontan palliation patients. Pacing Clin Electrophysiol 2005 ; 28 : 126-134.
9. Czosek RJ, Anderson J, Connor C, Knilans T : Nodoventricular pathway associated with twin AV nodes : complexity of ablation in single ventricle physiology. J Cardiovasc Electrophysiol 2010 ; 21 : 936-939.
10. Ih S, Fukuda K, Okada R, Saitoh S : The location and course of the atrioventricular conduction system in common atrioventricular orifice and in its related anomalies with transposition of the great arteries-A histopathological study of six cases. Jpn Circ J 1983 ; 47 : 1262-1273.

14 大動脈基部手術

　狭小大動脈弁輪を伴う先天性大動脈弁狭窄症に対するRoss手術に代表される大動脈基部手術は，先天性心疾患手術でも主要な位置を占めている．

　広義の大動脈基部手術にはJatene手術（動脈スイッチ手術），Norwood手術，Damus-Kaye-Stansel手術なども含まれるが，ここでは中心線維体を介して刺激伝導系に近接する大動脈弁輪に手術操作が及ぶ大動脈基部置換術であるNikaidoh手術，Ross手術，大動脈弁輪拡大術であるKonno手術，Manouguian手術，valve sparing aortic root replacementのDavid手術における刺激伝導障害防止の注意点について解説する．

　中心線維体に接する後方大血管弁輪と刺激伝導系に焦点をあてて各術式を整理すると，Jatene手術（動脈スイッチ手術），Norwood手術，Damus-Kaye-Stansel手術では手術操作が後方大血管-Valsalva洞に止まり，後方大血管の弁輪には及ばない．Nikaidoh手術では前方大動脈の弁輪直下右室心筋に侵襲が及ぶが，後方肺動脈では弁輪を縫合に使うのみである．対照的にRoss手術は前方肺動脈の弁輪直下右室心筋に侵襲が及ぶが，自己肺動脈の後方大動脈弁位への移植縫合は大動脈弁輪に止まる．大動脈弁輪前方拡大術であるKonno手術は心室中隔切開による右脚ブロックと左脚前枝ブロックの回避が注意点であるが，Ross-Konno手術は左室上壁切開であるmodified Konno incisionを行えば右脚ブロックも起こりにくい．ただし乳幼児に対する長いmodified Konno incisionでは，左脚ブロック防止も含めてやはり注意が必要である．大動脈弁輪後方拡大術のManouguian手術は膜性中隔付近に手術侵襲が及ぶので，中枢性刺激伝導障害に注意する．Valve sparing aortic root replacementであるDavid手術は縫合糸の刺入が弁輪直下の膜性中隔に近接するので，やはり注意が必要である．

A Nikaidoh 手術

　Nikaidoh 手術[1〜3]は流出路(漏斗部)中隔〔OS(IS)〕が長い non-committed VSD のため，Rastelli 手術が向かない完全大血管転位症Ⅲ型が適応になる(図 2-227)．

　大動脈弁を OS(IS)から切り離すために肺動脈弁の facing sinus を OS といっしょに肺動脈弁輪から切離する．こうすることにより肺動脈弁輪が大動脈弁輪のスカートとして残り，大動脈弁輪の移植縫合線として使える．この際，メスの先が右室側で大動脈弁輪より十分離れるように注意する．この領域は VIF を挟んで刺激伝導系中枢部から離れているので障害は起こりにくい(図 2-228)．本法では大動脈基部を上からみて時計回りに右回転して肺動脈弁輪に移植するので，右冠動脈の屈曲を防止するため右冠動脈を十分に遊離しておく(図 2-229)．右冠動脈を遊離したら大動脈基部の左冠動脈側約 1/3 を残し，右冠動脈側約 2/3 を右室から切離する(図 2-230)．この切離は VIF から OS の切離線に向かうので刺激伝導系から離れている．肺動脈弁輪から切離した OS を中央部分で facing sinus とともに左右に切断し(図 2-231, 232)，右側断端と切離した右冠動脈下の大動脈弁輪下心筋組織を縫合する(図 2-233)．この心筋組織は切離した右室前壁から VIF に移行する部分である．引き続いて右方回転して左室側に寄せた大動脈弁輪下心筋組織を結節縫合で対側の肺動脈弁輪に縫着し(図 2-234)，次いで流出路中隔左側断端と左冠動脈側の大動脈弁輪下心筋組織を縫合する(図 2-235)．左室側に寄せた大動脈弁輪の右室側で perimembranous outlet VSD を閉鎖するため下縁の membranous flap に Fallot 四徴症と同様にプレジェット糸をかける(図 2-236)．VSD 下縁に糸をかけ終わったら VSD 径を測定し(図 2-237)，長めの楕円形パッチを縫着する(図 2-238)．Lecompte 法により肺動脈後方で新大動脈を再建し(図 2-239)，VSD パッチをトリミングして肺動脈後壁に縫合する(図 240)．最後に PTFE 1 弁付きパッチで右室流出路前壁を再建する(図 241, 242)．術後の心室造影でみると両心室流出路が滑らかに再建されている(図 2-243)．Nikaidoh 手術では右冠動脈を切離移植することもあるが，truncal switch 手術[4]では両冠動脈の切離移植が必須である．truncal switch 手術は両大血管直下の心筋に侵襲が及ぶが，多くの場合 VSD があるため刺激伝導系が大血管から離れる．Discordant AV connections である修正大血管転位症に対して解剖学的修復をめざして Nikaidoh 手術や truncal switch 手術を行うと，肺動脈弁輪直下にある前方刺激伝導路を障害する可能性が高くなる．

II. 各論

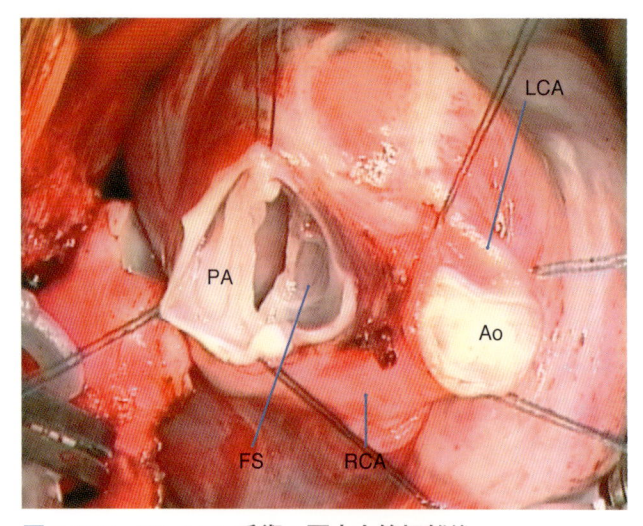

図 2-227　Nikaidoh 手術：両大血管切離後
二尖肺動脈弁の facing sinus が流出路中隔（漏斗部中隔）に乗っている．PA：後方肺動脈，Ao：前方大動脈，LCA：左冠動脈，RCA：右冠動脈，FS：facing sinus

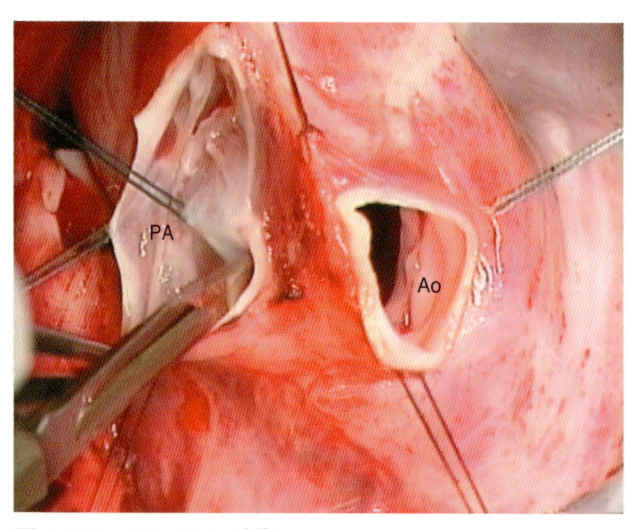

図 2-228　Nikaidoh 手術：
　　　　　肺動脈弁輪と流出路（漏斗部）中隔の切離
略語は前出．

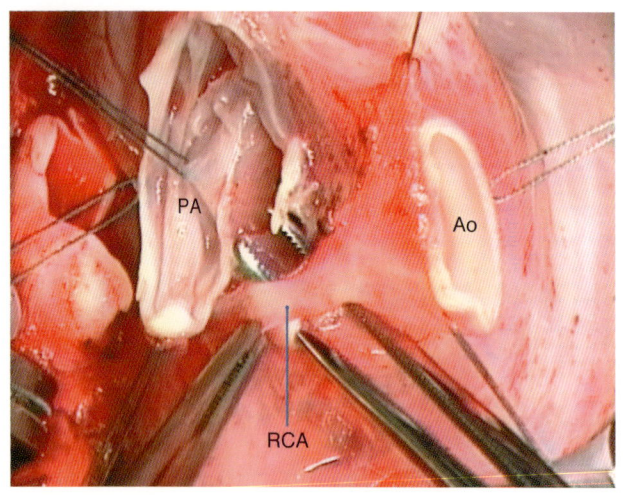

図 2-229　Nikaidoh 手術：右冠動脈の遊離
略語は前出．

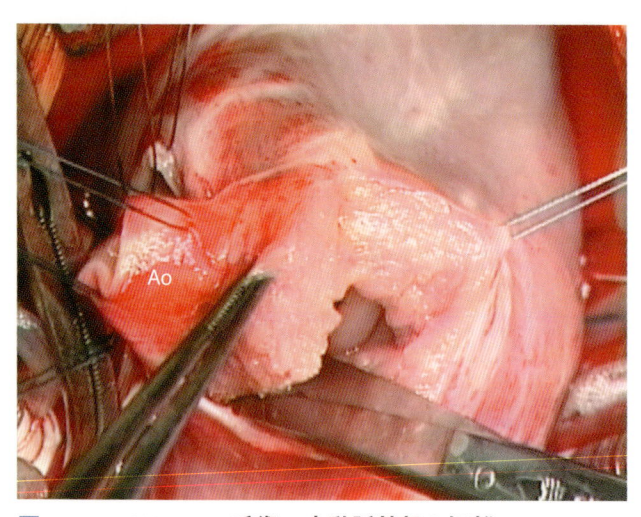

図 2-230　Nikaidoh 手術：大動脈基部の切離
略語は前出．

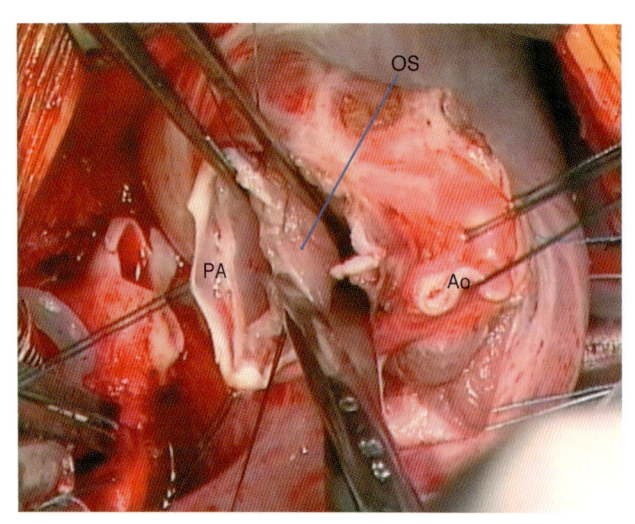

図 2-231　Nikaidoh 手術：長い流出路中隔の切断
略語は前出．

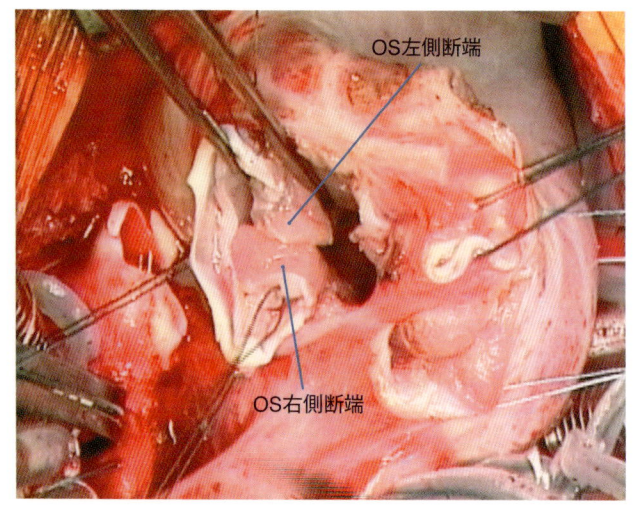

図 2-232　Nikaidoh 手術：左右に切断された流出路中隔
略語は前出．

176

14. 大動脈基部手術

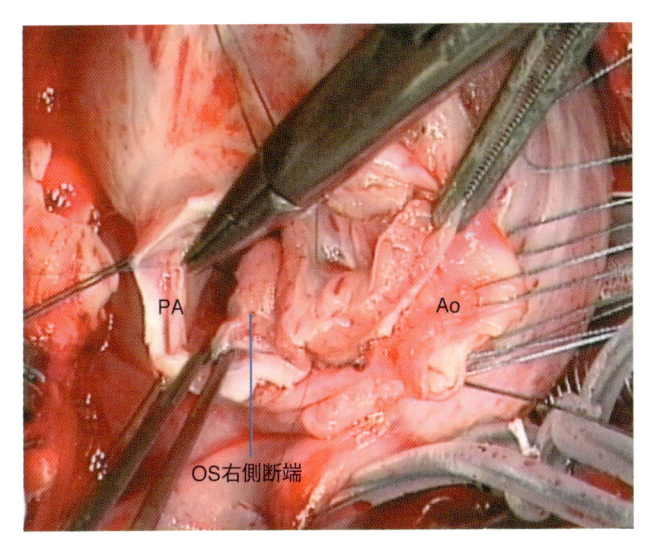

図 2-233 Nikaidoh 手術：右冠動脈下の大動脈弁輪下筋組織と流出路中隔(OS)右側断端の縫合
略語は前出.

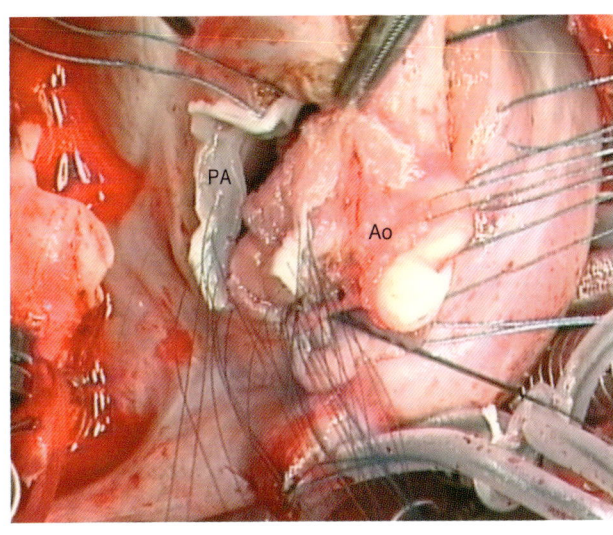

図 2-234 Nikaidoh 手術：大動脈弁下筋組織と肺動脈弁輪の縫合
略語は前出.

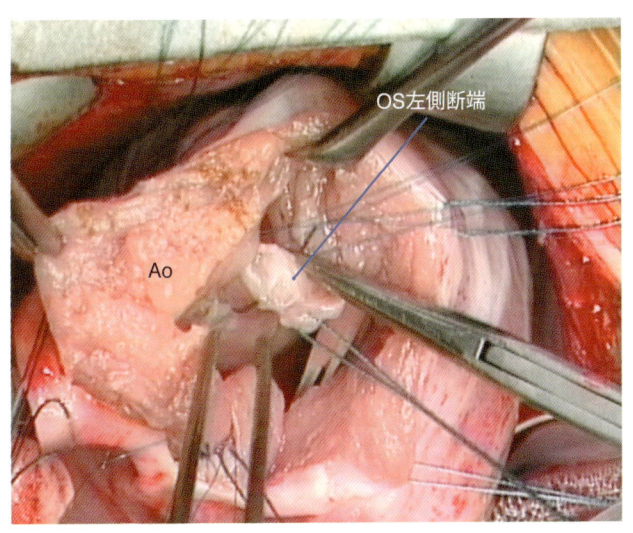

図 2-235 Nikaidoh 手術：漏斗部中隔左側断端と大動脈弁輪下筋組織の縫合
略語は前出.

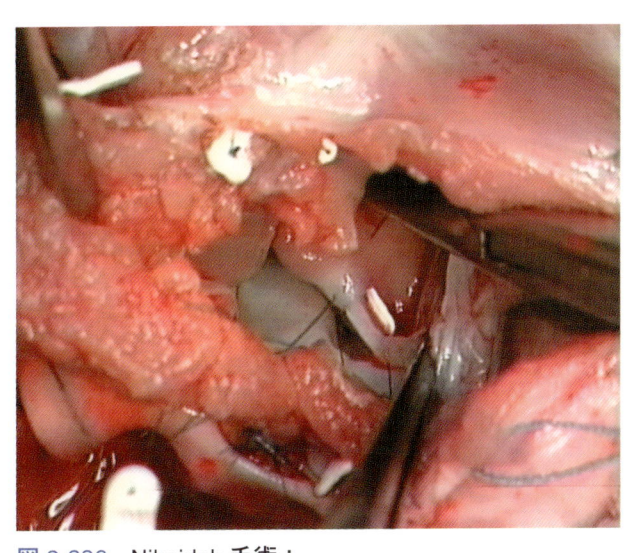

図 2-236 Nikaidoh 手術：VSD 下縁の membranous flap の利用

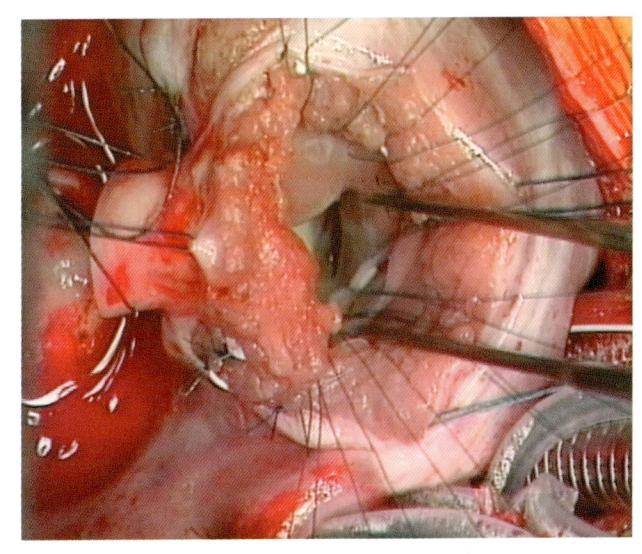

図 2-237 Nikaidoh 手術：VSD 横径の測定

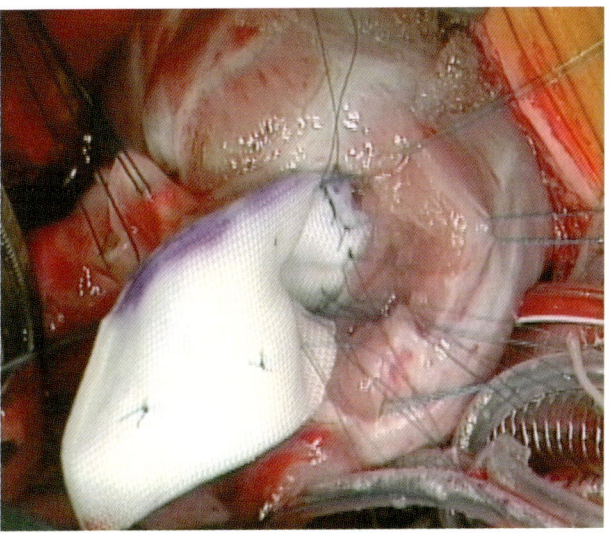

図 2-238 Nikaidoh 手術：VSD 下縁へのパッチ縫着

177

II. 各論

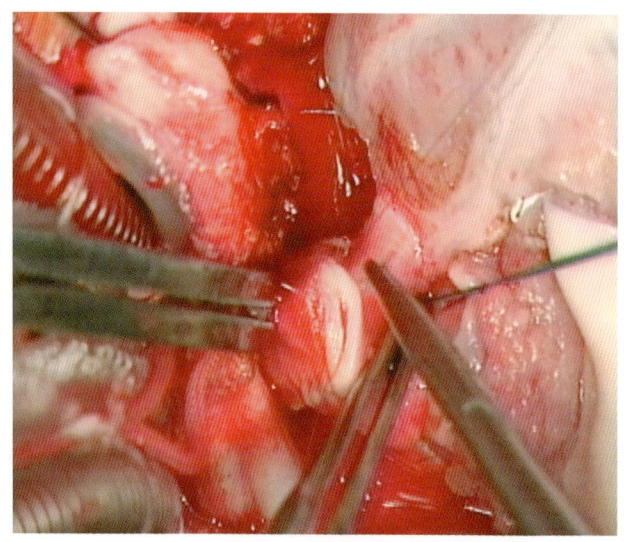

図 2-239　Nikaidoh 手術：肺動脈後方での新大動脈の吻合

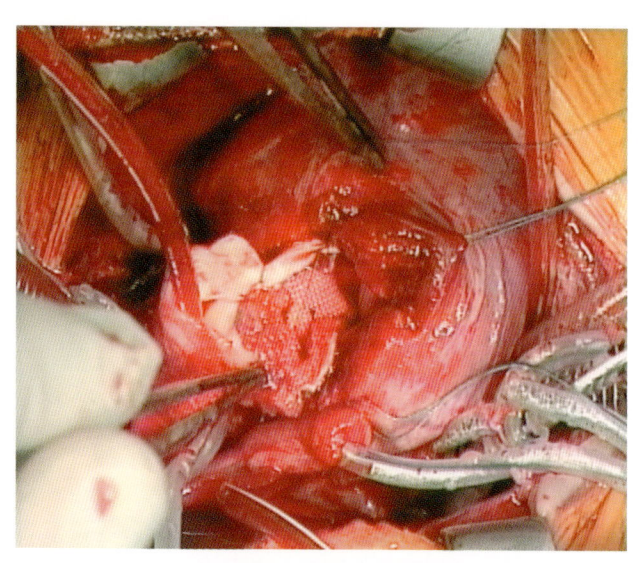

図 2-240　Nikaidoh 手術：右室流出路後壁の再建
VSD パッチと肺動脈後壁を縫合する．

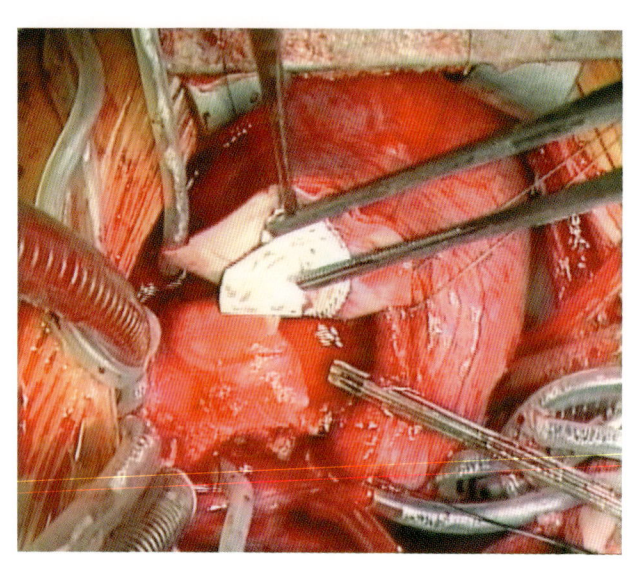

図 2-241　Nikaidoh 手術：PTFE 1 弁付きパッチによる右室流出路前壁の再建

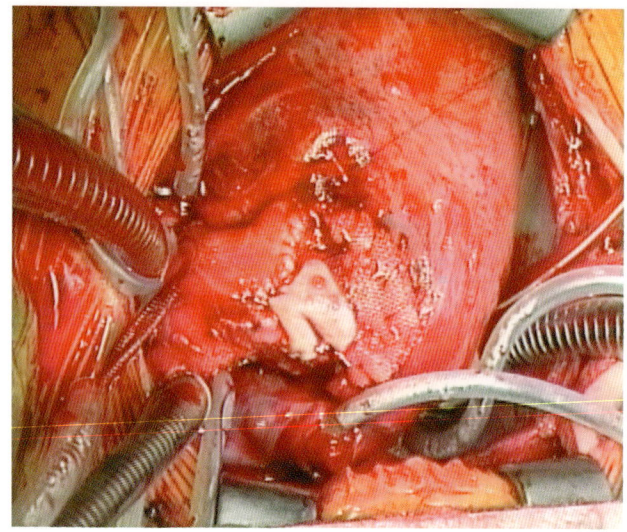

図 2-242　Nikaidoh 手術終了

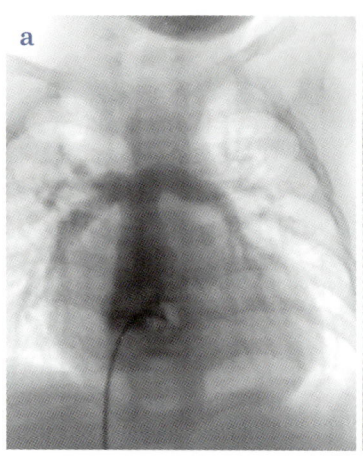

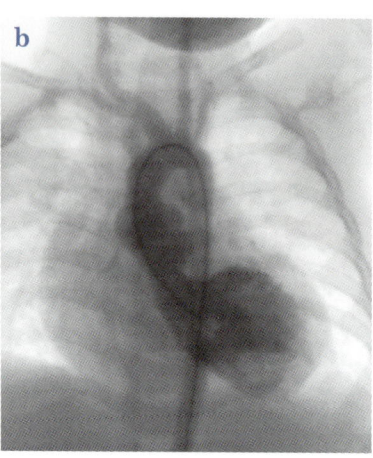

図 2-243　Nikaidoh 手術後の心室造影
a：右室造影．b：左室造影．

B Ross 手術

　Ross 手術は先天性大動脈弁狭窄症を中心とした幼小児期の大動脈弁疾患に対する優れた術式である[5,6]．

　Pulmonary autograft（自己肺動脈弁）の採取に際して損傷を避けなければならないのは肺動脈弁，左冠動脈主幹部と前下行枝，右脚である（図 2-244）[7]．肺動脈切離端から肺動脈弁を介して右室内腔をよく観察し，肺動脈弁を傷つけないように弁輪から 5〜7 mm 離れた右室前壁に横切開を入れる（図 2-245）．心室中隔側に向かう右室前壁切離は左冠動脈前下行枝から十分離れて行う（図 2-246）．この際，心外膜側は右室側を，心内膜側は左室側を斜めに切離することにより左冠動脈前下行枝から十分離れることができる．後壁外側は左冠動脈主幹部から離れ，内側では肺動脈弁輪直下 5〜7 mm で弁輪に平行に MPC（medial papillary complex）から離れて切離を進める．この切離では pulmonary autograft の縫着と右室流出路再建のための縫い代を右室側に十分に残すと同時に後者の縫着時に右脚ブロックが起こらないようにする（図 2-247）．通常の Ross 手術では pulmonary autograft を上から見て時計方向に約 60 度回転し，交連部を元の大動脈弁の交連部に合わせる．後述する Ross-Konno 手術で右室前壁フラップを使う場合は逆方向への回転になる．Pulmonary autograft 縫着の運針は大動脈弁輪の Valsalva 洞側から刺入し，左室側に刺出する（図 2-248）．僧帽弁に近いところでも大動脈弁輪のみを使い，中心線維体から離れて刺激伝導障害の発生を予防する（図 2-248, 249）．Pulmonary autograft 側の右室心筋端は内−外に刺入刺出する（図 2-248, 250）．無冠尖と左冠尖の弁輪縫合は両者の交連部から開始する連続縫合でおこない，右冠尖側は視野が悪くなるので結節縫合で行う（図 2-251）．右冠尖側では補強のため MPC 直上の右室心内膜から刺入し，プレジェットを MPC 直上の右室心内膜に置く．この縫合法により pulmonary autograft 縫着線は右室内の MPC から十分に離れる（図 2-252）．右冠動脈を移植して新大動脈基部ができあがったら pulmonary autograft 縫合線と pulmonary homograft による右室流出路再建部位との関係をよく観察する（図 2-252）．肺動脈 homograft の縫着に際して，pulmonary autograft 採取跡の心筋はもろいので，右室心内膜に刺入して採取跡に刺出する連続縫合は丁寧に行う．Pulmonary autograft 縫着の際に MPC 直上の右室心内膜においたプレジェットも縫合線として利用する（図 2-253）．Pulmonary autograft 採取時に残した VIF も縫合線として利用するが（図 2-254），VIF は右室心内膜から刺入し，脂肪組織などをかがりながら刺出する（図 2-255）．

　この領域は中心線維体から離れているので中枢性の刺激伝導障害は起きないが，乳児例では縫合線が MPC に近づくので右脚ブロック発生に注意する．大動脈弁輪に面した VIF は彎曲が強いので homograft 側との運針幅にずれが生じないよう注意深く縫合を進め，終了時の両心室−大血管の空間的バランスが正常形態になるようにする（図 2-256）．

　狭小大動脈弁輪では前方弁輪に切り込んで拡大する Ross-Konno 手術を行う．Konno 手術[8,9]に従って右−左冠尖間交連部の少し右側の大動脈弁輪を切開して漏斗部中隔に切り込む original Konno incision もあるが[10]，刺激伝導障害と心室中隔不全（ventricular septal dysfunction）を防止するため右−左冠尖間交連部から pulmonary autograft を切離した跡の左室上壁に切り込む modified Konno incision がより安全である（図 2-257）[11]．これにより右脚ブロックを回避し，心

179

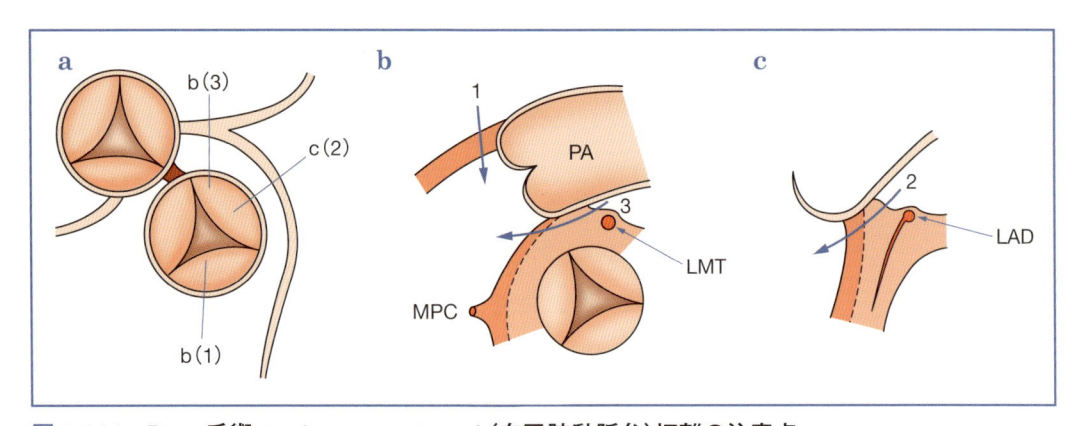

図 2-244 Ross 手術：pulmonary autograft（自己肺動脈弁）切離の注意点
a：断面図 b，c の位置を示す．**b**：切開線 1 は肺動脈弁下 5〜7 mm の右室前壁横切開．切開線 3 は左冠動脈主幹部（LMT）を避けた切離．**c**：切開線 2 は左冠動脈前下行枝（LAD）を避けた切離．

　室中隔切開による中隔不全（septal dysfunction）も軽減できる．Modified Konno incision は original Konno incision ほどではないが，右縁がやはり膜性中隔に近いので，肥厚した心筋と心内膜の切離は左脚前枝ブロックを生じないように注意する（図 2-258）．このような点に注意すれば安全で十分な弁輪拡大が可能になる（図 2-259）．Modified Konno incision 右室前壁フラップを縫着する縫合糸は pulmonary autograft 採取跡と右室心内膜面にプレジェットを置くが，特に前者は心内膜がなくもろいので，細心の注意を払い丁寧な運針を心がける（図 2-260）．
　乳幼児では pulmonary autograft 採取に際して右室前壁を三角形に切り取り，この前壁フラップで modified Konno incision を拡大閉鎖する（図 2-260，261）．この際 pulmonary autograft の semilunar axis が上からみて逆時計方向に若干回転するため，右冠動脈の吻合場所は right facing sinus ではなく nonfacing sinus に行ったほうがねじれや過伸展を避けることができる．肺動脈 homograft や PTFE 3 弁付き異種心膜導管を右室に縫着する際はすでにでき上がっている右室前壁フラップ縫着線そのものを縫合に利用する（図 2-262）．Original Konno incision では前壁フラップを横切る形で縫着するので，この点でも modified Konno incision のほうが有利である．
　弁輪狭小が著しい場合は modified Konno incision を長くするが，右室前壁フラップだけで無理に拡大すると新大動脈弁輪が引っ張られて大動脈弁閉鎖不全を来たす可能性があるので，パッチで拡大する（図 2-263，264）．長い modified Konno incision 左縁ではプレジェットを左室側に置いて左室側から刺入し pulmonary autograft 採取跡に刺出するが，右縁では右室心内膜側から刺入し pulmonary autograft 採取跡に刺出する（図 2-265）．これは右縁の左室面が肥厚筋切除もしているので分枝束（BB）と左脚（LBB）に近く，左脚前枝ブロックを生じないようにするためである．この点は original Konno incision のほうがリスクが高い．長い modified Konno incision は三角形の PTFE 人工血管パッチで閉鎖し（図 2-266），pulmonary autograft をこのパッチに縫着する（図 2-267）．肺動脈 homograft や PTFE 3 弁付き自己心膜導管を右室に縫着する際，補強と右脚ブロック防止のため modified Konno incision パッチの縫合線を利用する（図 2-268）．この場合も，前述したように，刺激伝導障害の観点から original Konno incision より有利である．

14. 大動脈基部手術

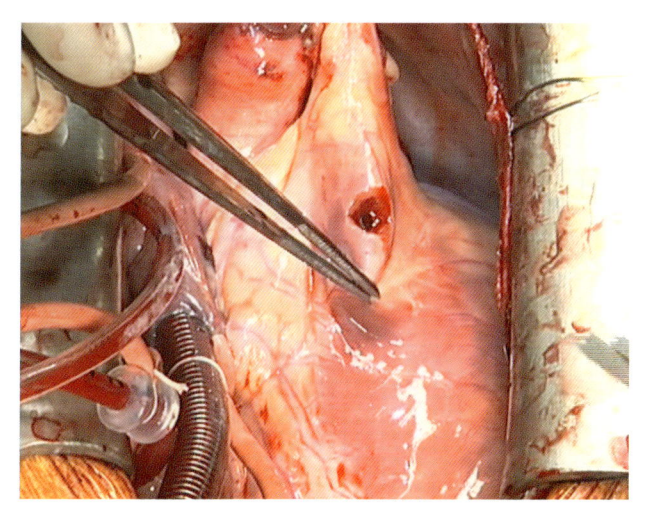

図 2-245 Ross 手術：pulmonary autograft の切離
肺動脈弁下 5〜7 mm の右室前壁を横切開する．

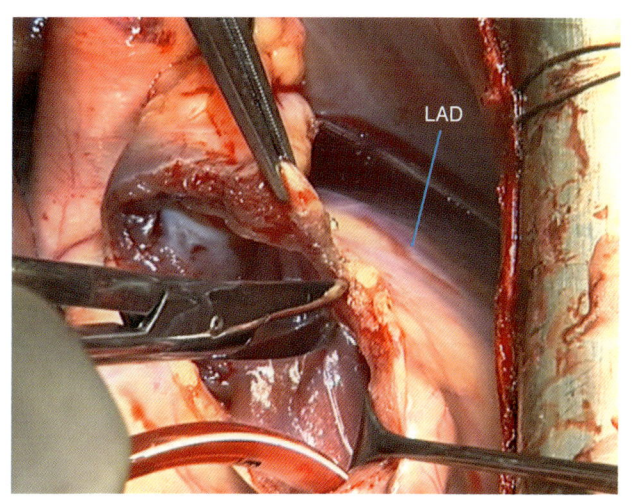

図 2-246 Ross 手術：pulmonary autograft の切離
心室中隔側は LAD の損傷に注意する．略語は前出．

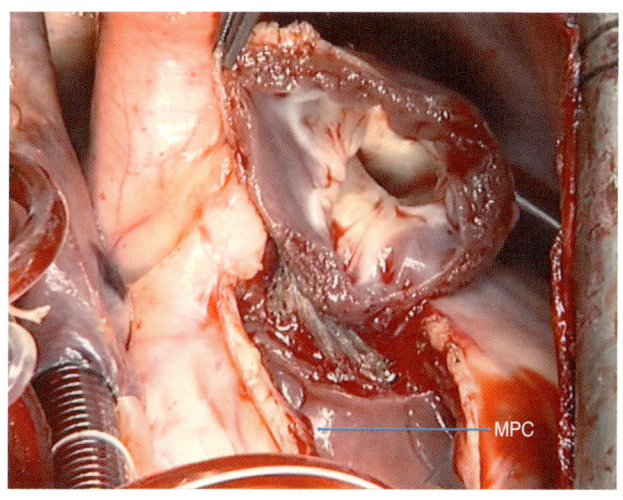

図 2-247 Ross 手術：pulmonary autograft の切離
後壁では左冠動脈主幹部と MPC の間で行う．略語は前出．

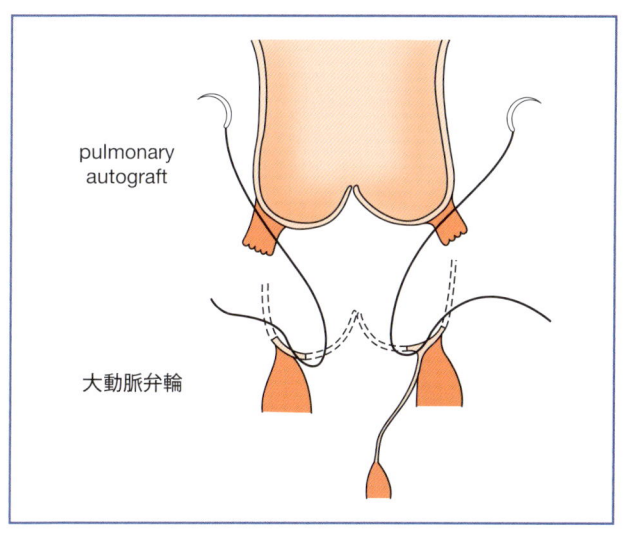

図 2-248 Ross 手術：pulmonary autograft 吻合の運針

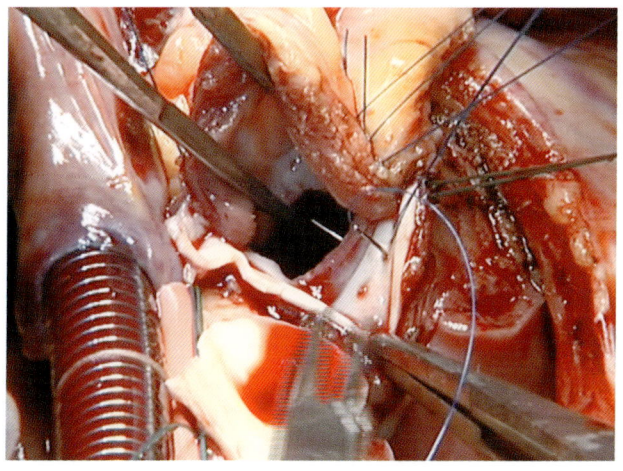

図 2-249 Ross 手術：大動脈弁輪の運針
Valsalva 洞内の弁輪に刺入してから弁輪直下の左室心内膜に刺出する．

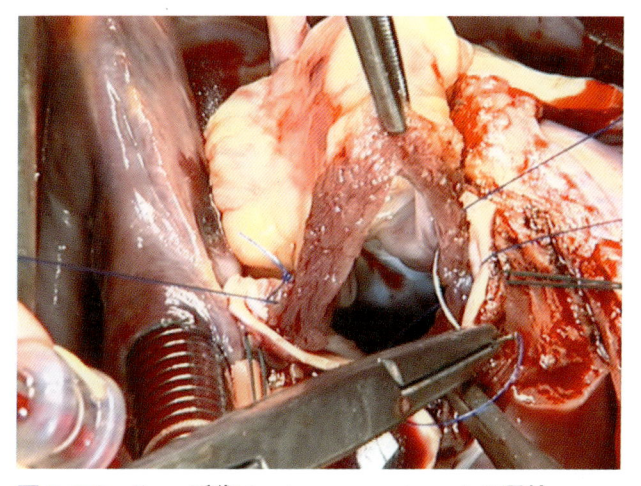

図 2-250 Ross 手術：pulmonary autograft の運針
肺動脈弁直下の心筋心内膜に刺入してから心外膜に刺出して周囲の脂肪組織もかがる．

181

II. 各論

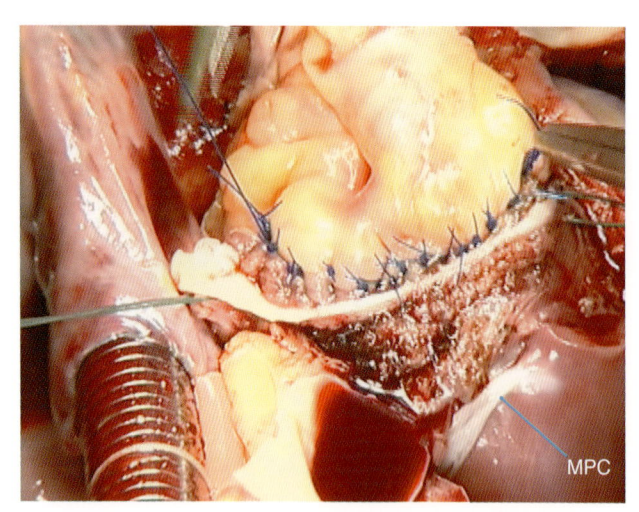

図 2-251 Ross 手術：pulmonary autograft 縫着終了
略語は前出.

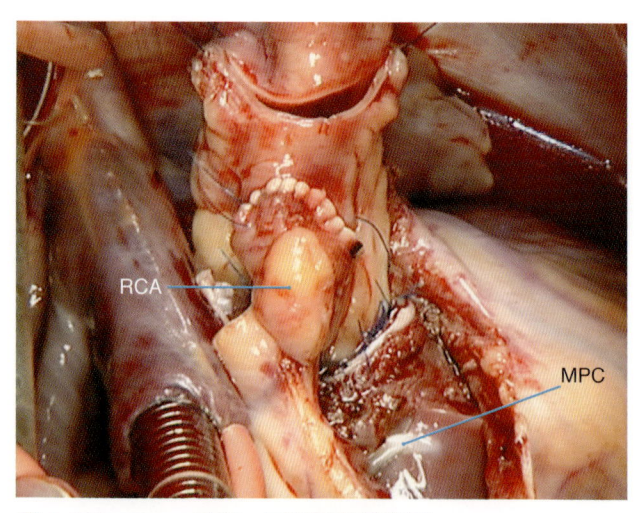

図 2-252 Ross 手術：冠動脈移植終了
RCA：新大動脈に移植した右冠動脈，他の略語は前出.

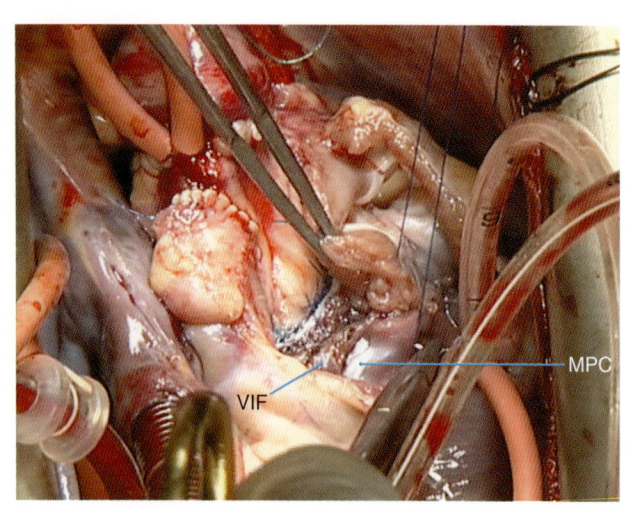

図 2-253 Ross 手術：
pulmonary homograft の右室への縫着

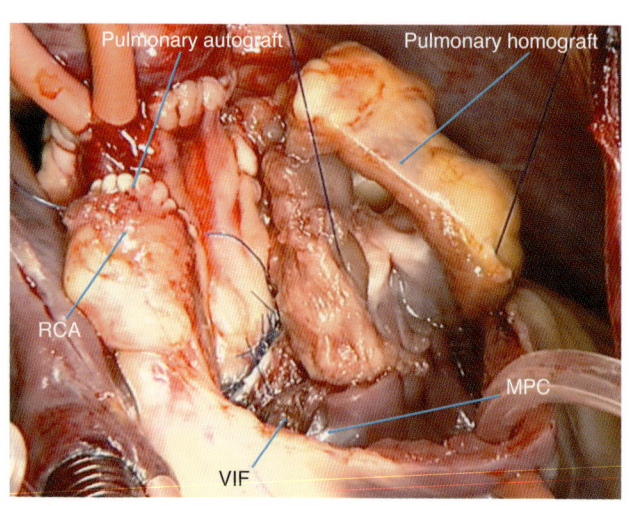

図 2-254 Ross 手術：
pulmonary homograft の右室への縫着

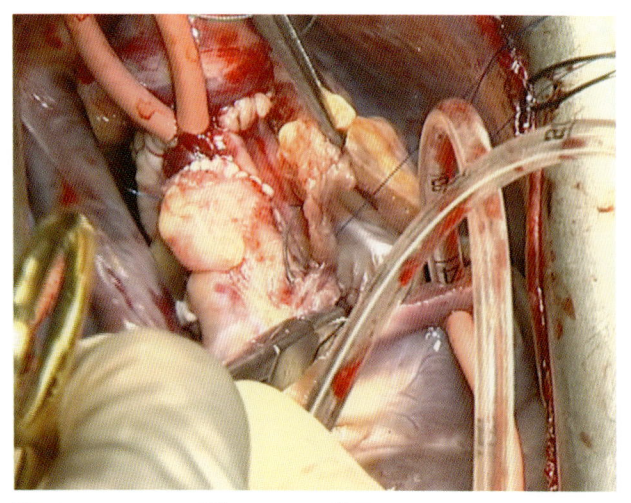

図 2-255 Ross 手術：VIF の利用

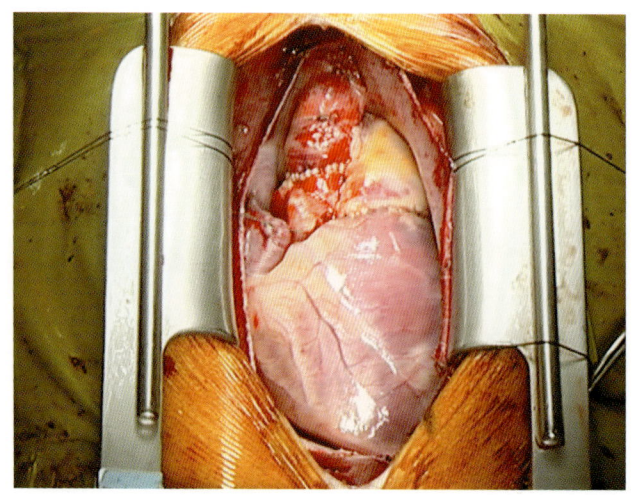

図 2-256 Ross 手術終了
心室-大血管関係は正常に近い形態になっている.

14. 大動脈基部手術

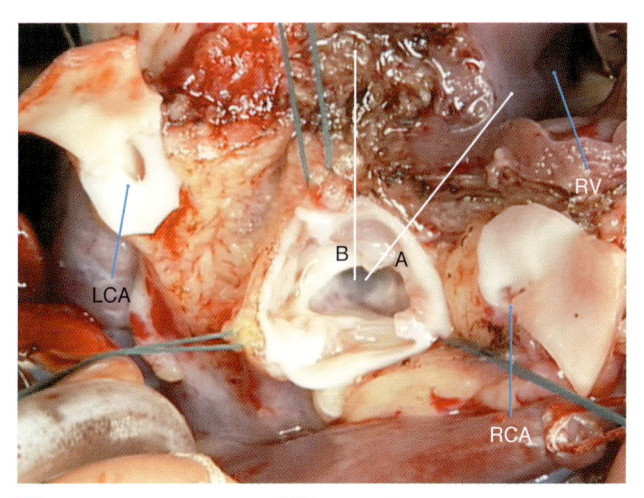

図 2-257　Ross-Konno 手術：2 つの Konno incision
A：original Konno incision，B：modified Konno incision．
LCA：左冠動脈

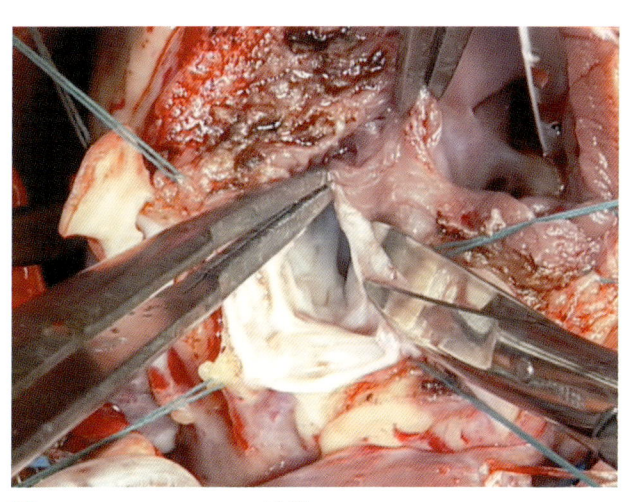

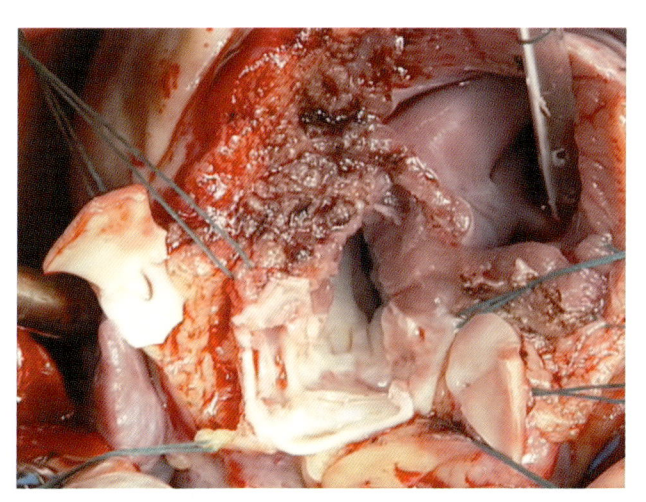

図 2-258　Ross-Konno 手術：
modified Konno incision 直下の肥厚筋切除

図 2-259　Ross-Konno 手術：modified Konno incision 終了

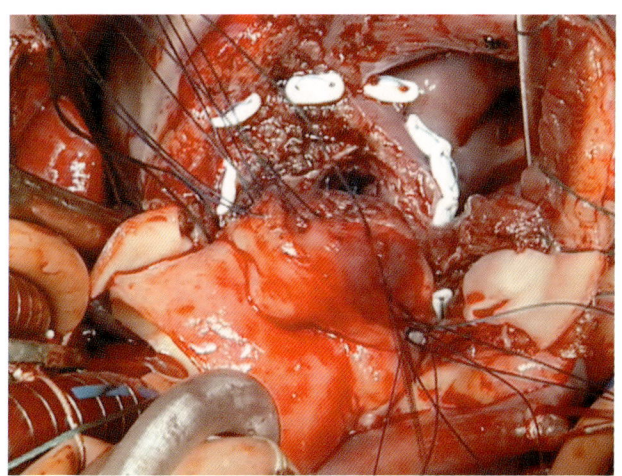

図 2-260　Ross-Konno 手術：右室前壁フラップによる modified Konno incision の拡大
pulmonary autograft 採取跡の運針は慎重に行う．

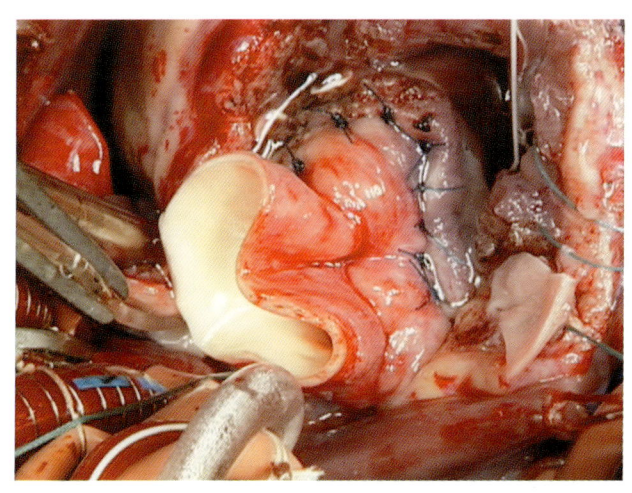

図 2-261　Ross-Konno 手術：
modified Konno incision の閉鎖
pulmonary autograft の右室前壁フラップで拡大閉鎖する．

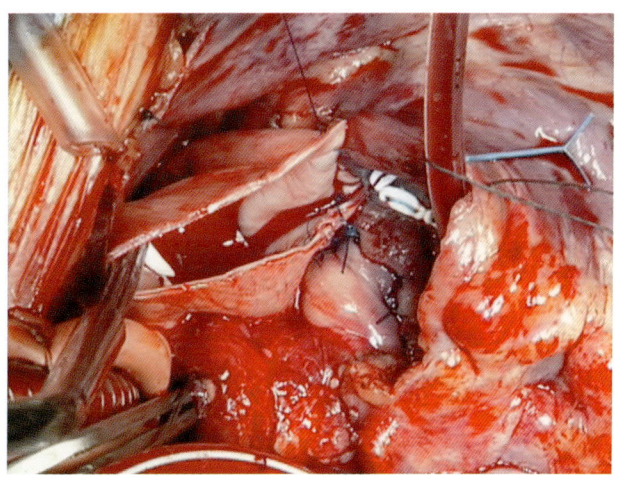

図 2-262　Ross-Konno 手術：縫合線の再利用
異種心膜導管の縫着に右室前壁フラップ縫合線を利用する．

183

II. 各論

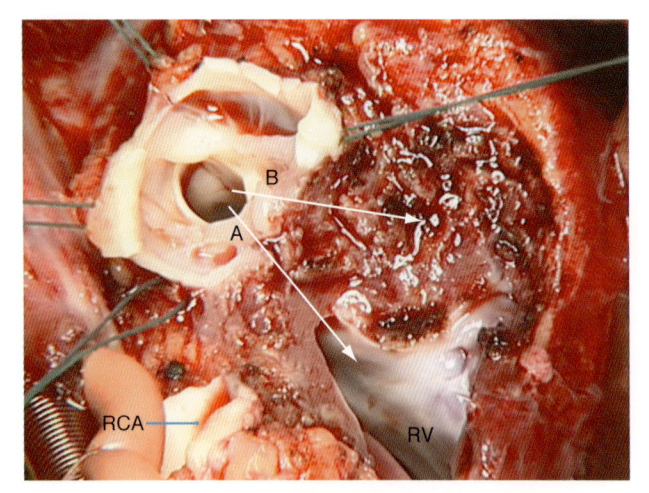

図 2-263 Ross-Konno 手術：2 つの Konno incision
A：original Konno incision，B：modified Konno incision.

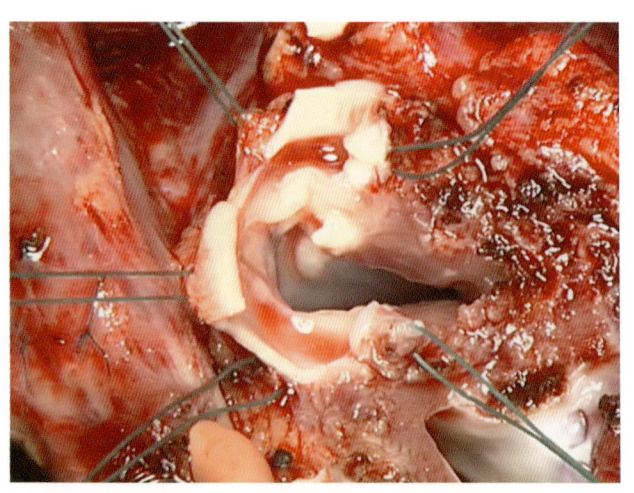

図 2-264 Ross-Konno 手術：長い modified Konno incision
大動脈弁輪が著しく狭小なので長く切り込む．

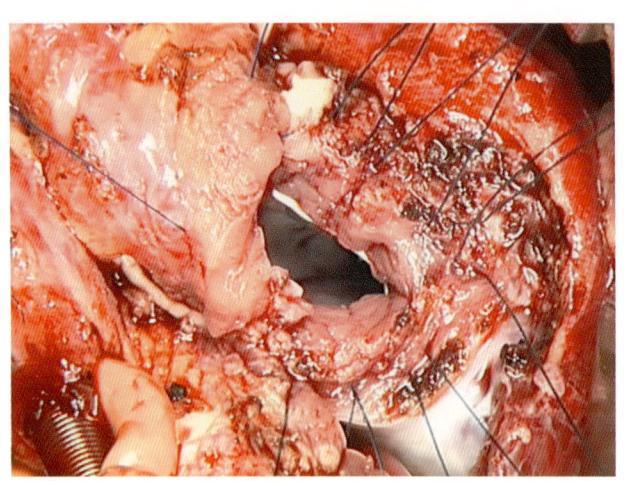

図 2-265 Ross-Konno 手術：
modified Konno incision 周辺の運針
長い modified Konno incision 左縁は左室側から刺入し pulmonary autograft 採取跡に刺出するが，右縁は右室心内膜から刺入し pulmonary autograft 採取跡に刺出する．

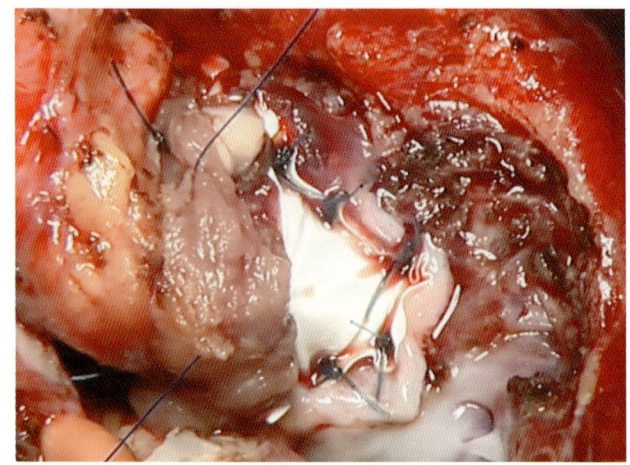

図 2-266 Ross-Konno 手術：
長い modified Konno incision の閉鎖
pulmonary autograft の右室前壁フラップは使わず，パッチを用いて拡大閉鎖する．

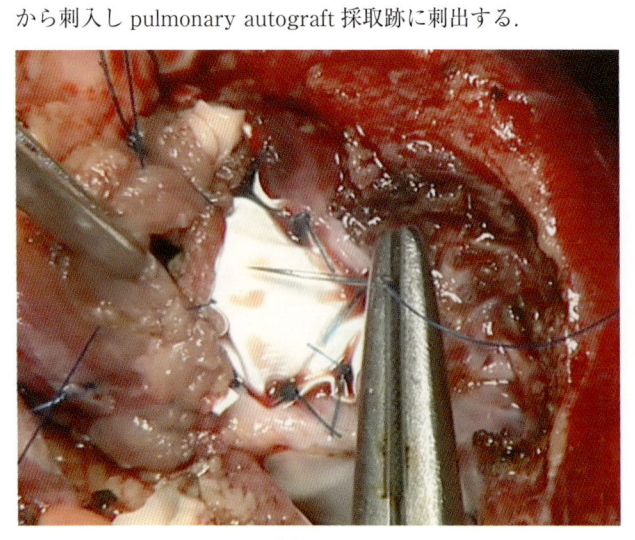

図 2-267 Ross-Konno 手術：
長い modified Konno incision の閉鎖
パッチと pulmonary autograft を縫合する．

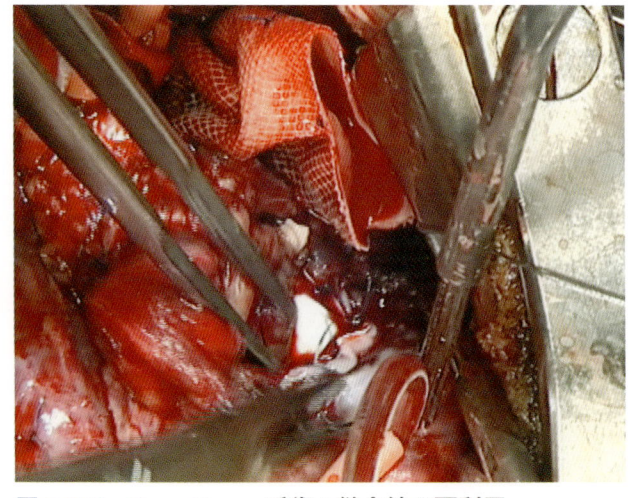

図 2-268 Ross-Konno 手術：縫合線の再利用
PTFE 3 弁付き自己心膜導管の縫着に modified Konno incision のパッチ縫合線を利用する．

C Konno 手術

　大動脈弁輪拡大術における弁輪切開方向は術式により異なる(図2-269)．Konno 手術では右室流出路へ，Ross-Konno 手術では肺動脈を切除した跡地である左室上壁へ切り込む．modified Konno incision, Manouguian 手術では，僧帽弁前尖へ切り込む．Nicks 手術では中心線維体(CFB)方向へ切り込むが刺激伝導障害を避けるために短い切開にとどまる．

　Konno 手術は心室大血管関係の特徴を正確に捉えた水平思考的発想のもとに今野草二教授により考えだされた斬新な術式である[8]．本手術の最大のポイントは Konno incision である．これは大動脈基部前壁の縦切開を右冠動脈口から十分離れて右-左冠尖交連部の少し右側に向けて延長し，ここで大動脈弁輪に切り込み，右室流出路の横切開と連続させて右室流出路の VIF から流出路中隔に切り込み，左室流出路を前方に拡大する術式である(図2-270)．そのため本法は anterior aortic annular enlargement 法と呼ばれている[9]．この Konno incision は肺動脈弁輪から5〜7 mm 下方で MPM の遠位側にあり，中心線維体から離れているので刺激伝導障害は起きない．提示例は通常の大動脈弁置換の予定で大動脈横切開をしたが，狭小弁輪が判明し Konno 手術に変更したため大動脈横切開の後面部を縫合してある．Konno incision を行ったら左室流出路が十分拡大されているか確認する(図2-271)．心室中隔に縫合糸をかける場合，心室中隔が厚くても全層縫合が確実である(図2-272)．プレジェットを左室側に置き，左室心内膜から右室心内膜へ全層縫合を行う(図2-273)．この際乳児例では Konno incision の右縁は膜性中隔-分枝束(BB)-左脚(LBB)に近いので Ross-Konno 手術の modified Konno incision のように半層縫合を行う(図2-265, 272)．Ventriculo-arterial plasty 用の長めの楕円形パッチで三角形の心室中隔切開部を閉鎖して左室流出路を拡大する(図2-274)．大動脈弁縫着糸の刺入・刺出で最も難しい場所はパッチ-弁輪移行部である．パッチ-弁輪移行部の transitional suture は，一方はパッチ-中隔全層，他方はパッチのみを使用し，移行部での縫合漏れを防ぐ(図2-275)．人工弁縫着糸の約1/3 を ventriculo-arterial plasty パッチにかける(図2-276)．本術式により，本来の弁輪径よりも2〜3 サイズ大きい人工弁を縫着できる(図2-277)．Ventriculo-arterial plasty パッチで大動脈基部を拡大形成した後，右室流出路は大きめにパッチ拡大する(図2-278)．

　Konno 手術は複雑心疾患の再手術に応用できる[12]．Shaher 9 型冠動脈[13]の完全大血管転位症に動脈スイッチ手術(Jatene 手術)を行い，大動脈弁閉鎖不全が進行したため Konno 手術と atrioventricular groove patch plasty 法[14,15]を応用して大動脈弁置換術を行った(図2-279)．前方肺動脈を切断し，肺動脈から弁輪を越えて右房-右冠動脈間の atrioventricular groove に切り込んで右室を切開した．この切開口の後方にある大動脈前壁に縦切開をおき，左心室に切り込んで Konno incision とし，大動脈弁置換を行い，ventriculo-arterial patch plasty を完成した．右室流出路は atrioventricular groove patch plasty 法にて再建した．刺激伝導障害についてみると，本術式における ventriculo-arterial patch plasty では通常の Konno 手術と同様の注意が必要であるが，atrioventricular groove patch plasty は concordant AV connection のため安全である．

II．各論

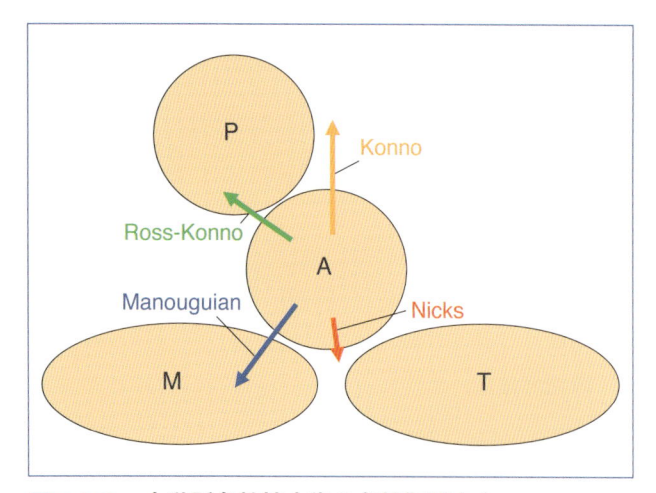

図 2-269 大動脈弁輪拡大術の弁輪切開方向

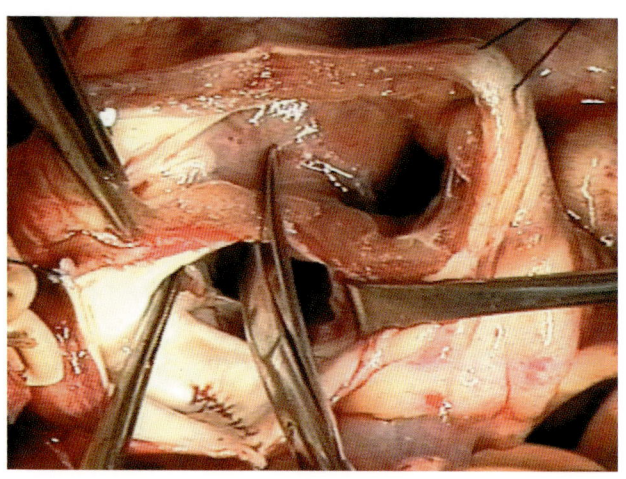

図 2-270 Konno 手術：Konno incision

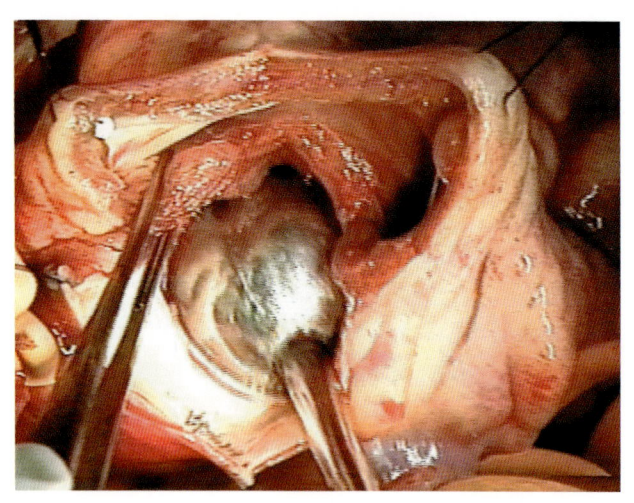

図 2-271 Konno 手術：左室流出路サイズの確認

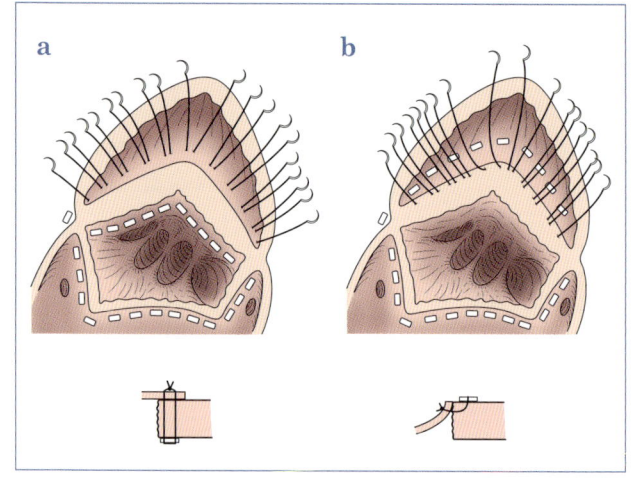

図 2-272 Konno 手術：心室中隔への縫合糸のかけ方
a：プレジェットを左室側に置く全層縫合．
b：プレジェットを右室側に置く半層縫合．

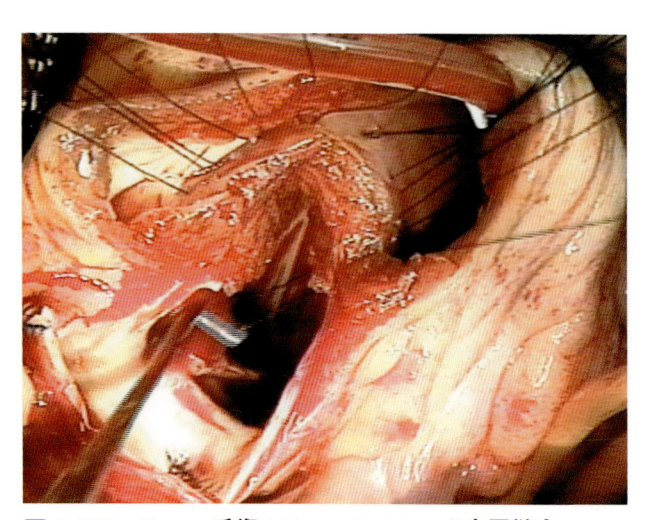

図 2-273 Konno 手術：Konno incision の全層縫合

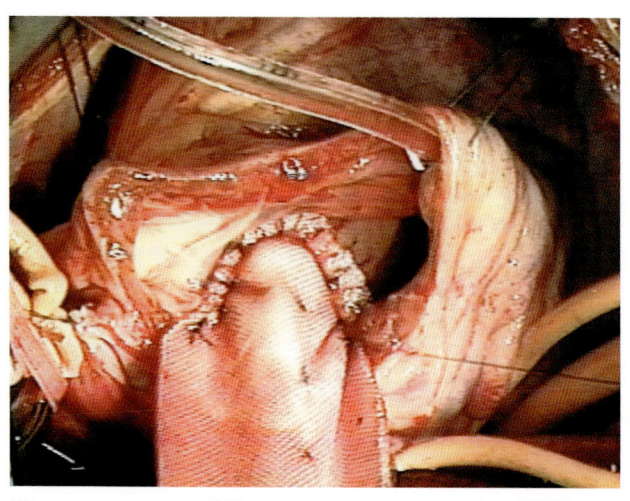

図 2-274 Konno 手術：Konno incision のパッチ閉鎖

14. 大動脈基部手術

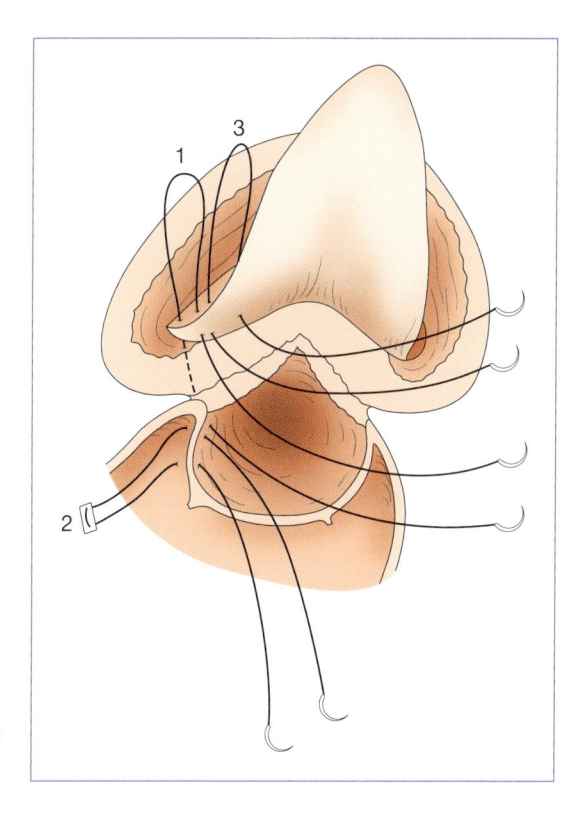

図 2-275　Konno 手術：パッチ–弁輪移行部の transitional suture
1：transitional suture，2：大動脈弁輪側，3：パッチ側．

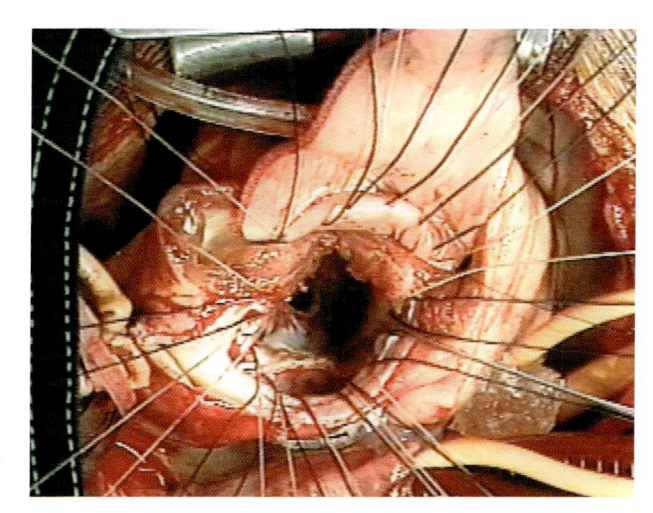

図 2-276　Konno 手術：人工弁縫着糸
transitional suture 2 本，パッチ側 5 本，大動脈弁輪側 11 本，計 18 本．

187

II. 各論

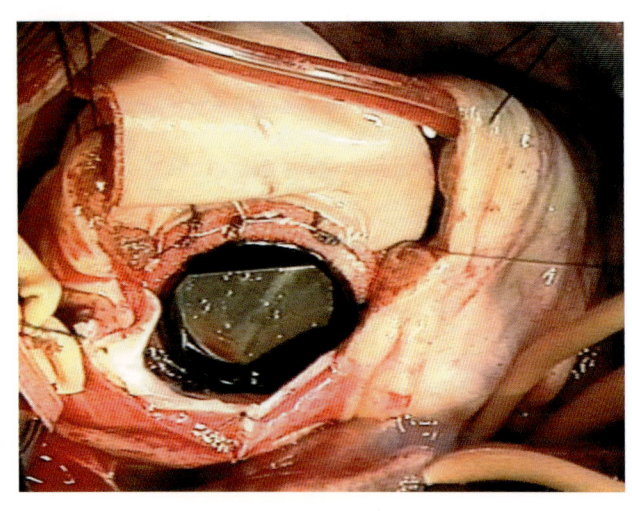

図 2-277　Konno 手術：弁輪拡大により大きな人工弁が挿入可能
人工弁の1/3をパッチに縫着している．2～3サイズ大きい人工弁が縫着可能．

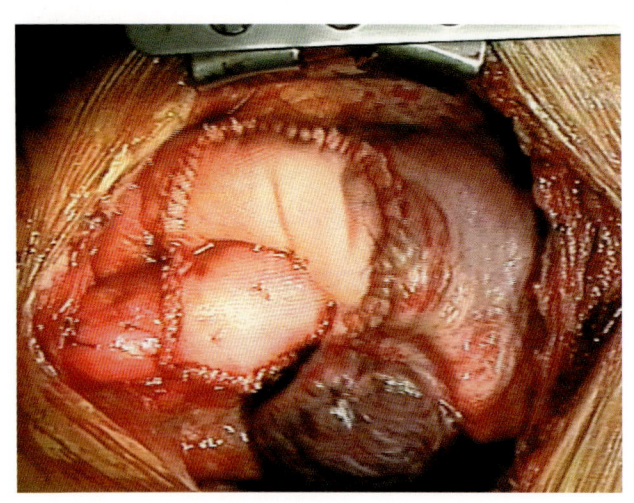

図 2-278　Konno 手術終了

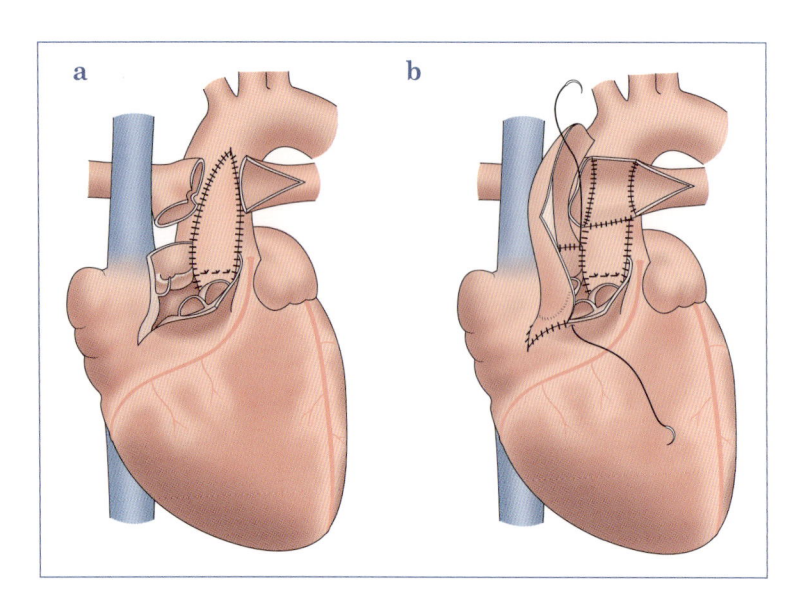

図 2-279　Konno 手術の応用手術
Jatene 術後の大動脈弁閉鎖不全に対して，atrioventricular groove patch plasty と Konno 手術を組み合わせた例．a：肺動脈後方での大動脈弁置換術と ventriculo-arterial patch plasty．b：atrioventricular groove patch plasty による右室流出路再建．

D Manouguian 手術

　大動脈弁と僧帽弁の修復が必要で，両弁輪が狭小の場合はManouguian手術[16,17]の適応になる．

　提示例は6歳女児，僧帽弁狭窄兼閉鎖不全Ⅲ度，大動脈弁狭窄兼閉鎖不全Ⅳ度．僧帽弁輪径23 mm，大動脈弁輪径16 mm．両弁形成が可能なら両弁形成術，僧帽弁形成術が可能で大動脈弁形成が難しければ僧帽弁形成とRoss手術，僧帽弁形成が困難だが大動脈弁形成術が可能なら僧帽弁置換と大動脈弁形成，両弁形成が困難ならManouguian手術による二弁置換術という方針で手術に臨んだ．両弁形成を試みたが僧帽弁腱索短縮による弁下癒合が強く大動脈弁も肥厚が強く，ともに形成術が困難なためManouguian手術を行うことに決定した．

　大動脈基部右側斜切開から後方縦切開の逆J字切開で無冠尖–左冠尖間交連部に向かって切り込む．大動脈弁は三尖だが肥厚変性が強く，弁形成を試みたが弁機能の回復は困難であった（図2-280）．無冠尖–左冠尖間交連部に切り込み，A-M continuityを切開して僧帽弁前尖と左房上壁の2方向に切り込む．この切開線の右側には膜性中隔とその下に房室間刺激伝導系の貫通束（PB）と左脚起始部があるので切開が右に寄らないように注意する（図2-281）．僧帽弁前尖に切り込み（図2-282），この視野から大動脈弁無冠尖側の僧帽弁前尖を切離し（図2-283），僧帽弁前尖乳頭筋を切断し（図2-284），大動脈弁左冠尖下の僧帽弁前尖を切離する（図2-285）．次いで大動脈弁右冠尖を切除し（図2-286），僧帽弁後尖も切除する（図2-287）．

　次に僧帽弁後尖弁輪中央部に通常の僧帽弁置換と同様に左房側にプレジェットを置いた第一糸をかける．この糸は通常の僧帽弁置換術と同様に手前方向，つまり術者側に引いて僧帽弁前尖弁輪と直角に交わるようにsuture holderに固定する（図2-288）．これは人工弁を大動脈弁側から左室に押し込むので後尖側の糸を人工弁輪にかけるとき通常の僧帽弁置換と同じ感覚で糸さばきができるようにするためである[18]．膜性中隔に接する僧帽弁前尖弁輪への刺入は貫通束（PB）に最も接近するが，大動脈弁口から覗くため小児例でも視野が良好で，刺激伝導障害を回避できる（図2-289）．僧帽弁後尖側の糸を手前（術者）側の人工弁輪（ATS#23S）にかけ（図2-290），弁輪の2/3に9針を通してから人工弁を大動脈弁口経由で僧帽弁位に押し込む（図2-291）．後方僧帽輪への人工弁縫着終了後に大動脈弁輪を押し広げている人工弁輪部分はパッチで拡大する（図2-292）．

　楕円形パッチに水平マットレス縫合糸を置き，人工弁輪の左室側から左房側に通す（図2-293）．水平マットレス縫合糸は，将来の再手術を左房側から行えるように左房側で結紮する（図2-294）．パッチ下端部で左房上壁を閉鎖して僧帽弁置換を終了する（図2-295）．

　僧帽弁と大動脈弁の縫着線を離してA-M continuityを幅広くとることにより，2つの人工弁が接して機能不全に陥るのを防ぐとともに将来の再手術をやりやすくしておく（図2-296）[17]．

　大動脈弁輪にプレジェット糸12本，パッチに水平マットレス糸5本，左右のパッチ–弁輪接合部にtransitional sutureとしてのプレジェット糸2本，計19針をかけて人工弁輪の1/3を拡大する（図2-297）．ATS#18APを縫着して大動脈弁置換を終了する（図2-298）．最初にトリミングしたパッチでは足りないので三角パッチを補填して大動脈基部再建を終了する（図2-299）．Posterior aortic annular enlargement法であるManouguian手術は大動脈基部のパッチが側後方に回り込むため，anterior aortic annular enlargement法であるKonno手術と違って終了時

II. 各論

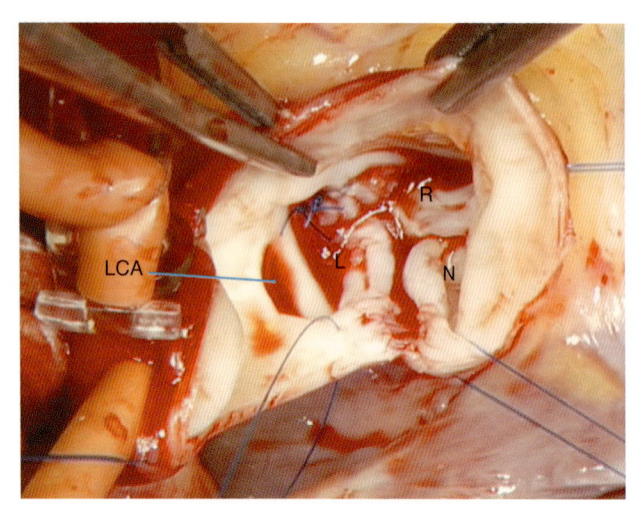

図 2-280 Manouguian 手術：肥厚変性の強い大動脈弁
大動脈弁は三尖だが肥厚変性が強く，右冠尖-左冠尖間交連部を形成したが弁機能は回復しなかった．L：左冠尖，R：右冠尖，N：無冠尖，他の略語は前出．

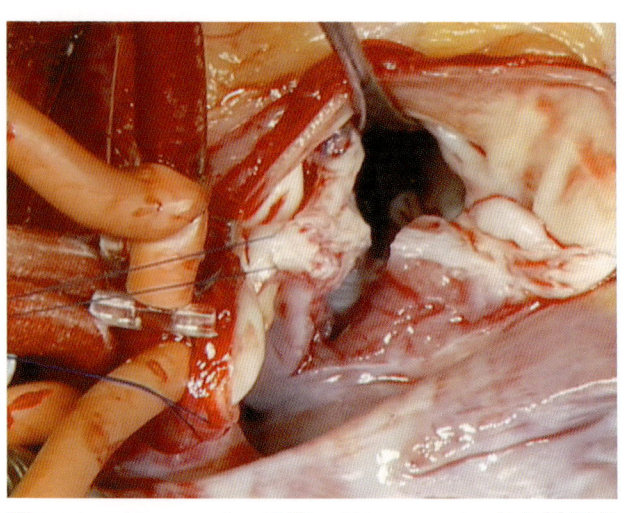

図 2-281 Manouguian 手術：AM continuity から僧帽弁前尖と左房上壁の 2 方向へ切開を延長

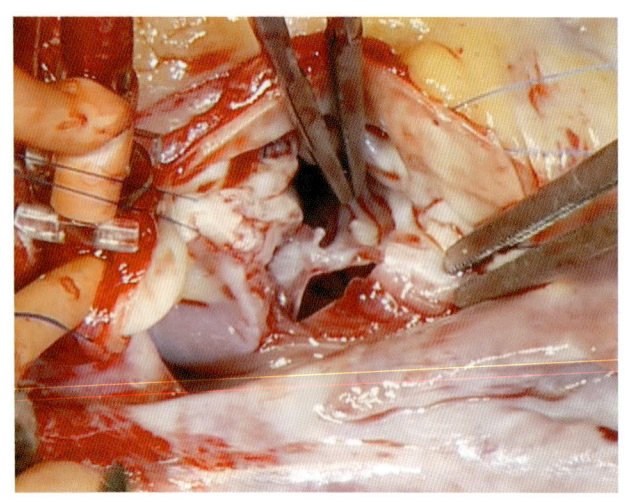

図 2-282 Manouguian 手術：僧帽弁前尖への切り込み

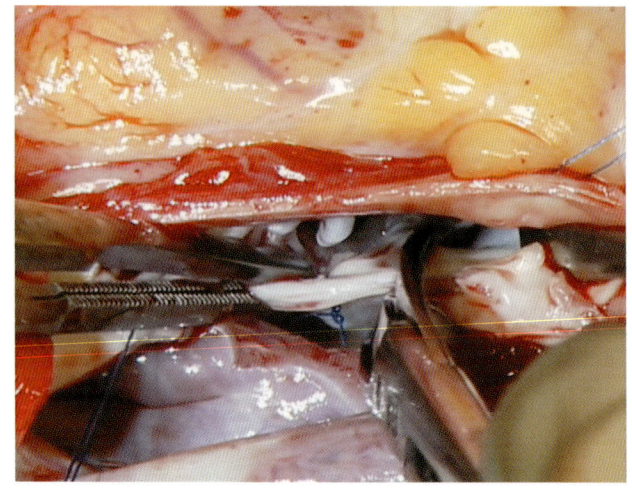

図 2-283 Manouguian 手術：僧帽弁前尖の切離

に正面からその全貌がみえない（図 2-300）．本例の術後経過，成長はきわめて順調である．
　Manouguian 手術の最年少報告例は大動脈弁閉鎖不全，僧帽弁閉鎖不全の 6 ヶ月児に Manouguian 手術に Konno incision を追加して大動脈弁位，僧帽弁位にそれぞれ St. Jude Medical 19 mm 弁を挿入した例である．Manouguian 法だけでは大動脈弁位の人工弁が冠動脈の入口部を塞いでしまったため Konno incision を加え，さらに弁輪を拡大している[19]．

14. 大動脈基部手術

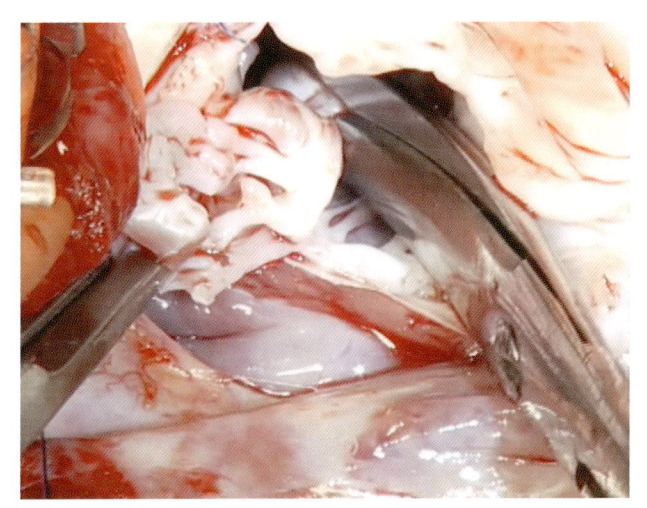

図 2-284　Manouguian 手術：僧帽弁前尖乳頭筋の切断

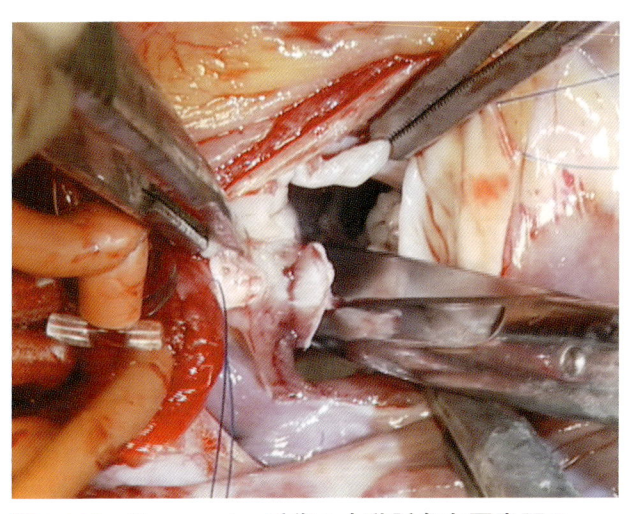

図 2-285　Manouguian 手術：大動脈弁左冠尖下の僧帽弁前尖の切離

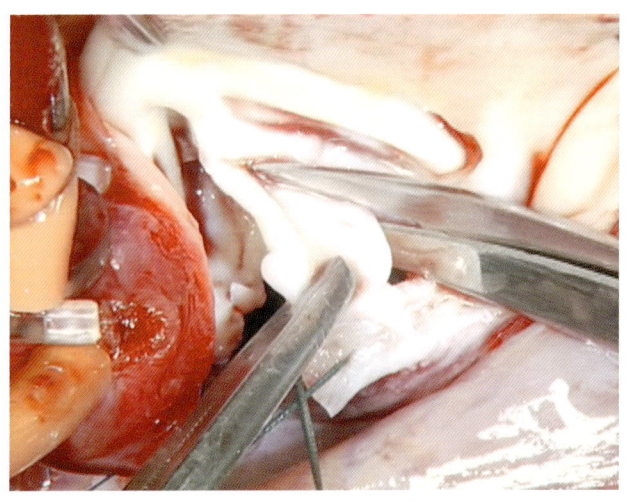

図 2-286　Manouguian 手術：大動脈弁右冠尖の切除

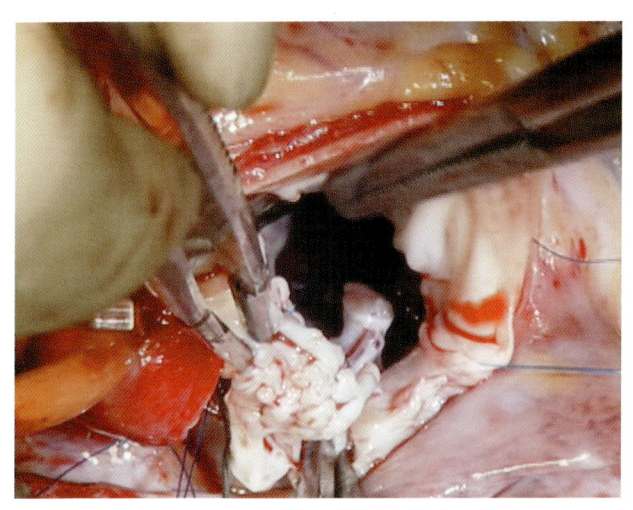

図 2-287　Manouguian 手術：僧帽弁後尖の切除

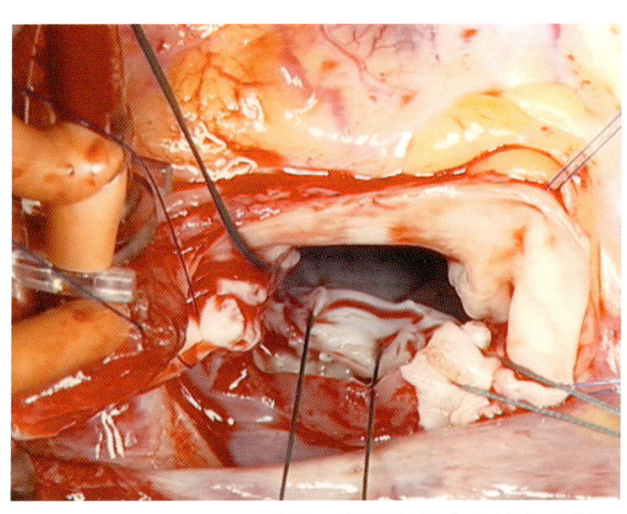

図 2-288　Manouguian 手術：僧帽弁後尖弁輪中央部の第一プレジェット糸

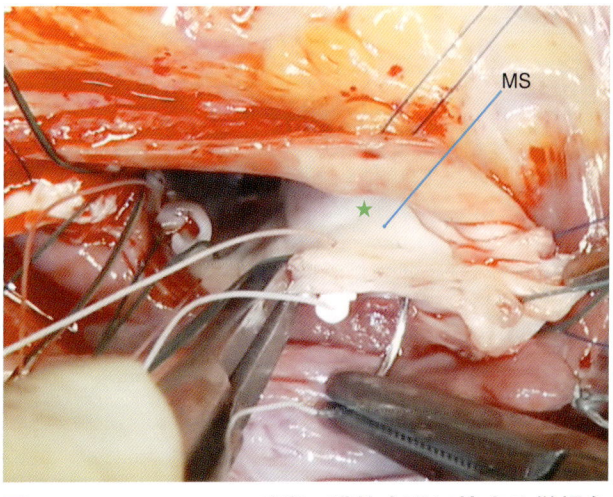

図 2-289　Manouguian 手術：膜性中隔に接する僧帽弁前尖弁輪へのプレジェット糸の刺入

MS：膜性中隔，★：貫通束．

191

II. 各論

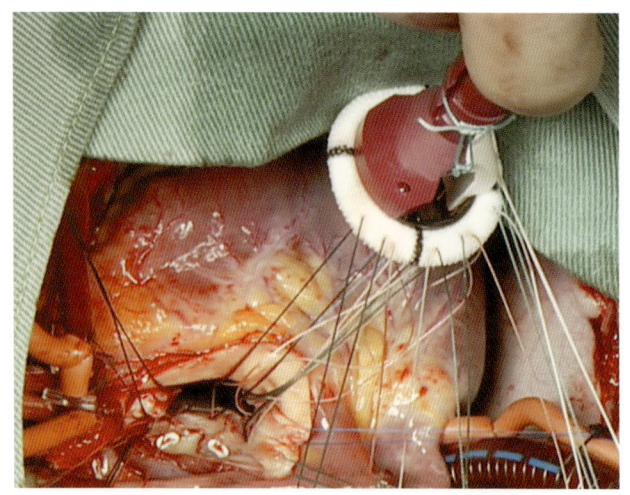

図 2-290 Manouguian 手術：人工弁の糸の整理
僧帽弁後尖側の糸を手前（術者）側の人工弁輪（ATS#23S）にかける．

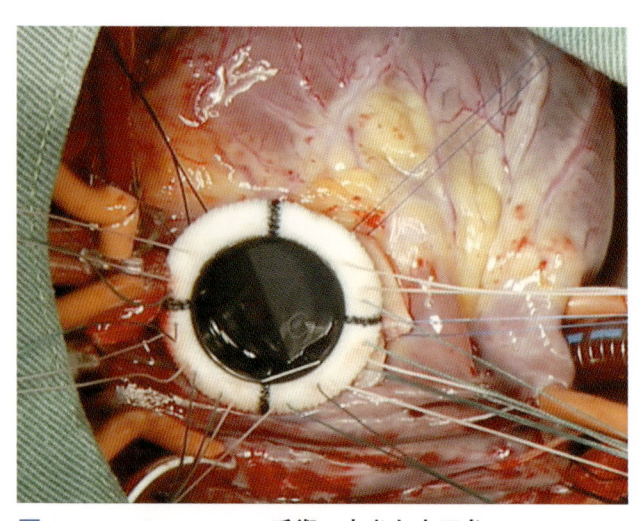

図 2-291 Manouguian 手術：大きな人工弁
人工弁を大動脈弁輪を通して僧帽弁位に押し込む．糸のかかってない前方 1/3 がパッチで拡大する弁輪．

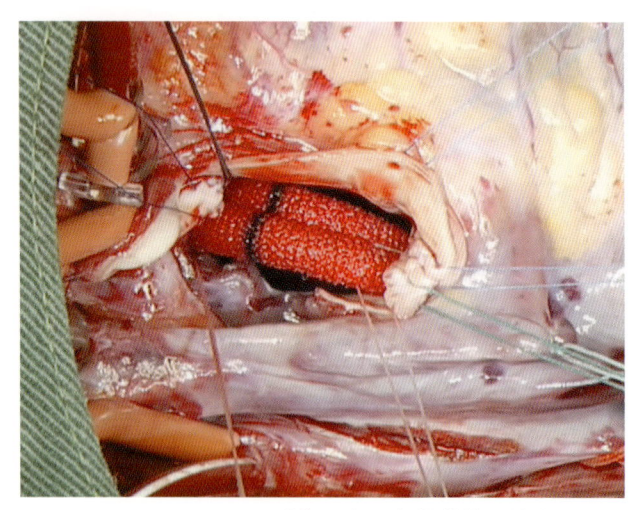

図 2-292 Manouguian 手術：人工弁縫着後の拡大部分

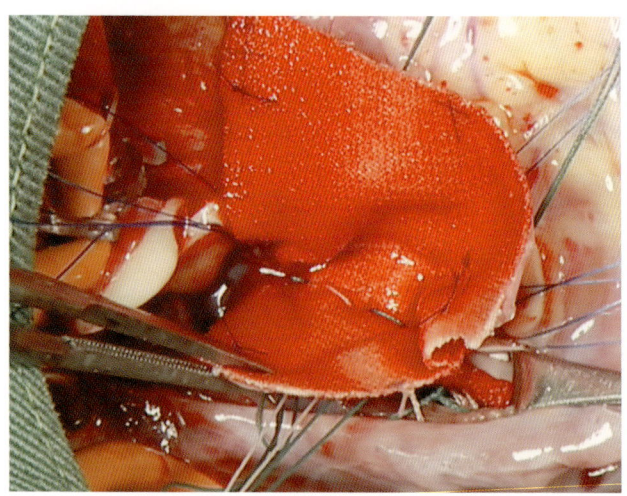

図 2-293 Manouguian 手術：僧帽弁輪のパッチ拡大
水平マットレス縫合糸をパッチから人工弁輪に通す．

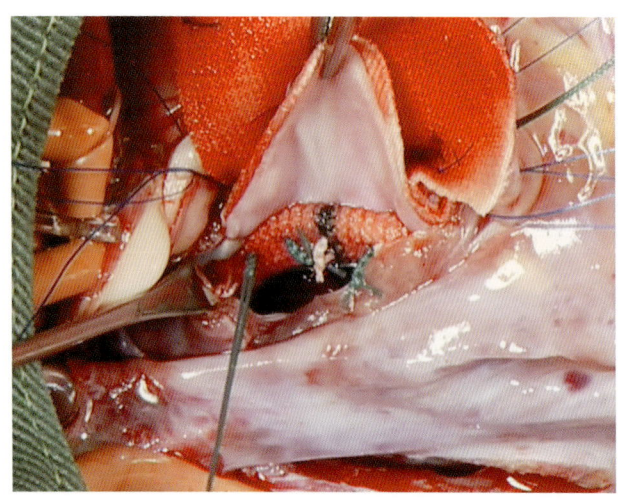

図 2-294 Manouguian 手術：人工弁とパッチの縫着
水平マットレス縫合糸は左房側で結紮し，将来の再手術に備える．

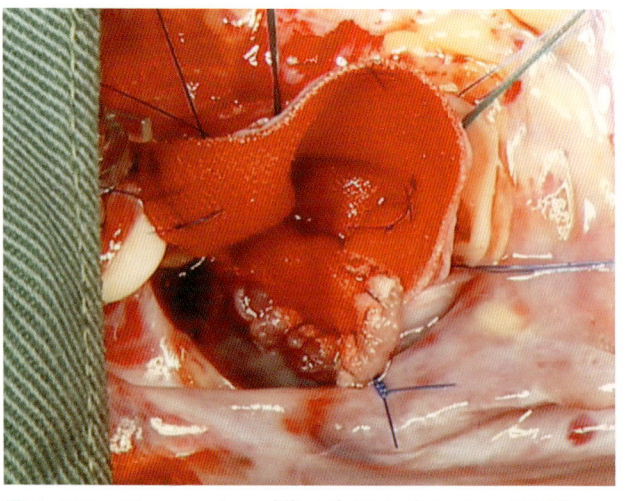

図 2-295 Manouguian 手術：左房上壁のパッチ閉鎖

14. 大動脈基部手術

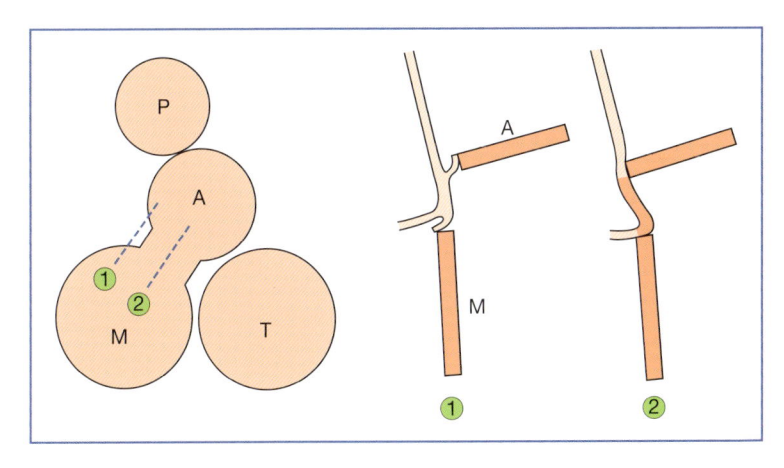

図 2-296　A-M continuity の作り方
①：自己弁輪の A-M continuity.　②：パッチの A-M continuity.

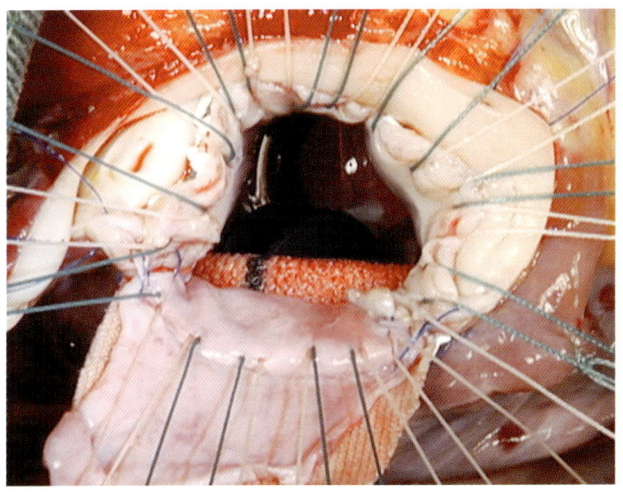

図 2-297　Manouguian 手術：人工弁輪の 1/3 がパッチ
大動脈弁輪に 12 本，Manouguian パッチに 5 本，左右のパッチ-弁輪接合部に transitional suture 2 本，計 19 針をかける．

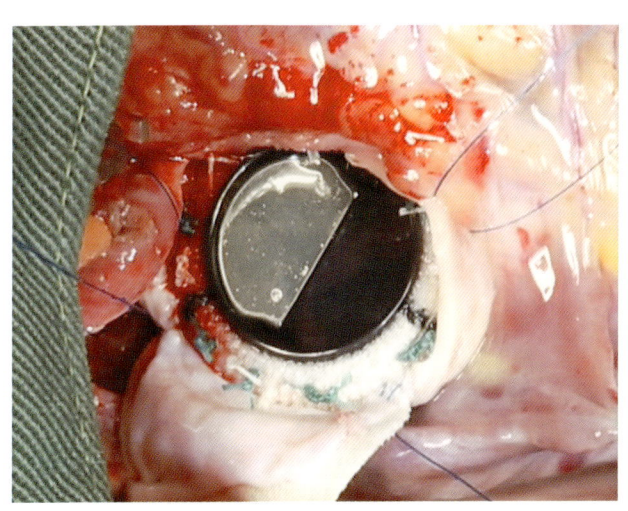

図 2-298　Manouguian 手術：大動脈弁縫着終了

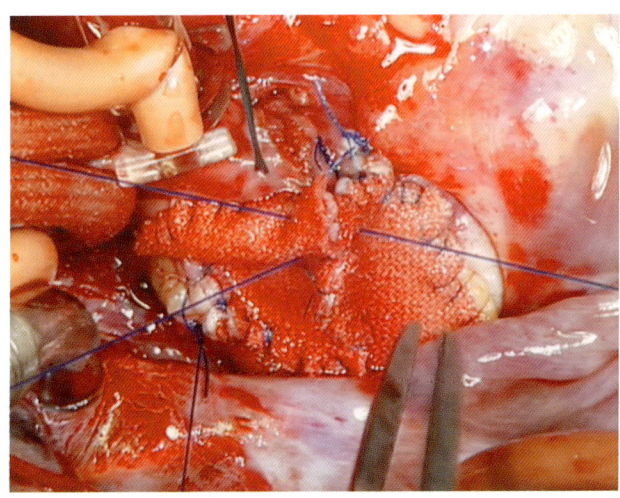

図 2-299　Manouguian 手術：三角パッチを補填して大動脈基部の修復完了

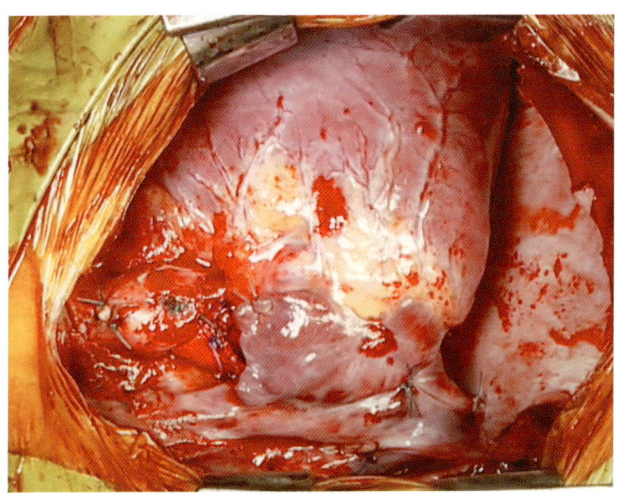

図 2-300　Manouguian 手術終了

193

II. 各論

E Valve sparing aortic root replacement : David 手術

　　Marfan 症候群は AAE(annulo aortic ectasia)を発症しやすく大動脈弁閉鎖不全が進行する. このような症例に対して, valve sparing aortic root replacement 法である David 手術[20,21]や Yacoub 手術[22]は有用な術式である[23,24]. 特に幼小児例では第一選択術式となる[25].

　　提示例は Marfan 症候群, AAE の 7 歳, 男児(図 2-301). 拡大した菲薄な大動脈基部壁を切除すると拡大した弁輪と coaptation が不十分な弁尖が確認できる(図 2-302). 左冠尖の外側を弁輪下まで剝離し(図 2-303), 右冠尖弁輪周囲を VIF から深く剝離する(図 2-304). 無冠尖は僧帽弁前尖弁輪に接し, 僧帽弁-膜性中隔接点直下の房室間刺激伝導系貫通束(PB)に最も接近するので, 剝離は注意深く行う(図 2-305). 左-無冠尖交連部直下への刺入は右側に膜性中隔が近接するので注意する(図 2-306). 右-無冠尖間交連部直下は膜性中隔上縁に接するので弁輪直下に刺入することにより膜性中隔下縁の PB からは離れる(図 2-307). 右-無冠尖交連部に近い無冠尖への 1 針は膜性中隔下縁後端の PB に最も近づくので細心の注意が必要である(図 2-308). 弁輪直下への縫合糸の刺入刺出がすべて終わったら(図 2-309), 人工血管にすべての糸を通し, 人工血管を弁輪まで押し込む(図 2-310). 人工血管を弁輪下部に縫着したら 3 交連部を吊り上げ気味に人工血管に縫着してターニケットで暫定的に糸を締めておき(図 2-311). 水試験で competency を確認する(図 2-312). 弁輪を人工血管に連続縫合で縫着し(図 2-313), 交連部の糸も結紮して valve sparing が完成する(図 2-314). 左右冠動脈を人工血管に移植し(図 2-315), 大動脈基部操作が終了する(図 2-316). 最後に人工血管と大動脈を吻合して手術を終了する(図 2-317).

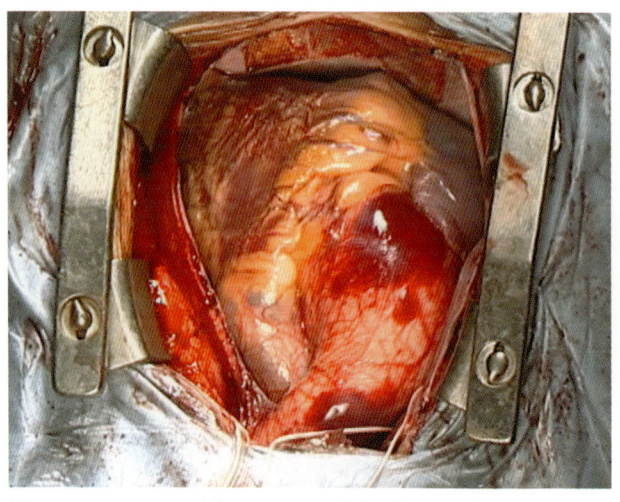

図 2-301　David 手術：Marfan 症候群, AAE(annulo aortic ectasia)

図 2-302　David 手術：拡大した大動脈弁輪と弁尖

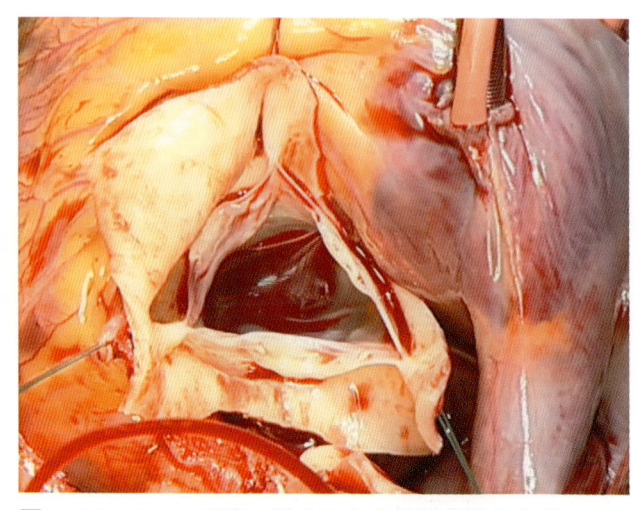

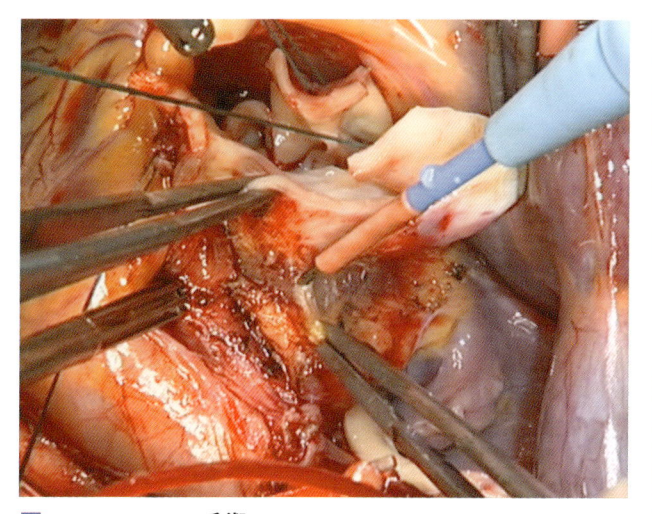

14. 大動脈基部手術

図 2-303　David 手術：左冠動脈尖の外側を弁輪下まで剝離

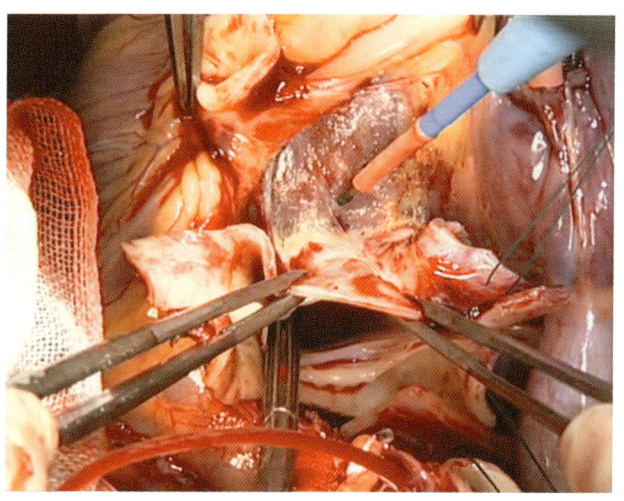

図 2-304　David 手術：右冠尖弁輪下を VIF から十分に剝離

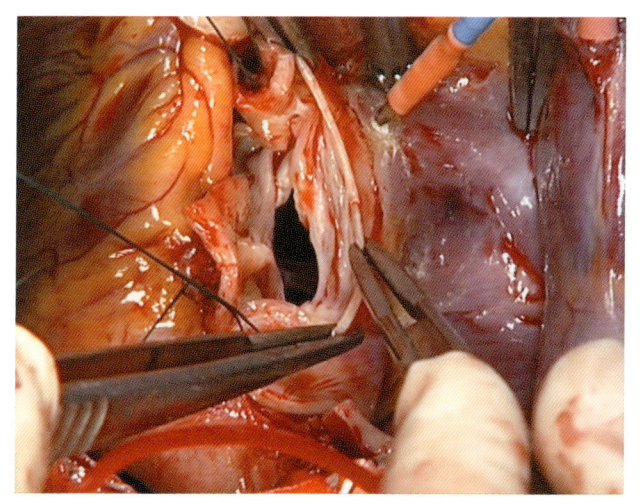

図 2-305　David 手術：僧帽弁輪に接する無冠尖は貫通束が近いので少なめの剝離

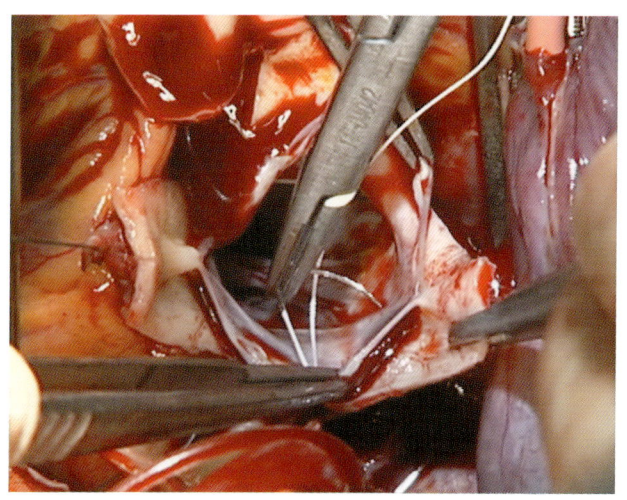

図 2-306　David 手術：左－無冠尖交連部直下への第 1 針

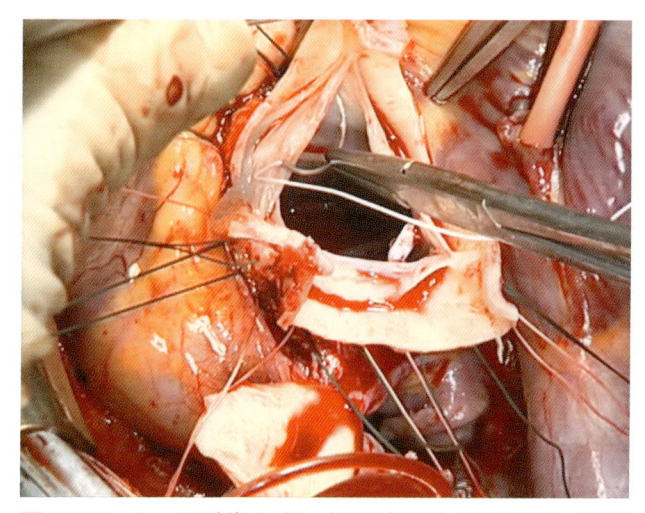

図 2-307　David 手術：右－無冠尖間交連部直下，膜性中隔上縁への刺入

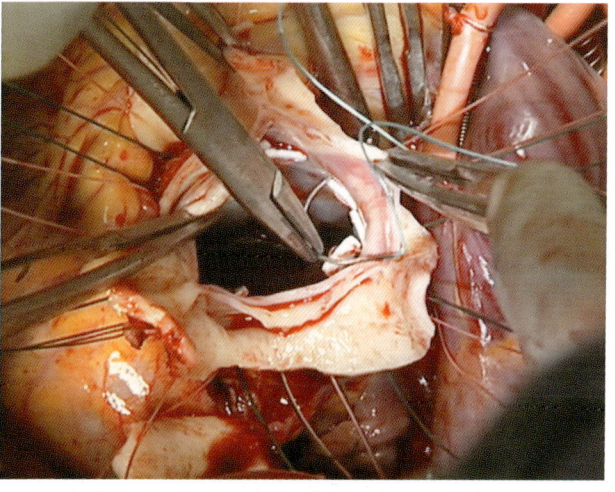

図 2-308　David 手術：右－無冠尖交連部に近い無冠尖への最後の 1 針
この 1 針が膜性中隔下縁後端の貫通束に最も近づく．

195

II. 各論

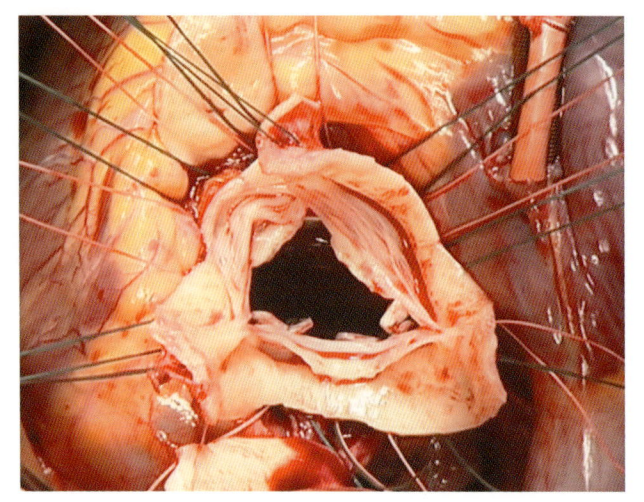

図 2-309　David 手術：14 針すべて刺入終了

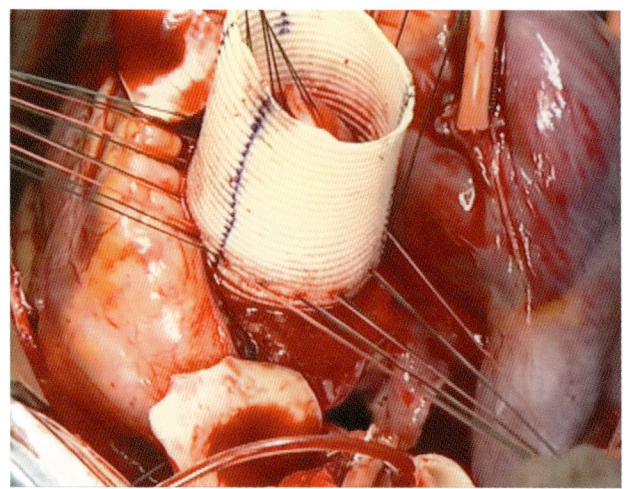

図 2-310　David 手術：人工血管を大動脈基部に押し込む

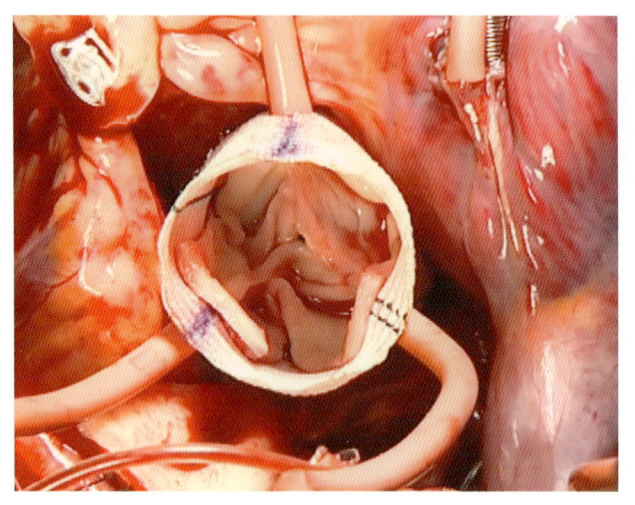

図 2-311　David 手術：交連部の縫着
人工血管を弁輪下部に縫着したら 3 交連部を吊り上げ気味に人工血管に縫着．ターニケットで糸を締める．

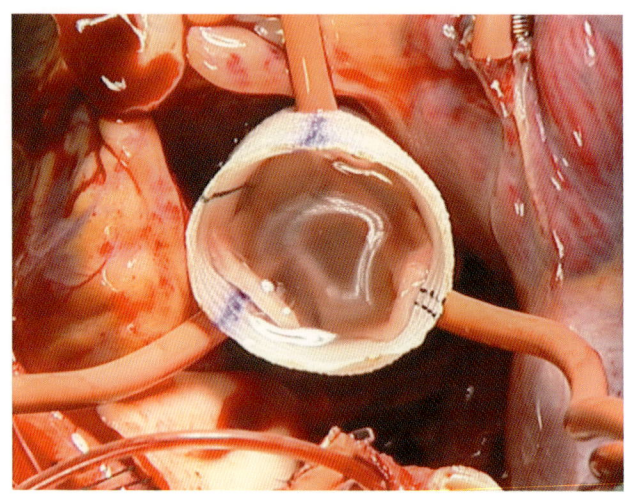

図 2-312　David 手術：水試験による competency の確認

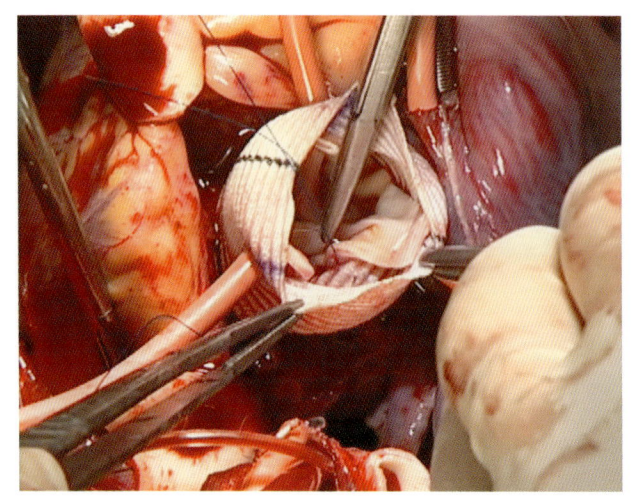

図 2-313　David 手術：弁輪の縫着

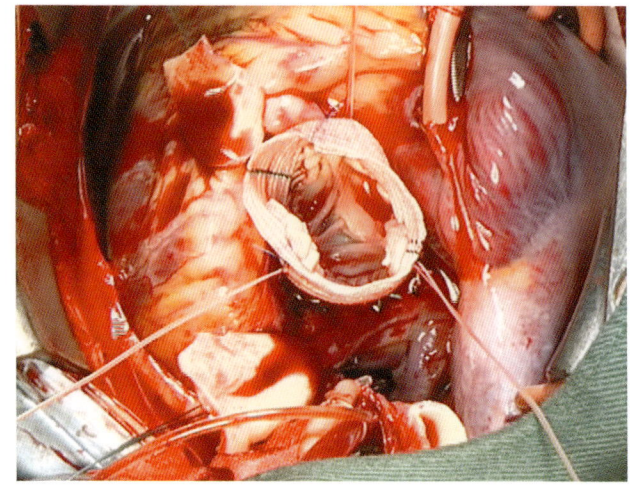

図 2-314　David 手術：弁輪縫着の終了

196

14. 大動脈基部手術

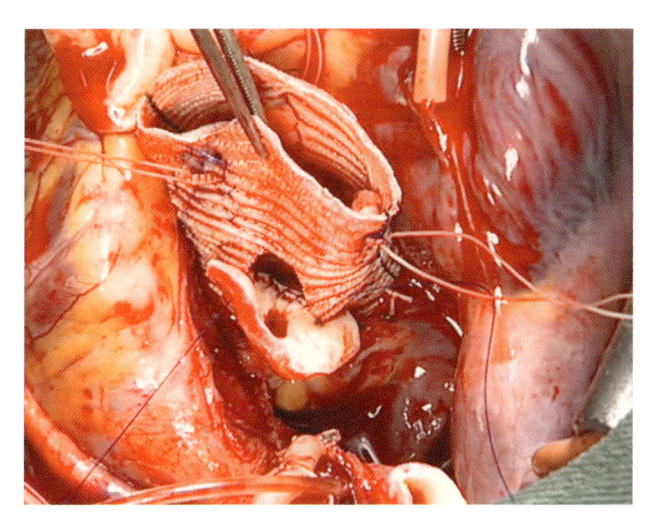

図 2-315　David 手術：左冠動脈の移植

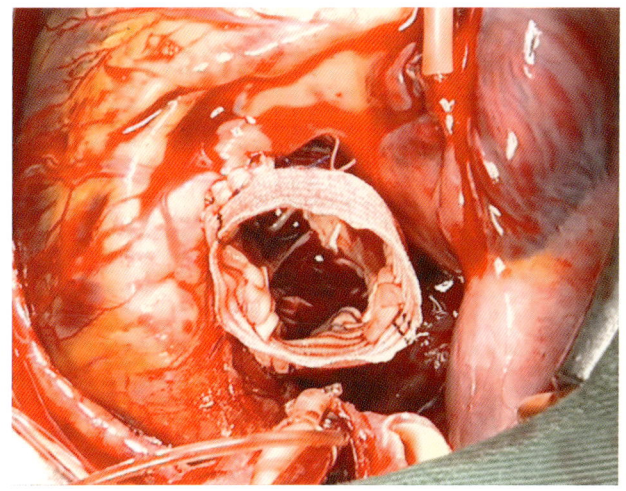

図 2-316　David 手術：大動脈基部操作終了

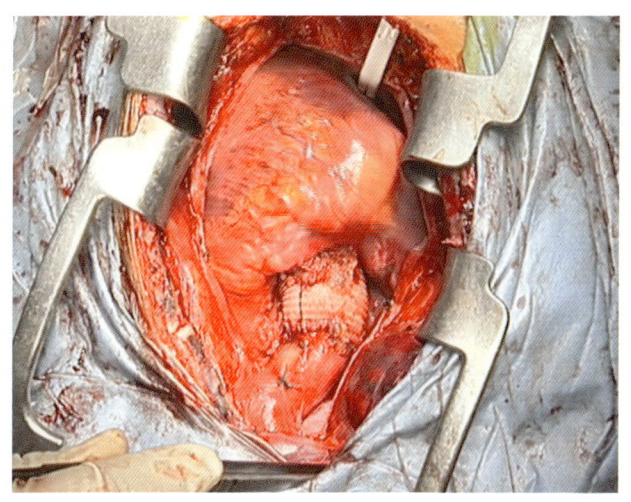

図 2-317　David 手術：手術終了

文献

1. Nikaidoh H : Aortic translocation and biventricular outflow tract reconstruction. A new surgical repair for transposition of the great arteries associated with ventricular septal defect and pulmonary stenosis. J Thorac Cardiovasc Surg 1984 ; 88 : 365-372.
2. Kurosawa H : Nikaidoh Repair. 3rd World Congress of Pediatric Cardiology and Cardiac Surgery. 2001 May. Toronto, Canada.
3. Yeh T Jr, Ramaciotti C, Leonard SR, Roy L, Nikaidoh H : The aortic translocation (Nikaidoh) procedure : midterm results superior to the Rastelli procedure. J Thorac Cardiovasc Surg 2007 ; 133 : 461-409.
4. Yamagishi M, Shuntoh K, Matsushita T, Fujiwara K, Shinkawa T, Miyazaki T, Kitamura N : Half-turned truncal switch operation for complete transposition of the great arteries with ventricular septal defect and pulmonary stenosis. J Thorac Cardiovasc Surg 2003 ; 125 : 966-968.
5. 森田紀代造, 黒澤博身, 坂本吉正, 小柳勝司, 宇野吉雅, 石井信一, 清水昭吾, 多々良彰, 杉山恵子, 井上天宏：Pulmonary autograft による aortic root replacement (Ross 手術) の中期遠隔成績. 胸部外科 2000 ; 53 : 269-274
6. 森田紀代造, 黒澤博身：Ross 手術の適応と成績. 日本外科学会雑誌 2001 ; 102 : 330-336.
7. 黒澤博身：Ross 手術における pulmonary autograft の採り方. 胸部外科 1998 ; 51 : 487.
8. Konno S, Imai Y, Iida Y, Nakajima M, Tatsuno K : A new method for prosthetic valve replacement in congenital aortic stenosis associated with hypoplasia of the aortic valve ring. J Thorac Cardiovasc Surg 1975 ; 70 : 909-917.
9. Kurosawa H : Konno procedure (anterior aortic annular enlargement) for mechanical aortic valve replacement. Op Tech Thorac Cardiovasc Surg 2002 ; 7 : 188-194.
10. Reddy VM, Rajasinghe HA, Teitel DF, Haas GS, Hanley FL : Aortoventriculoplasty with the pulmonary autograft; the "Ross-Konno" procedure. J Thorac Cardiovasc Surg 1996 ; 111 : 158-65 ; discussion 165-167.
11. Kurosawa H : Ross-Konno Operation. Motion picture. 36th Annual Meeting of the Society for Thoracic Surgeon. 2000. January. Fort Lauderdale, Florida. USA.
12. Kosaka Y, Kurosawa H, Nagatsu M : Konno procedure using atrioventricular groove patch plasty after arterial switch operation. Ann Thorac Surg 2004 ; 78 : 1854-1855.
13. Kurosawa H, Imai Y, Takanashi Y, Hoshino S, Sawatari K, Kawada M, Takao A : Infundibular septum and coronary anatomy in Jatene operation. J Thorac Cardiovac Surg 1986 ; 91 : 572-583.
14. Morita K, Kurosawa H, Koyanagi K, Nomura K, Naganuma K, Matsumura Y, Inoue T : Atrioventricular groove patch plasty for anatomically corrected malposition of the grate arteries. J Thorac Cardiovasc Surg 2001 ; 122 : 872-878.
15. Hiramatsu T, Kurosawa H, Hashimoto K, Morita K : Long-term results of atrioventricular groove patch plasty. original method and its modification. Eur J Cardiothorac Surg 2010 ; 38 : 445-449.
16. Manouguian S, Kirchhoff PG : Patch enlargement of the aortic and the mitral valve rings with aortic-mitral double-valve replacement. Ann Thorac Surg 1980 ; 30 : 396-399.
17. Okuyama H, Hashimoto K, Kurosawa H, Tanaka K, Sakamoto Y, Shiratori K : Midterm results of Manouguian double valve replacement : comparison with standard double valve replacement. J Thorac Cardiovasc Surg 2005 ; 129 : 869-874.
18. 黒澤博身：連合弁膜症. Manouguian 法. 心臓弁膜症の外科. 第 3 版 (新井達太編). 医学書院. 2007 ; p533-548.
19. Kersten TE, Bessinger FB, Stone FM, et al : Combined techniques for double valve replacement in the infant. Ann Thorac Surg 1985, 39 : 180-184.
20. David TE : Aortic valve sparing operations. Ann Thorac Surg 2002 ; 73 : 1029-1030.
21. David TE : The aortic valve-sparing operation. J Thorac Cardiovasc Surg 2011 ; 141 : 613-615.
22. Yacoub MH, Gehle P, Chandrasekaran V, Birks EJ, Child A, Radley-Smith R : Late results of a valve-preserving operation in patients with aneurysms of the ascending aorta and root. J Thorac Cardiovasc Surg 1998 ; 115 : 1080-1090.
23. Miller DC : Valve-sparing aortic root replacement in patients with the Marfan syndrome. J Thorac Cardiovasc Surg. 2003 ; 125 : 773-778.

24. Volguina IV, Miller DC, Lemaire SA, Palmero LC, Wang XL, Connolly HM, Sundt TM 3rd, Bavaria JE, Dietz HC, Milewicz DM, Coselli JS : Aortic Valve Operative Outcomes in Marfan Patients study group. Valve-sparing and valve-replacing techniques for aortic root replacement in patients with Marfan syndrome : analysis of early outcome. J Thorac Cardiovasc Surg 2009 ; 137 : 1124-1132.
25. Vricella LA, Williams JA, Ravekes WJ, Holmes KW, Dietz HC, Gott VL, Cameron DE : Early experience with valve-sparing aortic root replacement in children. Ann Thorac Surg 2005 ; 80 : 1622-1627.

索引

和文索引

あ

圧容積曲線(PV loop)　35
圧容量負荷の変化　41

い

イソギンチャク状の襞　156
異形 outlet 型 VSD　62
遺残短絡　43, 97
　── ,VSD の　86
　── の影響，Fallot 四徴症の　43
一次心房中隔　171
一弁付きパッチ　86

う

右脚(RBB)
　　16, 17, 28, 50, 55, 61, 74, 81, 132
　── と MPC　29
　── と TSM 後方伸展　29
　── の発生　28
右脚起始部　28
右脚ブロック(RBBB)　30, 96, 148, 179
　── 回避　75
　── 防止　174
右室　2
右室 PV loop　35
右室圧容量負荷　69
右室型単心室　171
右室不全　143
右室優位　5
右室流出路狭窄(RVOTO)　91, 137
右室流出路再建　86
右室流出路前壁再建　175
右側僧帽弁　163
右房　2
右房化右室　81

え

円錐部乳頭筋群　163
円錐隆起　16
円錐(漏斗部)中隔全欠損型　10

か

下行右脚　121
開心術後の強心薬の効果　37
解剖学的修正大血管位置異常症(SDL 型)　3, 109, 135
学校生活管理指導表の指導区分　34
完全右脚ブロック(CRBBB)　30
完全型房室中隔欠損(症)　39, 73

完全大血管転位症　13, 24, 39, **121**, 185
　── ,Ⅲ型　175
　── ,SDD 型　3
　── の VSD　126
完全房室ブロック
　　75, 79, 86, 143, 148, 162, 164
冠静脈洞(CS)　74, 75, 76, 81
冠動脈バイパス術後の心筋収縮力　36
貫通束(PB)　12, 50, 55, 74, 81, 86

き

機能的左室不全　143
機能的単心室　154
騎乗　143
　── の程度　102
逆 J 字切開　189
逆 Y 字縫合　75
求心性肥大　86
共通後尖　74
共通心房　2
共通前尖　74
共通肺静脈口　171
共通房室弁　73, 171
狭小大動脈弁輪　179
胸腹部臓器位置異常　171
鏡像型(IDD 型)　3

け

外科的右脚ブロック　30
経三尖弁的 VSD 閉鎖法　97
原始心筋　3
原始心房　171

こ

コンダクタンスカテーテル　35
跨乗　143
交差循環　3
後尖(PL)　81
後方刺激伝導軸　155
後方大血管弁輪と刺激伝導系　174
後方肺動脈　142
後方偏位　74
後方偏位型 VSD　10
後方房室間刺激伝導系　50
後方房室間刺激伝導軸　157, 158
後方房室間刺激伝導路
　　4, 5, 6, 50, 142, 146
後方房室結節　4, 142
後方房室結節-後方房室伝導路　5
今野分類　10

さ

左脚(LBB)　50, 132
左脚前枝ブロック　180
左脚ブロック防止　174
左軸偏位　74
左室(LV)　2
左室 PV loop　35, 39
左室拡張終期容積(LVEDV)　39
左室心筋線維化　37
左室優位　5
左室容量負荷減少　39
左室流出路腔(LVOT)　137
左心低形成症候群(HLHS)　5
左側三尖弁　163
再構築像　57, 67, 68, 74, 128
三角域　101
三尖弁
　── 機能不全　86
　── の変形　81
三尖弁騎乗-跨乗　5
三尖弁後乳頭筋　163
三尖弁前中隔尖交連部　62
三尖弁中隔尖　29
三尖弁中隔尖弁輪　81
三尖弁閉鎖症　5
　── の刺激伝導系　156
三尖弁輪　50
酸素消費量(PVA)　37

し

刺激伝導系
　── の位置異常　32
　── の発生　3
刺激伝導障害　185
　── の回避　189
　── 防止　174
自己組織 Fontan 手術　155, 157
自己組織 lateral tunnel　157
自己肺動脈弁　179
室上稜　3
室上稜下膜性中隔欠損　9
修正大血管転位症(CC-TGA)
　　3, 6, **142**, 175
上行右脚(SRBB)　122
上室性頻脈発作，Fontan 手術後の
　　171
心奇形の形態分類　12
心機能解析法，PV loop による　35
心機能曲線　35

201

索引

心筋収縮力（Emax） 36
心筋保護液 36
心腔心筋 3
心室間溝 166
心室間交通（VSD） 73
心室間孔リング 4, 50
心室間膜性中隔（IVMS） 50, 55, 62, 81
—— , 不完全な 142
—— の発生 17
心室-大血管関係逆位 103
心室-大血管関係正位 103
心室大血管錯位 2, 3
心室大血管正位 2
心室大動脈逆（錯）位 121
心室中隔3成分 10
心室中隔欠損（症）（VSD） 9, 41, 55, 79
心室中隔の scooping 73, 79
心室中隔パッチ 166
心室中隔不全 114, 179
心室内 rerouting（血流路再建） 101, 111, 117
—— , Reversed Patrick-McGoon 法による 151
心室内スイッチ手術 151
心室の圧容積曲線 35
心室分割（手）術 154, 162
心室容積測定 35
心臓の発生 2
心内膜床 73
心内膜床欠損（ECD） 73
心房間交通（ASD） 73
心房間刺激伝導路（結節間路）の発生 4
心房中隔遺残束 171
心房中隔欠損（ASD） 39, 73
心房内スイッチ手術 151
新大動脈再建 175
人工血管 194
人工弁縫着 185

す，せ

水平マットレス縫合糸 189

正常心 50
整列（alignment） 154
先天性心疾患 34
—— の PV loop 39
—— の手術 55, 174
先天性大動脈弁狭窄症 179
先天性房室ブロック 4
線維性心臓骨格 28
線維組織塊（FTT），修正大血管転位症における 142
前方刺激伝導軸 154
前方偏位型 VSD 10
前方房室間刺激伝導軸 157

前方房室間刺激伝導路 4, 5, 6, 142, 146
前方房室結節 4, 142

そ

僧帽弁騎乗-跨乗 5
僧帽弁形成術 189
僧帽弁跨乗 143
僧帽弁跨乗/騎乗 146
僧帽弁置換 189
僧帽弁閉鎖症 5
僧帽弁閉鎖不全 36
僧帽弁輪 50
総動脈幹 2
総動脈幹症 24
総肺静脈還流異常症 39

た

多脾症 171
—— の心臓 171
大動脈基部再建 189
大動脈基部手術 **174**
大動脈基部置換術 174
大動脈弁下右室流出路（RVOT） 137
大動脈弁下左室流出路（LVOT） 135
大動脈弁形成術 189
大動脈弁置換（術） 185, 189
大動脈弁の逸脱 68
大動脈弁閉鎖不全 36, 180, 194
大動脈弁輪拡大術 174, 185
第 21 染色体 80
単一房室弁 171
単純 VSD の遺残短絡 43
単心室 14, **154**
—— の刺激伝導系 159
単独 VSD 65
単独（孤立性）心室中隔欠損 55

ち

チアノーゼ性複雑心疾患 3
中隔尖（SL） 81
中隔不全 180
中心静脈圧 34
—— と QOL 34
中心線維体（CFB） 11, 50, 55, 81, 121, 174, 185
中心線維体領域 10, 11
中枢性刺激伝導障害 174, 179
中枢性ブロック 30
超音波心エコー 35

て

データベース 46
定型的 Fallot 四徴症 96

と

等容収縮期 36, 39
同分異性 171
洞（房）結節 3, 50, 171
—— の発生 3
洞房襞 171
動脈スイッチ（手）術 111, 117, 148, 185
—— （Jatene 手術） 40
特殊刺激伝導組織 50

な

内臓位置不一致症 171
内臓位置不明瞭 171
内臓逆位 3, 171

に

二枝ブロック 75, 86
二心室修復法 117, 162
二弁置換術 189
乳頭筋腱索群 16

は

パッチ閉鎖 101
パッチ-弁輪移行部の transitional suture 185
肺動脈 homograft 180
—— の縫着 179
肺動脈弁 179
肺動脈弁下右室流出路狭窄（RVOTO） 135, 137
肺動脈弁下左室流出路狭窄（LVOTO） 121
肺動脈弁狭窄 143

ひ

肥厚筋過切除 86
非貫通非分枝束（NPNBB） 12, 55, 74, 79, 117, 121, 143
非チアノーゼ型心疾患 3
非定型的 Fallot 四徴症 86, 91
"人"字縫合法 75

ふ

ファロー四徴症 → Fallot 四徴症
不完全型房室中隔欠損 39, 73
不完全な心室間膜性中隔 142
不整列（malalignment） 142
部分型 VSD 閉鎖 76
部分型（不完全型）房室中隔欠損 73
部分肺動脈還流異常症 39
複雑心奇形 13, 171
複雑心疾患の再手術 185
分岐束（Bif B） 30, 50, 55, 86
分枝束（BB） 12, 50, 55, 74, 81, 86

和文索引

へ

並列心耳　135
弁下狭窄，SAS　114
弁置換　81
弁輪形成　81
弁輪切開方向，大動脈弁の　185

ほ

縫合線　55
房室間刺激伝導系　50
房室間刺激伝導系貫通束(PB)　194
房室間刺激伝導軸　50, 154, 155
房室間刺激伝導路の発生　4
房室間膜性中隔(AVMS)　50, 81, 142
房室間リング　4
房室結節(AVN, CN)　50, 55, 74
房室錯(逆)位　3, 6, 142, 151
　──＋心室大血管錯位(SLL型)　3
　──＋心室大血管正位(SLD型)　3
房室正位　2, 5, 121
房室接続　154
房室中隔欠損(AVSD)　20, **73**, 79
房室中隔整列　6
房室伝導路，DILVの　164
房室ブロック　148
房室弁　50
房室弁輪特殊組織　3
房室連結　5

ま

膜性中隔　17, 29, 50, 55
　──とTSM　19
膜性中隔瘤　57
膜性部欠損　9
末梢性ブロック　30

み

右冠動脈　175
水試験　194

む

無脾症　171
　──の心臓　171

ゆ

融合結節　156

り

流出路　2
流出路型VSD　101
流出路パッチ　86
流出路(漏斗部)中隔〔OS(IS)〕
　　　　55, 62, 132, 175
両大血管右室起始症(DORV)　14, **101**
両弁形成術　189
両房室弁　171
両房室弁右室挿入(DIRV)　5, 7, 146
両房室弁左室挿入(DILV)　5, 155, 162

ろ

漏斗部(円錐)中隔全欠損型　10
漏斗部中隔(IS)　16, 17, 55, 175

数字・欧文索引

数字

2枝ブロック　75, 86
2心室修復術　117, 162
2D法　35
50%ルール　101
90%ルール　101

A

AAE　194
accessory papillary muscle(AcPM)
　　16, 29, 50, 55
accessory pathway　81
ACE阻害薬投与　37
ACMGA　3, 109, **135**
―― の刺激伝導系　138
AcPM　16, 29, 50, 55
AIVS　104
alignment　4, 154
A-M continuity　189
anatomically corrected malposition
　　109
anatomically corrected malposition of
　the great arteries(ACMGA)　135
annulo aortic ectasia(AAE)　194
anterior aortic annular enlargement
　法　185, 189
anterior AV bundle　6, 142
anterior AV conduction axis　157
anterior AV node　4
anterior AV node & bundle　5
anterior bridging leaflet　74
aortic intercalated valve swelling
　(AIVS)　104
AQ法　35
ARV　81
ASD　73
―― パッチ結節縫合　75
atrialized right ventricle(ARV)　81
atriofascicular accessory pathways　4
atrioventricular groove patch plasty
　法　137, 138, 185
atrioventricular membranous septum
　(AVMS)　50, 81, 142
atrioventricular ring　28
atrioventricular ring specialized
　tissue　3
atrioventricular septal defect(AVSD)
　　20, 73
atrioventricular(AV) transition　3
AV bundle　164, 171
AV canal　171
AV conduction axis　50, 74

AV connections　154
―― と DORV　107
AV discordance with transposition
　　142
AV groove　138
―― incision　138
―― patch plasty 法　137, 138, 185
AV node(AVN)　50, 55, 74
AV ring　3, 171
AV transition　3
AVMS　50, 81, 142
AVN　50, 55, 74
AVSD　20, 73, 79
――, incomplete　73

B

BB　12, 50, 55, 74, 81, 86
Becu-Kirklin 分類　9
Becu 分類　9
Bif B　11, 30, 50, 55, 86
bifurcating bundle(Bif B)
　　11, 30, 50, 55, 86
blood cardioplegia　36
branching bundle(BB)
　　12, 50, 55, 74, 81, 86
bulboventricular(BV) ring　3, 28
bulboventricular(BV) septum　16, 28
bulboventricular(BV) transition　3
BV　16
―― ring　3
―― septum　16
―― transition　3

C

Carpentier 法　81
CAVC　73
CCC　3, 104, 135
CC-TGA　3, 6, **142**, 175
central fibrous body(CFB)
　　11, 50, 55, 81, 121, 185
central fibrous body area　10
central venous pressure(CVP)　34
CFB　11, 50, 55, 81, 121, 174, 185
cleft　76
closing VSD　113
CN(AVN)　50, 55, 74
common atrioventricular canal
　(CAVC)　73
common AV valve　73
compact node(CN)　50, 55, 74
complete AVSD　73
complex knoten　50
conal musculature　30

concordant atrioventricular(AV)
　connections(SDN 型)　2
concordant AV connection(s)
　4, **5**, **6**, 104, 107, 121, 135, 151, 154, 185
―― の DIRV　157
concordant ventriculo-arterial(VA)
　connection　2, 103, 135
conduction axis　28, 30
cone of space beneath overriding
　aorta/pulmonary trunk　101
congenitally corrected transposition
　of the great arteries(CC-TGA)
　　3, 6, **142**, 175
conotruncal criss cross(CCC)
　　3, 104, 135
conotruncal potion　86
conotruncal repair 法　86, 96, 97
conotruncal septum　104
conventional Rastelli 手術　148
coronary sinus rhythm　171
corrective surgery　81
CRBBB　30
crystalloid cardioplegia　36
CS　74, 75, 76, 81
CVP　34

D

Danielson 法　81
David 手術　194
DDCS　16, 104
dead end tract(DET)　4, 50, 146
de Leval(縫合)法　146, 148, 164
DET　4, 50, 146
dextrodorsal conus swelling(DDCS)
　　16, 104
dextroinferior truncus swelling
　(DITS)　104
dextrosuperior truncus swelling
　(DSTS)　104
DILV　5, 155, 162
―― with left anterior small RV　163
―― with right anterior small RV
　　162
direct continuation, 分枝束(BB)の
　　29
DIRV　5, 7, 146, 155
―― の刺激伝導系　158
discordant artenioventnicular(AV)
　connection　3, 4, **6**, 7, 14, 107, 142,
　　151, 154, 163, 175
―― の DILV　157
―― の DIRV　158
discordant criss cross heart　155, 159

数字・欧文索引

discordant ventriculo-arterial (VA) connection　2, 3, 103, 121
DITS　104
d-loop　2, 5
dominant RV　5
DORV　14, 101
　──, subpulmonary muscular VSDを伴う　117
　── の刺激伝導系　113
　── の診断　103
　── の発生　103
double discordance　142
double inlet left ventricle (DILV)　5, 155, 162
double inlet right ventricle (DIRV)　5, 7, 146, 155
double outlet right ventricle (DORV)　14, 101
double switch 手術，修正大血管転位症に対する　148
doubly committed subarterial VSD　55, 67, 72, 132
　──, 大きな　69
Down 症　79, 74
　── の刺激伝導系　79
　── の発生機序　80
DSTS　104
dynamic obstruction　121

E

Ebstein 奇形　81, 20
ECD　73
Eisenmenger complex　109
Emax　36
endocardial cushion　73
endocardial cushion defect (ECD)　73
Eustachian 弁　156

F

facing sinus, 肺動脈弁の　175
Fallot 四徴症　12, 13, 21, 23, 31, 39, 41, 86, 128, 138
　── における術前後の変化　42
　── の刺激伝導系　18
　── 心内修復術　86
false (spurious) Taussig-Bing　107, 109, 117
fasciculoventricular fibers　81
fibrous heart skelton　28
Fontan (手)術　81, 154
free floating 型 AVSD　73
FTT　142
functionally single ventricle　154
functionally univentricular heart　154
fused AVN　156

G

Goor の rotation 説　103
Goor 分類　10
goose neck 様　73

H

Hardy 法　81
heterotaxy　171
high defect　9
HLHS　5
Holmes heart　5, 155, 163
hypoplastic left heart syndrome (HLHS)　5

I

inferior limbic band　171
infundibular VSD type IV　10
inlet 型 VSD　55, 72
inlet septum　16
intact septum　103, 107
　── Down 症　79
　── TGA　121
intact ventricular septum　121
intercalated valve swelling　104
interventricular membranous septum (IVMS)　50, 55, 62, 81
interventricular ring　4
interventricular sulcus　166
intraventricular rerouting　14, 101
IS　55
isolated ventricular inversion　3, 151
isolated VSD　55
isomerism　171
IVMS　50, 55, 62, 81

J

James 索　4
Jatene 手術　40, 185

K

Kawashima 型 rerouting　117
Kawashima 手術(法)　111, 117
Kent 索　4
Kent 束　81
Kirklin 分類　9
Koch 三角　50, 81
　── 頂上部　72
Konno 手術　185, 189
Konno incision　185
Kunotenpunkten　50

L

Lancisi 乳頭筋　16, 28
LBB　50, 132
Lecompte 法　175
left bulbar ridge　28
left bundle branch (LBB)　50, 132
left isomerism　171
left ventricle (LV)　2
linear heart tube　2
l-loop　3, 6
looping　2
low defect　9
L-transposition　142
Lutembacher 症候群　36
LV　2
LVOT　137

M

MA　5
Mahaim fibers　81
Mahaim 型上室性頻脈　4
malaligned outlet VSD　19
malalignment　4, 55, 142
malalignment muscular outlet VSD　130
malalignment VSD　55, 126
malseptation　104
malseptation (straight septum) 説, Van Mierop の　103
Manouguian 手術　189, 185
Marfan 症候群　194
medial (conal) papillary complex (MPC)　11, 16, 29, 31, 163, 179
medial papillary muscle complex (MPMC)　11, 17
medial papillary muscle (MPM)　11, 17, 55
membranous defect　9
membranous flap (MF)　12, 86
membranous septal aneurysm (MSA)　58
membranous septum (MS)　17, 29, 50, 55
MF　12, 86
MF 欠損 Fallot 四徴症　93
midcristal VSD　10
mirror image (IDD), 肺動脈弁狭窄を伴う　148
mitral atresia (MA)　5
modified Konno incision　179, 185
monocusp 化　81
MPC　11, 16, 29, 31, 163, 179
　── の発生　16
MPM　11, 17, 55
MPMC　11, 17
MRI による PV loop　35
MS　17, 29, 50, 55
MSA　58
muscle bar (rim)　12, 17, 24, 32, 55, 67, 114, 130, 132

205

索引

muscle bar(rim)とTSM　19
muscle column　29
muscular inlet 型 VSD　55, 71
muscular outlet 型 VSD　10, 32, 65
muscular trabecular 型 VSD　12
muscular VSD　55, 72
Mustard 手術，修正大血管転位症に対する　148

N

neural crest cells　4
NGA　103
NGA 型 CCC　105
NGA 型 DORV　107, 109, 113
NGA-CCC 型 DORV　109, 114
Nicks 手術　185
Nikaidoh 手術　175
nodoventricular fibers　81
Nomenclature　46
non-committed VSD　128, 175
non-penetrating, non-branching bundle(NPNBB)
　　　　12, 55, 74, 79, 117, 121, 143
normal great arteries(NGA)　103
NPNBB　12, 55, 74, 79, 117, 121, 143

O

OFT　2
original Konno incision　179
original Taussig-Bing　107, 109, 114
OS　55, 62, 132, 175
――の偏位，VSD における　55
outflow tract(OFT)　2
outlet-trabecular 型 VSD　65
outlet(型)VSD　55, 72, 101, 128
overriding　102, 143
　―― aorta/pulmonary trunk　101
　――/straddling mitral valve　5
　――/straddling tricuspid valve　5

P

palliative surgery　81
papillary muscle of conus　11
partial(incomplete)AVSD　73
patch closure　101
Patrick-McGoon 型 rerouting　117
Patrick-McGoon 法　111
PB　12, 50, 55, 74, 81, 86
penetrating bundle(PB)
　　　　12, 50, 55, 74, 81, 86
perimembranous inlet(型)VSD
　　　　12, 20, 29, 31, 55
　――，大きな　57
　――，小さい　57
perimembranous outlet(型)VSD
　　　　12, 21, 29, 31, 62, 86, 91, 93, 113

――の閉鎖　175
perimembranous outlet/trabecular VSD　121
perimembranous trabecular 型 VSD
　　　　12, 20, 24
――，TGA における　125
perimembranous VSD　10, 55, 72
persistent truncus arteriosus(PTA)　24
physiologically corrected transposition　142
Pitx2c　3
P-IVF　14, 101
PIVS　104
PL　81
posterior aortic annular enlargement 法　189
posterior AV bundle　6, 142
posterior AV conduction axis　6
posterior AV node & bundle　5
posterior bridging leaflet　74
posterior regular AV conduction system　50
posterior regular AV node　4
postero-medial muscle bundle　16
'posterior' TGA　105, 107, 111, 114
pressure-volume loop(PV loop)　35
pressure-volume area(PVA)　35, 37
primary interventricular foramen (P-IVF)　14, 101
processus tendineus aortae dexter　28
P-R 間隔の延長　74
PTA　24
PTFE 1 弁付きパッチ　138, 175
PTFE 3 弁付き異種心膜導管　180
PTFE 3 弁付き自己心膜導管　180
PTFE 人工血管パッチ　180
pulmonary atresia with intact ventricular septum　154
pulmonary autograft　179
　―― 採取　180
　―― 縫着　179
pulmonary homograft　179
pulmonary intercalated valve swelling(PIVS)　104
pulmonary pit　171
PV loop　35
　――，先天性心疾患の　39
PVA　35, 37

R

Rastelli 手術　175
　――，修正大血管転位症に対する　148
RBB　16, 50
RBBB　30, 96

regular posterior AV conduction axis　157
reversed Patrick-McGoon 法　151
right bulbar ridge　16
right bundle branch(RBB)　16, 50
right isomerism　171
right ventricle(RV)　2
Ross-Konno 手術　179, 185
Ross 手術　179
rotation 説，Goor の　103
RV　2
RVOT　137
RVOTO　91, 137

S

SA ring　3
SA transition　3
SAN　3
SAS　114
scooping，心室中隔の　73
SDL　135
SDL 型 ACMGA　135, 137
SDL 型 DORV　107
SDN(NGA)型 DORV　107
secondary interventricular foramen (S-IVF)　14, 101
semilunar axis　180
Senning/Mustard 手術　151
Senning 手術，修正大血管転位症に対する　148
septal dysfunction　114, 180
Septation 手術　162
Septation の縫合線　164
Shaher 1 型，TGA における　135
Shaher 9 型冠動脈　185
single ventricle　14
sinistroinferior truncus swelling (SITS)　104
sinistrosuperior truncus swelling (SSTS)　104
sinistroventral conus swelling(SVCS)　104
sinoatrial(SAN)node　3
sinoatrial(SA)transition　3
sinuatrial fold　171
sinus node(SN)　3, 50
sinus venosus　171
SITS　104
situs ambiguous　171
S-IVF　14, 101
　―― のパッチ閉鎖　101
SL　81
sling　146, 171
　――，VSD 周囲の　122
　――の形成　5
SN　3, 50

Soto 分類　10, 55
spurious Taussig-Bing　107
SRBB　122
SSTS　104
St. Jude Medical 19mm 弁　190
Staged Fontan 術　40
Standardized patch infundibuloplasty　86
Starnes 法　81
straddling　143
straight(linear) heart tube　2
straight septum　104
subarterial VSD　32
subpulmonary muscular VSD を伴う DORV　117
subpulmonary VSD の DORV　114
sulcus tissue　4
superior bundle　122
superior endocardial cushion　17
supraventricular crest　3
surgeon's left　55
surgeon's view　60
SVCS　104

T

TA　5
Taussig-Bing anomaly　109
──の手術　110
Taussig-Bing heart　109
TB ring　3
TB transition　3
Tbx3 陽性　4
tendon of Todaro　50, 73, 75, 171
terminal crest　4
tetralogy of Fallot(TOF)
　12, 13, 21, 23, 31, 39, 41, 86, 128, 138
TGA　103, 121
──の刺激伝導系　121

TGA Ⅰ型　24, 121
TGA Ⅱ型　24, 121, 134, 175
TGA Ⅲ型　128, 134
TGA 型 CCC　105
TGA 型 DORV　107
TGA-CCC 型 DORV　109
TGA-dextroposition 型 DORV　109
TOF
　12, 13, 21, 23, 31, 39, 41, 86, 128, 138
trabecula septomarginalis(TSM)
　11, 16, 28, 29
trabecular septum　16, 28
trabecular 型 VSD　55, 60, 72
transitional cell zone(TZ)　50, 76
transposition of the great arteries (TGA)　103, 121
tricuspid atresia(TA)　5
Trisomy 21　79
true(original) Taussig-Bing　107, 109
truncal switch 手術　175
truncobulbar(TB) transition　3
truncus septum　104
truncus swelling　104
TSM　11, 16, 28, 29
──後脚　16
──後方伸展　12, 17, 20, 21, 28, 31, 50, 58, 86, 113, 121
──前方伸展　121
──の発生　16
twin AV node　171
twin AV node-sling
　5, 7, 143, 155, 159
two patch 法の VSD 縫合　75
TZ　50, 76

U

univentricular AV connections　14
upside-down 'Y'　75

V

valve sparing aortic root replacement (法)　174, 194
Van Mierop の malseptation(straight septum)説　103
ventricular inversion　142
ventricular septal defect(VSD)
　9, 41, 55, 79
ventricular septal dysfunction　179
ventricular septation 手術　154, 162
ventriculo-arterial patch plasty　185
ventriculo-arterial plasty パッチ　185
ventriculoinfundibular fold(VIF)　12
VIF　12
VSD　9, 41, 55, 79
──, DORV の　101
──, TGA における　121
──における術前後の変化　42
──のない intact septum　104
VSD パッチ連続縫合　75
VSD 下縁　13
──, 右脚と　28
VSD 周囲の sling　122
VSD 上縁　29
VSD 分類　9
VSD 閉鎖　30, 86, 148
──, Down 症における　79
──, 修正大血管転位症における　146

W

Warden-Cohen 分類　9
WPW 症候群　4

Y

Yacoub 手術　194
Yasui 手術　117